나는 질병없이 살기로 했다

Fit for Life: A New Beginning

Copyright © 2011 by Harvey Diamond
All rights reserved.

No part of this book may be used or reproduced in any manner whatsoever without written permission except in the case of brief quotations embodied in critical articies or reviews.

Korean Translation Copyright © 2017 by SimonBooks Co., Ltd
Korean edition is published by arrangement with Kensington Publishing through Imprima Korea Agency

이 책의 한국어판 저작권은 Imprima Korea Agency를 통해
Kensington Publishing과의 독점계약으로 사이몬북스에 있습니다.
저작권법에 의해 한국 내에서 보호를 받는 저작물이므로
무단전재와 무단복제를 금합니다

나는 질병없이 살기로 했다

하비 다이아몬드 지음 | 강신원 옮김 | 이의철 감수

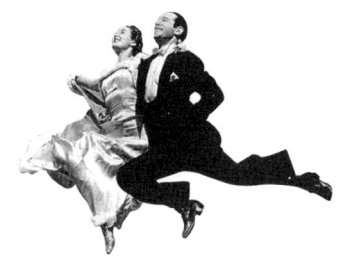

독소를 청소하면
왜 병과 비만은 사라지는가?

사이몬북스

나는 질병없이 살기로 했다

초판 1쇄 발행 2017년 4월 15일
초판 17쇄 발행 2024년 10월 15일

지은이	하비 다이아몬드
옮긴이	강신원
디자인	책만드는 사람(010-5526-0928)
펴낸곳	사이몬북스
펴낸이	강신원
출판등록	2006년 5월 9일 제16-3895호
주소	서울시 상봉구 면목로 456 한성빌딩 5층
전화	02-337-6389
팩스	02-6499-7262
이메일	Simonbooks@naver.com

등록번호 ISBN 979-11-87330-01-1 13510

* 잘못된 책은 바꾸어 드립니다.
* 값은 뒤표지에 있습니다.

| 추천사 |

"의학을 넘어 철학의 수준으로 차원을 높였다."

저자 하비 다이아몬드는 젊은 나이에 온갖 병을 가지고 있었다. 걸어 다니는 종합병원이라고 해야 할 만큼 많은 병으로 고생하면서 힘든 나날을 보내고 있었다. 비만, 만성통증, 만성편두통, 잦은 감기, 피부이상, 우울증, 악몽 등 하나하나가 만만치 않은 병들이었다. 한 가지 병만 있어도 힘든데 25살까지 이런 것들을 모두 갖고 있었다. 그는 먹보라고 부를 정도로 먹는 것을 탐했고 스스로 음식중독자라고 생각했다.

고기, 생선, 계란, 우유 등 동물성식품을 좋아했고 과일, 채소, 가공되지 않은 자연음식은 거의 손에 대지 않았다. 밭에서 나온 음식이 아니라 공장을 거쳐서 나온 음식을 좋아했다.

그러다보니 몸은 날로 나빠져 갔다. 47가지나 되는 다이어트 방법을 해봤는데도 하나같이 실패했다. 이를 악물고 했을 때 빠졌던 군살은 금방 원래대로 돌아왔고 어떤 경우에는 빠진 것 이상으로 더 불었다. 많은 시간, 노력과 돈을 낭비했다.

그러던 중 자연위생학이란 생소한 분야를 접하면서 새로운 세계를 알게 되었다. 그 가르침에 따라 자신의 몸을 자연의 원리에 맡겼더니 기적이 일어났다. 동물을 먹지 않고 식물만 먹은 것뿐인데 믿겨지지 않는 변화가 일어났다. 군살이 빠지고 모든 병은 떠나갔다. 많은 이들이 평생의 숙제로 생각하는 다이어트는 너무나 쉽게 이루어졌다. 군살은 빼는 것이 아니라 빠지는 것이라는 것을 알게 되었다. 새로운 인생이 시작된 것이다.

음식은 건강을 결정하는 가장 중요한 요소이다. 먹는 것이 몸이 되기 때문이다. 보잘 것 없고 하찮아 보이는 식물식이 기적을 일으킨 것이다. 인간의 몸은 식물만 먹게 되어 있다는 것을 자신의 몸을 실험대상으로 삼아 증명해 보였다.

의학은 놀라운 속도로 발전하고 있으나 못 고치는 병들은 날로 늘어간다. 수많은 사람들이 걸리는 흔한 병(고혈압, 당뇨병, 자가면역질환, 치매, 파킨슨병, 만성통증 등)을 고치지 못하고 있다. 이는 의학의 수치다. 의사는 모든 병을 다 잘 고쳐야 한다고 주장하는 것이 아니다. 희귀하고 치료하기 힘든 병들이 있다. 이런 병들은 어쩔 수 없다고 해도 흔하디흔한 병들을 해결하지 못하고 있다는 것은 부끄러운 일이다. 그러나 답은 있다.

현대의학으로 치료할 수 없다고 알려진 많은 병들은 습관을 고치면 낫는 경우가 많다. 고쳐야 할 습관 중에서 식습관이 가장 중요하다. 습관의 병은 습관을 고치지 않으면 낫지 않는다. 습관의 병은 약으로 치료할 수 없다. 너무나도 당연한 것이 통하지 않는 세상이다. 습관의 병을 약으로 고치려고 덤비기 때문에 실패는 정해진 결과다.

요즘 많은 사람들이 앓고 있는 난치병은 식습관을 고치면 낫는 경우가 많다. 모든 동물성식품을 완전히 끊고 자연상태의 식물성식품만 먹으면 된다. 식물만 먹으면 안 된다고 말하는 소위 전문가들이 있으나 해보고 하는 말이 아니라 상상으로 하는 말이다. 들은 얘기를 그대로 전하는 것뿐이다. 식물성식품만 먹는다고 실제로 문제가 생기는 것은 아니다. 엉터리 가르침에 속으면 자신만 손해를 본다.

저자 하비 다이아몬드는 삶으로 터득한 진리를 전해주고 있다. 지옥 같은 삶에서 벗어난 경험을 생생하게 들려준다. 책상 앞에 앉아 상상으로 만들어 낸 메마른 이론이 아니다. 그러므로 그 목소리에는 울림이 있다. 얄팍한 지식을 앵무새처럼 흉내 내는 말이 아니다. 의학의 수준을 넘어 철학의 수준으로 차원을 높였다. 단순한 지식 전달이 아니라 몸의 원리를 짚어 준다. 일반인들뿐만 아니라 의료에 종사하는 전문가들이 들어야 할 이야기들이다. 의사에게 의존하지 않고 건강하게 살아가는 방법을 가르쳐 준다. 적절한 예를 들어서 설명해 주니 알아듣기 쉽다. 일반인들의 눈높이에 맞춰 어려운 의학용어를 피하고 쉬운 말로 하니 귀에 쏙쏙 들어온다. 한 가지 바란다면 독소가 만들어지는 과정과 배출되는 경로에 대한 약간의 설명이 보태진다면 금상첨화가 되겠다는 생각을 해 본다.

옮긴이도 식물식의 위력을 몸으로 확인한 경험으로 원문을 충분히 이해하고 쉽게 읽을 수 있도록 번역했다.

어리석은 자들은 실패를 통해서 배우고 현명한 자들은 듣고 배운다고 했다. 그러나 실패를 통해서도 아무것도 배우지 못하는 자들이 많은데 지금이 그렇지 않은가? 이 기회를 놓치지 않기를 바라는 마음에서 꼭 읽어 보기를 권한다.

― **황성수**(전문의, 황성수 힐링센터 교장)

| 저자서문 |

"나를 변화시킨 것은
아버지의 죽음이었다."

　어느 날 나는 어디에 갇혀버린 느낌을 받았다. 왜냐하면 몸이 슬슬 아프기 시작했기 때문이었다. 전보다 감기에도 자주 걸렸고 여기 저기 통증이 오기 시작했다. 몸이 붓고 밤낮없이 배가 아파왔다. 과장이 아니다. 끔찍한 하루하루가 시작되었다. 심한 편두통이 왔다. 나는 어두운 방구석에서 아스피린을 털어 넣곤 했다. 살찐 마약중독자를 상상하면 좋겠다. 매년 심한 콧물감기가 들이닥쳐서 크리넥스 한 상자를 금방 먹어치우곤 했다. 얼굴에 뾰루지가 자주 나서 신경을 건드렸으며 항상 위축된 마음으로 살았다. 단순한 일도 처리하지 못할 만큼 에너지가 거의 없었다. 물론 운동도 하지 않았다. 나는 내가 불쌍했다. 나는 내가 싫었다.
　나를 변화시킨 것은 아버지의 죽음이었다. 아버지는 위암으로 길고 오랜 투병의 세월을 보낸 후에 50대 젊은 나이에 하늘나라로 가셨다. 내게도 똑같은 운명이 기다리고 있다는 사실을 깨닫게 되었다. 아버지는 위암으로 돌아가시기 훨씬 전부터 복통으로 고생하셨다. 내가 고생하고 있던 바로 그 복통 말이다. 25살이 될 때까지 나는 뱃속에 '펄펄 끓는 용광로'가 들어 있다는 느낌으로 살았다. 수그러들지 않는 통증 때문에 물약소화제를 물처럼 마시면서 살았다. 나는 그 물약소화제가 내 통증을 더 악화시키는 요인이라는 사실을 그때는 전혀 알아차리지 못했다.

당신은 이런 영화를 본 적이 있을 것이다. 한밤중에 침대에 꼼짝 못하게 묶인 채 공포에 벌벌 떠는 장면 말이다. 그와 비슷한 장면이 매일 밤 내 꿈속에 들어와 괴롭혔다. 표현할 수 없을 정도의 공포였다. 한 달이면 3~4번 정도 악몽을 꾸었고, 땀으로 범벅이 되었고, 목구멍이 조여와 침을 삼킬 수 없을 때도 있었다. 아버지였다. 아버지는 그 고통의 끝에서 발버둥치고 있었다. 그것은 고통이자 공포였고 잠에서 깨면 나는 다시 잠들지 못했다. 침대 구석에서 베개를 껴안고 새벽을 맞이하곤 했다.

내 인생 최악의 시간이었다. 나는 매일 고통스러웠다. 나는 비만이었고 에너지는 항상 떨어져 있었다. 나는 밤마다 고통스러워하는 아버지 꿈을 꾸었다. 잠자는 시간이 공포였다. 나는 결심해야 했다. 모든 것을 버려야 했다. 그렇다. 나는 나와 관련된 모든 것들을 청산했다. 모든 물건들을 버리거나 팔아서 폭스바겐사의 밴을 한 대 구입했다. 나는 그 차에 나를 싣고 아메리카 횡단여행을 떠났다. 횡단여행이라기 보다는 자동차를 타고 가는 무전여행이라고 표현해도 좋겠다. 신이시여, 이 고통이 끝나는 길로 나를 인도해주소서. 당신이 원하신다면 무슨 일이든지 하겠나이다. 신은 내게 대답을 들려주었다.

나는 아메리카 대륙의 공기를 마음껏 들이마셨고 심신의 안정을 천천히 찾아갔다. 내가 누구인지 조금씩 발견할 수 있었다. 캘리포니아의 산타바바라에서 한 사람을 만났다. 그는 동양에서 말하는 현자(賢者)의 모습을 하고 있었다. 피부는 맑고 정결했고 몸은 날씬했으며 표정은 온화했다. 그는 내 인생을 완전히 180도 뒤바꿔준 말을 내게 해주었다. 내가 평생 한 번도 들어보지 못했던 단어, 자연위생학 Natural Hygiene 이었다. 그것은 160년 동안 인간의 병을 꾸준히 치료해왔으나 사람들에게 잘 알려지지 않았노라고 했다. 그의 서재는 내가 평생 듣지도 보지도 못한 그 분야의 책으로 가득 채워져 있었다. 내게는 엄청난 행운이었다. 우리는 급속도로 가까워졌다. 그는 친구이자 스승이었다. 그의 집에서 몇 년 동안 숙식을 하면서 서재의 수많은 책들을 걸신들린 사람처럼 읽어 내려갔다. 그는 나의 많은 대화를 나누었으며 크나큰 가르침을 주었다.

나는 어릴 적부터 모범생은 아니었다. 솔직히 말해서 나는 학교가 싫었다. 학교에서 배우는 것 무엇 하나 내게 흥미를 끄는 것은 없었다. 그러니까 머리는 조금 좋은데 전혀 공부를 하지 않는 전형적인 학생이었다. 끝까지 제대로 해본 일이 거의 없었다. 학교라는 것은 그저 점심을 먹기 위해서 어쩔 수 없이 가야 하는 장소에 불과했다.

자연위생학이라는 학문은 나를 완전히 변화시켰다. 나는 마침내 근면하고 호기심이 강한 학생이 되었다. 운명처럼 받아들였다. 평생 사랑하면서 돌보면서 살아갈 진정한 여인을 만난 느낌이었다. 한 번도 생각해보지 못했던 강한 갈증을 발견했다. 꽃들이 태양을 향해 몸을 맡기듯 나는 이것에 나의 모든 것을 헌신하기 시작했다. 자연위생학은 나를 유혹했고 나는 기꺼이 그 유혹에 몸을 맡겼다. 내가 알고 싶어 하는 모든 것이 거기에 있었다. 내가 왜 뚱뚱했으며 매일 통증에 시달렸으며 인생이 고통스러웠는지 모든 해답이 거기에 있었다. 어릴 적 처음 자전거 선물을 받았을 때의 그 잠 못 이루는 설렘, 수족관에 있다가 큰 바다로 헤엄쳐나가는 돌고래와 같이 뻥 뚫린 기분이었다.

 나의 스승도 나의 빠른 학습속도에 크게 놀랐던 것이 사실이다. 이론을 습득하는 속도가 아니라, 이론을 생활에 재빨리 적용시키는 적응력에 더 놀라워했다. 그러나 사실 가장 놀라워했던 사람은 바로 나 자신이다. 수십 년 실패와 실패를 거듭하다가 마침내 금광을 발견했다고나 할까. 그것은 어찌 보면 너무도 간단하고 상식적인 이론이었다. 그 이론을 내 몸에 적용시키자마자 내 몸에 한 번도 벌어지지 않았던 기적이 일어나기 시작했다. 그것이 무슨 판타지 영화에서 나오는 기적인지, 종교에서 나오는 기적체험인지 나는 모른다. 확실한 것은 그 기적이 내 몸과 마음에 나타났다는 엄연한 사실이다.

 그 동안 내 인생은 많은 통증으로 가득했었다. 매일 매일 고통의 연속이었다. 20대 중반의 젊은 나이까지, 나는 나를 지옥으로 몰아넣으며 살고 있었다. 마침내 그 시련의 세월이 끝났다. 내가 습득한 그 이론(당신이 이 책에서 배우게 될)을 몸에 적용시키자마자 일어난 사건들이었다. 몸속의 더러운 찌꺼기들을 몰아내자 통증이 사라졌다. 그것도 아주, 정말 아주 빠르게 사라졌다. 인간의 몸은 놀라울 정도로 회복능력을 가지고 있다. 치료할 수 있는 기회와 적절한 환경만 마련해주면 당신의 몸도 아주 빠르게 회복될 것이다. 살짝 긁힌 손가락의 상처에 딱지가 지고 나서 치료되는 그 정도의 빠른 속도로 말이다.

홍해를 갈라지게 한 그 모세의 기적처럼 기적은 갑자기 시작되었으며, 그 순간 모든 통증이 내 몸에서 사라졌다. 나 자신도 믿을 수가 없을 정도였다. 그토록 오래 괴롭혔던 질병들이 사라졌다. 내 인생을 완전히 지배하면서 끈질기게 괴롭혀온 복통은 갑자기 멈추었다. 나는 그 일이 발생한 때부터 지금까지 단 한 번도 복통을 겪어본 적이 없다. 편두통도 사라졌음은 물론이다. 얼굴을 장악했던 여드름이나 뾰루지도 없어져 깨끗해졌다. 매일 밤 꿈도 꾸지 않고 잠을 자기 시작했다. 한 번도 깨지 않았음은 물론이다. 짜증내던 성격도 없어지고 하루 종일 에너지가 넘쳤다. 거기에나 살은 25kg이나 빠졌다. 이 모든 것은 불과 한 달 만에 일어난 일이다. 그러니 내가 기적이라고 당신에게 자신 있게 말하고 있는 것이다.

그때 내 몸에서 일어난 놀라운 현상들을 어찌 당신에게 말하지 않을 수가 있다는 말인가. 내 몸에 일어났던 그 현상들을 통해 나는 신념을 가지게 되었다. 그것은 자연위생학에 대한 나의 믿음과 열정보다 더 위대한 것이었다. 자기체험보다 더 신념을 갖게 하는 것은 없다. 뚱뚱한 의사가 비만에 대해 설명한다면 믿지 마시라. 눈 밑에 다크서클이 있는 의사가 휘황한 이론으로 질병을 얘기한다면 믿지 마시라. 날씬하고 혈색이 좋으며 눈매가 초롱초롱한 사람이 '이렇게 하면 건강해진다'고 말한다면 그가 진짜라고 나는 확신한다. 그것은 실제 본인이 경험했던 자기체험이며 신념이기 때문이다. 오랜 세월 고통으로 점철된 인생을 살고 난 후에 마침내 나는 새 인생으로 태어났다. 나의 미래는 그 순간 결정되었다. 말로 표현할 수 없는 내 인생의 축복을 혼자 갖고 있지 않으리라. 나는 이 기쁨을 내게 귀 기울이는 많은 사람들과 나누어야 한다는 강한 책임감을 느꼈다. 지금 그 이야기를 당신과 나누고자 한다.

— **하비 다이아몬드**(Harvey Diamond)

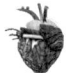

contents

추천사 | 의학을 넘어 철학의 수준으로 차원을 높였다   5
저자서문 | 나늘 변화시킨 것은 아버지의 죽음이었다   9

chapter 01 | 내 몸은 종합병원이었다
- 이름은 하비, 별명은 먹보   26
- 의사들의 위협마케팅에서 탈출하라   37

chapter 02 | 인간의 몸은 스스로 청소한다
- 몸청소는 왜 중요한가?   50
- 에너지는 왜 몸청소에 중요한가?   55
- 쓰레기를 배출하라   57

chapter 03 | 암은 악마가 아니다
- 암의 원인을 알아야 치료법도 나온다   65
- 1971년 암과의 전쟁은 왜 실패했나   70
- 암의 정체는 무엇인가?   74
- 당신의 몸은 항상 당신편이다.   82

chapter 04 | 질병진행의 7가지 단계
- 1단계- 무기력증   88
- 2단계- 독혈증   90
- 3단계- 과민증상   98
- 4단계- 염증   102
- 5단계- 궤양   107
- 6단계- 경화증   109
- 7단계- 암   111
- 약물은 왜 위험한가?   115

chapter 05 | 내 몸 안의 의사, 림프시스템

- 인간의 몸은 왜 위대한가　　　　　　　　　　　　122
- 림프시스템은 몸 안의 쓰레기 청소부　　　　　　　125
- 림프시스템은 어떻게 작동하는가　　　　　　　　132
- 진실로 가는 길　　　　　　　　　　　　　　　　140
- 재클린 케네디 여사는 암으로 죽었나, 약으로 죽었나　150

chapter 06 | 유방절제는 미친 짓이다

- 유방암이라는 유령　　　　　　　　　　　　　　　161
- 인생을 바꾼 한통의 전화　　　　　　　　　　　　164
- 지식을 뿌리치고 원리를 찾아라　　　　　　　　　173
- 조기검진의 함정　　　　　　　　　　　　　　　　180
- 새로운 유행병　　　　　　　　　　　　　　　　　182
- 암에 대한 설왕설래　　　　　　　　　　　　　　184
- 의사도 암을 모른다　　　　　　　　　　　　　　187
- 조기검진은 매우 위험하다　　　　　　　　　　　195
- 유방촬영술은 희망이 아니다　　　　　　　　　　198

chapter 07 | 세상의 모든 질병들

- 림프시스템의 파워　　　　　　　　　　　　　　216
- 각종 면역계 질환들　　　　　　　　　　　　　　218
- 심장질환 및 혈관질환　　　　　　　　　　　　　224
- 고혈압　　　　　　　　　　　　　　　　　　　225
- 심장병　　　　　　　　　　　　　　　　　　　227
- 소화불량　　　　　　　　　　　　　　　　　　229
- 대장염　　　　　　　　　　　　　　　　　　　231
- 크론병　　　　　　　　　　　　　　　　　　　233
- 위궤양　　　　　　　　　　　　　　　　　　　235
- 맹장염　　　　　　　　　　　　　　　　　　　236

chapter 08 | 쓰레기를 만드는 음식, 쓰레기를 청소하는 음식

- 건강에는 음식이 전부다   250
- 육식은 어떻게 몸을 파괴하는가   252
- 채식은 어떻게 몸을 살리나   254
- 콜레스테롤과 지방은 왜 살인자인가   256
- 포화지방과 심장병은 무슨 관계인가   258
- 동물성 식품이 위험한 이유   261
- 지방을 줄여야 하는 이유는 무엇인가   264
- 채식은 어떻게 몸을 치유하는가   270

chapter 09 | 독소를 제거하는 단기간의 실천법 (모노다이어트)

- 프람 여사의 편지 한 장   278
- 모노다이어트란 무엇인가?   286
- 모노다이어트의 목적   288
- 소화시스템을 자유롭게 풀어주어라   292
- 모노다이어트 스케줄   299
- 모노다이어트를 위한 15가지 조언   304
- 두려움을 이겨내면 새 세상이 열린다   327
- 나는 어떻게 고엽제에서 살아났나   330

끝내는 말   333
옮긴이의 말   338
원본출처   342

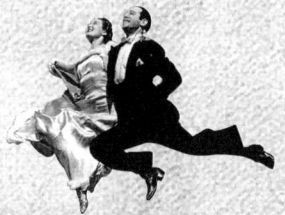

chapter 01

내 몸은
종합병원이었다

첫 번째 책 《다이어트 불변의 법칙》Fit For Life을 펴내자마자, 나는 셀 수 없이 많은 전화와 편지를 받았다. 당신은 어떻게 음식과 인간의 몸에 대해 알게 되었으며, 어디에서 공부했으며 누구에게 배웠느냐는 질문들이었다. 방송에 출연하면 또 다시 질문이 쏟아졌다. 당신은 어떻게 다이어트에 관심을 갖게 되었으며, 의사도 아닌 당신이 어떻게 그 많은 질병에 대한 상식을 갖게 되었냐는 질문도 쏟아졌다.

그러나 나의 몸은 어릴 적부터 종합병원에다 부상병동이었음을 솔직히 고백한다. 그래서 나는 내가 걸어온 고통스러운 길을 여러분과 함께 나누고자 지금 이 글을 쓰고 있다. 흥미로울 수도 있고 고통스러울 수도 있고 때론 우스꽝스러울 수도 있을 것이다. 그러나 아마 내가 경험한 것 또한 여러분이 현재 겪고 있는 상황과 다르지 않으리라 생각되어 나의 옛날이야기를 꺼내본다.

어느 날 나는 자동차를 주차하고 막 문을 닫고 나오려던 참이었다. 그때 갑자기 귓속에 누가 얼음알갱이를 집어넣는 것 같은 섬뜩한 말을 했다. "이봐요 뚱보아저씨, 거긴 제 자리니까 주차하면 안돼요." 주위에 뚱보가 있는지 나는 사방을 둘러보았다. 내게 하는 소리인줄 몰랐기 때문이다. 그러나 그는 나를 쳐다보며 불평하고 있었다. 내가 뚱보라고? 그것은 마치 외교파티 석상에서는 절대 허락할 수 없는 무례한 언사임이 분명했다.

이 무례한 친구는 어떻게 내가 뚱보임을 알아챌 수 있었을까. 인디언들의 모포로 사용되던 팬들턴Pendleton 직물로 만든 두꺼운 셔츠(실제 내 몸보다 한 사이즈 더 큰)로 온몸을 교묘하게 숨겼는데도 말이다. 거기에다 셔츠를 바지 밖으로 꺼내 입었기 때문에 불룩한 아랫배를 아무도 눈치 채지 못하게 변장을 했다고 생각했는데도 말이다. 뚱보는 내가 욕실에서 나를 볼 때만 허락되는 단어였을 뿐이라고 생각했다. 아무도 알 수 없다고 생각했다. 진실은 결국 드러나는 법인가? 그렇다. 나는 더 이상 나를 속일 수도 남도 속일 수도 없었다. 나는 뚱보였던 것이다. 모든 뚱보들처럼 나도 살이 찌는 것을 싫어했다. 그것은 내 열등감을 구성하는 본질이었다. 내 사고와 행동을 항상 지배하는 권력자였다. 이것을 먹어야 할까, 먹지 말아야 할까? 지금 먹어야 할까, 나중에 먹어야 할까? 다른 사람들은 살을 뺐다는데 왜 나는 안 빠질까, 나한테 맞지 않으니 새로운 다이어트를 해볼까? 다른 사람들은 많이 먹어도 살이 안 찌는데 왜 나는 음식사진만 봐도 살이 찌는 걸까? 47가지나 되는 다이어트를 해봤는데도 어쩐 일일까? 왜 나는 살이 안 빠지는 지구상의 유일한 인간인 것일까?

이 질문들에 대한 정확한 대답은 두 가지였다. 첫째 나는 내 자신이 음식중독자였음을 인정하지 않았기 때문이었고, 둘째 나는 '무엇을 먹을 것인가'에 대해 전혀 생각해보지 않았기 때문이었다. 나는 음식을 폭풍흡입하는 데는 태생적으로 박사급이었으므로 교육이 필요가 없었다. 사실 나는 단 한 번도 '몸이 원하는 음식이 무엇인가'에 대해서 배운 적이 없었다. 코가 원하는 대로 혀가 원하는 대로 먹으면 그만이었다. 당신은 어떠신가? 진화론적으로 '몸에게 반드시 필요한 것과 필요하지 않은 것'에 대해서 배운 적이 있는가? 생각해보니 나도 배운 것이 좀 있었다. '단백질, 탄수화물, 지방, 미네랄 모두 중요하니 편식하지 말고 골고루 먹어라'였다. 나는 선생님과 부모님과 의사의 말에 충실히 따랐다. 결과는 무엇인가. 나는 음식에 대해 절제하지 못했고 뚱보가 되었다. 한 그릇을 먹어치우고 거울을 바라보면 항상 죄의식을 갖게 되었다. 문제를 스스로 처리하지 못한다는 열등감을 갖게 되었고, 큰 사이즈의 옷을 살 때마다 한숨을 쉬게 되었고, 해수욕장에서 옷을 벗지 못하는 못난 인간으로 자책하게 되었다. 왜 나만 살이 빠지지 않는 것일까? 끊임없이 질문을 해봐도 해결책이 보이지 않았다. 결국 나는 과거에 실패했던 것과 똑같은 방식으로 새로운 다이어트를 찾아 헤매곤 했다. 먹고 싶지 않지만 먹어야 하는 고통스런 다이어트의 세계로 다시 빠져들곤 했다는 말이다.

나는 화가 났다. 먹고 싶은 것을 입 속에 아무리 집어넣어도 전혀 살이 찌지 않는 그런 사람들에게 특별히 화가 났다. 나는 식당 옆을 지나가면서 고기냄새만 맡아도 1kg이 찌는 그런 유형의 사람이었기 때문이다.

혹시 당신 얘기로 들리지는 않는가? 약간 다를 수는 있어도 가슴이 뜨끔한 얘기일 수도 있다고 나는 생각한다. 그렇지 않다면 당신은 이 책을 펼쳐보지도 않았을 것이다. 당신은 고통스러운 다이어트를 더 이상 원하지 않을 것이다. 더 이상 메스꺼운 다이어트 약물을 복용하고 싶지 않을 것이다. 더 이상 먹는 즐거움을 뺏어가는 '이상야릇한 다이어트'에 현혹되고 싶지 않을 것이다. 이쯤에서 나는 당신에게 질문하고 싶은 것이 있다. 그 지긋지긋한 다이어트를 떨쳐내고 지속가능한 방법을 찾고 싶지 않은가? 기껏해야 한두 달 반짝 살이 빠졌다가 도로 찌는 '속성해법' 말고 평생 동안 지속가능한 방법 말이다.

그런 방법을 진정으로 원한다면, 진정으로 그런 마음의 준비가 되었다면, 평생 실천하면서 날씬하고 질병이 없는 삶을 살고 싶은 준비가 되었다면, 이 책을 계속 읽어주길 바란다. 당신이 오랜 세월 찾아 헤매온 진실을 발견할 수 있으리라 확신한다. 나와 당신을 포함해서 우리 모두는 어렸을 때부터 어른들에게 교육을 받아왔다. 그리고 그 교육받은 내용을 실천하는 선택권은 본인에게 있다. 그러나 우주라는 컴퓨터의 아주 사소한 고장 때문에, 우리는 가끔 속임수에 말려들 때도 있다. 순진한 어린아이처럼 우리는 지도와 나침반도 없이, 표지판과 가이드도 없는 밀림 속에 내던져지곤 한다. 우리들은 어쩔 줄 몰라 하다가, 이렇게도 해보고 저렇게도 해보지만 결국 시간과 돈을 낭비한다. 나는 먼저 당신에게 위로의 말씀을 전하고 싶다. 세상에는 당신과 같은 사람들이 수십억 명이 될 것이다. 나는 당신이 거짓된 약속과 유혹을 떨쳐버리고, 진정 날씬하고 건강한 몸으로 다시 태어나길 바라는 마음 간절하다. 이 책은 상업자본주의에 의해 왜곡되고 일그러진 자연의 법칙을 일깨워줄 것이다. 이 책은 시중의 천박한 다이어트나 건강법이 아니다. 이것은 성공할 수도 있고 그렇지 않을 수도 있는 어슴푸레한 이론이 아니다. 당신이 선택하기만 하면 된다. 그 선택을 강요할 수는 없다. 선택은 당신의 결정에 달려있다.

이 책을 읽어보면 알게 될 것이다. 이 책은 '잠에서 깨어보니 기적이 일어났다'라는 식의 이야기가 아니다. 이 책은 '용한 무당의 기도를 받으니 뚱뚱한 몸이 날씬해졌더라'는 식의 헛된 망상을 말하지 않는다. 이 책은 헛되고 어리석은 확신 대신에 상식과 진실을 이야기한다. 이 책은 산사의 새벽예불 종소리며 교회당 첨탑에서 울리는 새벽종소리가 될 것이다. 졸고 있는 수행자의 등을 때리는 죽비소리가 될 것이며 잠든 영혼을 깨우는 자명종 소리가 될 것이다. 이 책은 자연의 법칙에 대한 얘기이며 몸의 근본원리에 대한 이야기다. '오늘은 진짜지만 내일은 가짜'로 변하는 의학상식이 아니다. 인생 전반을 꿰뚫어내는 지속가능한 질병치료와 예방에 대한 이야기다.

호모 사피엔스 Homo Sapiens 란 지혜로운 사람이라는 뜻이다. 네안데르탈인이나 오스트랄로피테쿠스와 같은 원시인류에 비해 우리 현생인류는 항상 생각을 하면서 살아왔다. 우리가 질병없이 살기 위해서는 생각해야 한다. 사고의 전환이 있어야 한다는 말이다. 상업의료시스템의 위협마케팅에 휘둘리기를 거부해야 한다. 진정한 의사는 내 몸 안에 있다는 사실을 깨닫는 코페르니쿠스적 사고의 전환이 있으면, 비만과 질병은 반드시 치유된다는 것이 나의 믿음이다.

당신은 선택하고 실천하기만 하면 된다. 그러면 이제껏 경험하지 못한 최고의 건강상태를 평생 누리게 될 것을 내가 장담한다.

이름은 하비,
별명은 먹보

20대 중반까지 내가 먹보가 아닌 적은 한 번도 없었다. 그러나 지금 나는 나의 식욕을 완전히 통제하며 살고 있다. 나는 날씬하고 건강한 몸과 마음을 유지하면서 즐겁게 먹는 방법을 습득했고 그것을 실천하고 있기 때문이다.

강연 때마다 나는 청중들에게 이런 질문을 하곤 한다. "여러분 중에 먹는 것을 좋아하는 사람 계시면 손을 들어보세요." 처음엔 살짝 웅성거리다가 모두가 손을 든다. 여기저기서 웃음소리까지 들린다. 모두가 손을 드는 모습은 마치 홍학의 거대한 무리가 갑자기 강연장에 내려앉는 것처럼 물결치기까지 한다. 이 청중들을 더 흥분하게 만드는 질문 또한 나는 알고 있다. '여러분 중에 숨 쉬는 것을 좋아하는 사람이 계시면 손을 들어 보세요'라는 질문이다. 먹는 것이 더 중요할까, 숨 쉬는 것이 더 중요할까? 당신은 이미 정답을 알고 계시리라.

우리는 솔직해져야 한다. 먹는 일이 중요하지 않다면 당신은 지금 이 책을 읽고 있지 않을 것이다. '먹기 위해 산다'는 말이 있을 정도로 먹는 일은 우리 몸을 위한 가장 중요한 일이며, 감정에도 깊이 연결되어 있다. 먹는 일이 단순히 육체적인 현상만이 아니라는 말이다. 우리의 감정은 무엇을 먹느냐, 또는 언제 먹느냐에 따라 영향을 미친다. 그에 따라 감정이 수시로 변한다.

우리는 어머니 뱃속에서 태어났다. 그 뱃속에서 아주 평화롭게 떠다니고 있었다. 모든 것이 아이를 위해 존재했다. 우리는 아주 편안했고 안전했으며 걱정 없이 살았다. 우리에게 필요한 것은 모두 공급되었다. 그러나 결국 우리에게도 운명의 날이 왔다. 어둡지만 작고 안전한 뱃속에서, 밝지만 위험한 세상으로 떠밀려 나온 것이다. 바로 그 순간 우리가 원했던 것은 무엇일까? 그렇다. 9개월 동안의 따뜻하고 익숙한 세상으로 다시 돌아가고 싶었을 것이다. 결국 우리는 험난한 세상에 던져져 버렸다. 그러나 다행스럽게도 우리들에게는 자연본능이라는 것이 있다. 그래서 우리는 엄마 뱃속으로 다시 들어가지 않아도 되고, 배를 붙잡고 대롱대롱 매달려 있지 않아도 된다. 그 자연본능이라는 것은 무엇일까? 그렇다. 엄마의 젖가슴에 안기는 것이다. 우리 인생의 가장 위험한 순간에 우리를 보호해주는 구원자, 9개월 넘게 감싸주었던 엄마의 품으로 돌아가는 것이다. 거기에 무엇이 있을까? 바로 그것이다. 따뜻하고 부드럽고 달콤하고 영양가 높은 젖이 흐르고 있기 때문이다. 그럼으로써 예전의 그 평화를 찾게 되는 것이다. 가장 위험하고 공포스럽고 긴장된 순간에 우리 인간에게 평화를 주는 것. 그렇다, 바로 음식이다.

　엄마 뱃속에서 세상으로 나온 나의 첫 번째 여행의 두려움도 엄마의 젖을 물고 나서야 씻겨 내려갔을 것이다. 먹는 얘기를 빼면 내 인생은 껍데기에 불과하다. 나는 그것에 대해 고민했고, 공부했고, 상담을 하고 글을 써왔다. 나는 먹는 것을 누구보다도 좋아한다. 허기를 채우기 위한 육체적인 욕망 뿐 아니라, 먹음직스런 모양, 각종 향과 냄새, 입에서 깨물 때의 촉감, 뱃속으로 음식이 들어갈 때 그 충만함까지 모든 것이 나를 사로잡았다. 아니다. 더 많은 것들이 있을 것이다. 우리가 음식을 먹는다는 것에는, 심리적이며 감정적인 수많은 이유들이 있다. 그러나 생존의 욕구보다 더 엄청난 이유가 있다는 사실을 알기까지 참으로 많은 시간이 걸린다. 나는 이런 말들을 듣고 자랐다. "방을 깨끗이 치우면 케이크 한 조각을 주겠다." "거짓말을 했으니까 오늘 저녁은 없다, 네 방으로 가서 자거라." "조용히 앉아 있으면 아이스크림을 주마." "한 번 더 그런 소릴 하면 디저트는 못 먹는다."… 나의 어린 시절은 모두 음식과 연결되어 있는 듯했다.

　우리 집은 5형제로 모두 남자아이들이었다. 옛날엔 돈이 귀했으므로 우리 형제들은 항상 음식을 가지고 싸웠다. 우리는 어머니가 나누어준 음식을 먹자마자 일제히 '하나 더'를 합창했다. 그러기 위해서는 각자에게 할당된 음식을 재빨리 먹어치우고 나서 '하나 더'를 기다려야만 했다. 어떤 이유에서든 '하나 더'를 얻게 된 형제들은 그날 밤 훈장으로 알고 자랑했다. 전쟁에서 승리한 나폴레옹처럼 말이다.

나는 어린 시절을 회상하면서 '인간의 음식에 대한 집착'이 얼마나 강렬한지 깜짝깜짝 놀라곤 한다. 음식은 감사한 마음으로 먹어야 한다. 그리고 천천히 먹어야만 한다. 그래야만 그 음식의 풍미를 만끽할 수 있기 때문이다. 우리 몸은 음식이 천천히 들어오기를 요구한다. 조용한 음악이나 새가 우는 소리를 들으며 따뜻한 웃음 속에서 식사를 해야 한다는 것이다. 두려움과 공포심, 또는 경쟁심을 가지고 행해졌던 우리 가족의 식사습관은 문제가 많았다. 어릴 때 식사습관이 어른이 되어서도 문제를 일으킨다. 그로 인해서 나는 지금도 그것을 바로잡으려는 강한 긴장감으로 식탁을 대하고 있는 것이다. 일부러 천천히 먹으려 노력하고 마음을 편히 가지려고 하는 것은, 어릴 적 음식을 우걱우걱 뱃속에 집어넣던 습관에서 벗어나려는 반작용이다. 가끔씩 친구들과 식사를 할 때면 나를 쳐다보는 친구들의 놀란 시선을 느끼곤 한다. 그들은 마치 나를 째려보며 이런 말을 하고 있는 것 같다. "아니 이 친구 왜 저래? 며칠 굶은 거지처럼…"

나는 지금도 뷔페식당에 가서 줄을 서 있으면 안절부절못한다. 심장이 뛰고 긴장되며 신경은 날카로워진다. 내 차례가 될 때까지 음식이 남아있을까, 혹시 저기 맛있게 보이는 음식이 다 떨어지지 않을까… 사실 전혀 그럴 필요가 없는데도 나는 강박관념에 사로잡혀 있는 것이다. 어릴 적의 경험이 생물학적으로 내 세포에 각인되어 있기 때문일 것이다. 당신은 어떠신가? 당신도 한두 가지쯤 특이한 식사습관이 있지 않은가? 그 이유는 무엇일까 생각해보라. 나쁜 습관 뿐 아니라 좋은 습관도 있을 것이다. 이제 우리는 나쁜 습관의 원인을 탐

구해본 다음 멀리 떨쳐내야 할 것이다.

어린 시절 아무 때나 원하는 음식을 마음대로 먹을 수 있었을지라도, 위에 열거한 나의 환경은 현재 내가 가지고 있는 음식에 대한 집착과 강박증에 강한 영향을 미쳤다.

모든 사람의 식사시간이 나의 어린 시절과 같지는 않을 것이다. 다음날 점심이나 저녁에도 먹을 수 있을 만큼 넉넉한 집도 있을 것이다. 우리 어머니도 그랬었다. 우리가 어렸을 때에도 닭고기는 그리 비싸지 않았기 때문에 적은 돈으로 푸짐하게 요리를 할 수 있었다. 우리 가족은 프라이드치킨을 좋아했는데 어머니는 남편과 다섯 사내아이들이 모두 먹고 남을 만큼 많은 양을 준비하셨다. 대문을 열고 들어서는 순간 그 냄새 때문에 입에 침이 고이고 갑자기 배에서 꼬르륵 소리가 났다. 부엌에 들어서면 막 튀겨서 식탁 위에 산더미같이 쌓아올린 치킨을 마주하곤 했다. 그것은 오로지 어머니의 힘든 노동의 결과였지만 우리는 행복했다. 그날 저녁은 가족 모두 편한 마음으로 저녁식사를 할 수 있다는 것을 알고 있었다. 음식이 너무 충분해서 아무리 먹어도 남게 되리라는 것을 알고 있었다.

'숨겨놓기' 또한 내 강박증 중의 하나였다. 쿠키, 캔디, 감자칩 등 군것질 거리를 내 방에 숨겨놓곤 했다. 성인이 되면서 음식에 대한 나의 강박증은 사라질 것이라 예상했다. 돈이 있으면 음식을 숨겨놓지 않고 아무 때나 사먹을 수 있기 때문이었다. 나는 원하는 것이면 무엇이든 사먹을 수 있는 성인이 되었다. 직업을 가졌고 돈을 벌기 시작했기 때문이었다. 그러나 그것은 오산이었다. 강박증은 좀처럼 사라지지 않았다. 나는 아침에 일어나면서 저녁에 잠들 때까지 온통 먹는 생각에서 벗어나지 못했다. 언제 어디에서 무엇을 먹을까, 머릿속은 항상 먹는 생각뿐이었다. 점심을 먹고 나면 저녁에는 무엇을 먹을까 생각했고, 저녁식사 후에는 간식으로 무엇을 먹을까 생각했다.

놀이동산에라도 가게 되면 '롤러코스터를 탈까 회전목마를 탈까'가 아니라 '핫도그를 먹을까 감자칩을 먹을까'였다. 영화관에 갈 때도 영화내용보다는 새콤달콤한 치즈팝콘을 떠올렸다. 팝콘이 없는 영화관은 머릿속에 그려지지 않았다. 야구장에 갈 때도 3시간 넘게 즐길 핫도그나 땅콩이나 아이스크림을 떠올렸다.

어떠한 악조건 속에서도 음식에 대한 나의 집착은 떠나지 않았다. 누구를 축하할 일이 생기면 어떤 음식이 나올까 생각했다. 슬픈 일이 생기면 마음을 달래줄 음식, 화가 나면 기분이 좋아질 음식을 생각했다. 내게는 좋은 음식과 나쁜 음식의 경계선이 거의 없었다. 입에 넣고 목구멍으로 넘겨서 뱃속을 채울 수 있다면 그것이 좋은 음식이었다. 과일, 채소, 가공되지 않은 자연음식은 거의 손에 대지 않았다. 밭에서 나온 음식이 아니라 공장에서 나온 음식을 좋아했다. 기름이 듬뿍 들어있을수록 좋았다. 몸에 안 좋다는 음식일수록 침이 더 고였다. 결과는 당연했다. 매일 매일 극심한 복통에 시달렸다. 소화제 펩토비스몰Pepto-Bismol을 끼고 살았다. 이 물약타입의 핑크색 소화제를 항상 먹었지만 속이 더부룩해질 뿐 나아지지는 않았다. 감기와 두통 또한, 고릴라 이마에 붙어 있는 머리카락처럼 좀처럼 떨어지지 않았다. 당연히 에너지가 없었으므로 항상 무기력했다. 나는 운동도 거의 하지 않았고 몸을 움직이는 어떤 것도 귀찮아했다. 그러나 항상 에너지가 넘치는 운동이 있었으니 바로 입 운동이었다. 무언가를 씹거나 우물거려서 목구멍을 통해 뱃속으로 던져 넣는 운동에는 나의 에너지가 항상 충만했다는 말이다.

22살이 되던 해 나는 베트남 전쟁에서 1년간 의무복무한 후 살아서 고향으로 돌아왔다. 나는 사람을 죽이는 전쟁에 참가했다는 자책감으로 괴로워했다. 내 자신에 대한 복수심은 식욕으로 변형되었고 닥치는 대로 먹어댔다. 90kg! 내 인생에 한 번도 경험해보지 못한 몸무게를 훈장으로 받았다. 엄청난 충격이었다. 그 이후로 체중감량과 다이어트는 내 생활을 지배하는 강박증이 되었다. 살은 대부분 배, 어깨, 엉덩이에 덕지덕지 달라붙었다. 해변에 가게 되면 여자들의 시선이 따가워 셔츠를 벗을 수가 없었다. 나는 주로 헐렁하고 펑퍼짐한 옷을 즐겨 입었다. 불룩 튀어나온 아랫배를 숨겨야 했기 때문이었다. 옷을 사러 가는 것도 즐거운 일은 아니었다. 엑스라지, 점보, 그리고 슈퍼점보 사이즈 외에는 선택권이 없었다. 그 당시 내 이미지는 뚱보, 구제불능, 게으름뱅이 같은 것들이었다. 자존심도 자긍심도 자존감도 없는, 그야말로 쓰레기 같은 인간이라는 자책감뿐이었다.

나는 본격적으로 다이어트에 돌입했다. 아, 그것은 용서를 구하기에는 너무 중대한 범죄를 저지른 인간이 들어간 지옥불과 같은 것이었다. 다이어트를 한 후 다시 먹었다. 엄청나게 먹고 다시 다이어트를 했다. 그런 행위는 3~4년 동안 계속 반복되었다. 그 당시에 요요현상이라는 말은 생소한 단어였다. 지금은 요요현상이 상식화되었지만 옛날에는 아무도 그런 생각을 하지 못했다. 다이어트는 단기적으로 반짝 체중을 줄일 뿐 결국 실패한다. 요요현상은 심장병의 중요한 원인이다. 오늘날 서구에서 사망률이 가장 높은 바로 그 심장병 말이다.

내가 다이어트를 처음 시작했을 때에만 해도 이런 얘기를 해주는 사람은 아무도 없었다. 다이어트란 서있기조차 힘들만큼 살이 쪘을 때 시도하는 행위일 뿐이었다. 그러나 몸무게는 항상 처음으로 돌아왔다. 다이어트가 끝나면 맨 처음의 살찌는 음식습관으로 다시 돌아가기 때문이다. 다이어트를 하는 사람들의 95%가 다시 원래처럼 살이 찐다는 통계가 거짓이 아닌 것이다. 시중에 유행하는 다이어트를 시작할 때마다 나 또한 지난번의 실패 때문에 긴장하곤 했었다. 역시 결과는 똑같았다. 항상 헛수고였다. 오히려 살이 더 찌는 때도 많았다. 그러나 일정한 음식만 계속해서 먹어야 하는 고난의 세월이 지나면, 10~15kg 정도의 살이 빠졌던 것도 사실이었다. 그러나 또 다시 새로운 다이어트를 시작하지 않으면 그토록 힘들게 뺐던 살이, 나도 모르는 사이에 무방비 상태의 몸에 스멀스멀 붙기 시작했다. 살이 다시 찌는 것보다, 살이 다시 찔지도 모른다는 공포감이 나를 더 힘들게 했다. 매를 맞는 것보다 매를 맞기 전의 공포감이 더 크다고 하면 좋은 비유가 될까. 나의 다이어트는 시험을 앞두고 밤을 새워 무언가를 외우는 벼락치기 공부와 같은 것이었다. 이론을 이해하고 내용을 완전히 숙지하지 못하니, 그냥 달달 외워서 적어 내려가는 영혼 없는 시험이라고나 할까. 결국 나는 다음 달에도 그 다음 달에도 벼락치기 공부를 할 수 밖에 없는 것이다. 고등학교 졸업시험과 대학교 입학시험이 끝나면 해결이 될까? 회사에 입사를 해서 사람들과 경쟁을 하기 위해서 치르는 시험은 없다. 시험성적이 아니라 그야말로 지속가능한 실력을 갖추는 것이 정답 아닌가 말이다.

이처럼 정상적인 궤도를 이탈한 '돌려막기'식의 다이어트는 결국 몸과 마음을 망쳐버릴 수밖에 없다. 살이 1kg이라도 빠진다 싶으면 무엇에 홀린 사람처럼 나는 신이 나서 그 다이어트를 계속했다. 너는 할 수 있어, 거의 다 왔으니 조금만 참으면 돼, 목표만 달성하면 맛있는 음식을 맘껏 먹을 수 있어… 그러나 그것은 진정으로 아름다운 모습이 아니었다. 목표가 달성되자마자 나는 그것이 인생의 마지막 식사인 것처럼 먹어댔다. 미친 짓이었다. 그런 행위는 나를 음식중독자로 몰아넣었다. 다이어트가 끝난 후의 과식습관은 나를 두 배 세 배로 힘들게 했다. 뱃속이 완전히 비어 있을 때 많은 음식을 집어넣는 습관이 시작되었다. 위장이 늘어나서, 2~3일 동안은 항상 지옥처럼 힘들었다. 속이 너무 나빠서 아무것도 먹을 수 없었다. 그것은 마치, 며칠은 잔칫상을 받아 배불리 먹고 며칠은 먹을 것이 아무것도 없는, 마치 황량한 사막을 헤매는 것과 같았다. 다시 굴러 떨어질 것을 뻔히 알면서도 산 위로 바위를 밀어 올려야 하는 영겁의 형벌, 바로 시지프스의 신화가 아니고 무엇인가. 건강하고 날씬한 몸매로 다시 태어나리라는 꿈과 희망은 번번이 절망과 분노로 끝나곤 했다. 나는 오직 하나만 생각하고 있었다. '무엇을 먹는 다이어트냐'와 '얼마 동안 해야 하는 다이어트냐'가 그것이었다. '행복한 인생'이나 '건강한 몸'에는 관심이 없었다. 오직 그 다이어트를 통해서 '살을 얼마나 뺄 수 있느냐'가 유일한 관심이었다. 길고 고통스런 하루하루가 끝날 것 같지 않았다. 결과는 항상 실패였다. 못이 가득 튀어나온 판자를 맨발로 끊임없이 걷는다고 상상해보라면 지나친 비약일까. 다이어트를 하면서 음식생각을 하지 않는다는 것은 적어도 내게 그와 같은 형벌이었다.

어릴 적 침대 밑이나 옷장 안에 귀신이 있을지도 모른다고 무서워했던 일이 한 번쯤은 있을 것이다. 지금은 그런 일이 없는지 생각해보라. 나는 보통 30일 정도 다이어트를 했는데, 30일을 채우지 못할 것을 두려워했다. 그 한 달 동안 귀신은 침대 밑이나 옷장에 있는 것이 아니라 욕실에 있었다. 욕실 바닥에 누워 나를 조롱하고 비웃고 깔깔댔다. 그 귀신은 내가 욕실에 들어서기 전에 벌써 자리 잡고 있었다. 바로 체중계였다. 영혼이 없는 그 무생물이 내 인생을 완전히 지배하고 있었다. 나는 그것이 살아 움직이는 것처럼 느껴졌다. 내가 그 위에 올라설 때마다 그는 '어이 살찐 황소, 내려오지 그래!'라고 외치는 것 같았다. 그 때마다 날씬한 몸매의 꿈을 대형망치로 부수어 그 파편이 공중으로 산산이 깨져 날아가는 느낌을 받았다.

나의 하루는 완전히 체중계에 지배당하고 있었다. 나는 심호흡을 하고 조마조마한 기분으로 체중계에 올랐다. 체중계의 눈금이 0.5kg이라도 빠지면 나는 즐겁고 들뜬 마음으로 하루를 보냈다. 아무것도 먹지 않아도 하루를 보낼 수 있을 것 같은 흥분상태가 되었다. 그러나 어쩌다가 체중계의 눈금이 어제와 똑같거나 0.5kg 혹은 1kg 더 나가면 마녀처럼 성질이 비비 꼬이고 짜증이 났다. 배터리 떨어진 자동차처럼 툴툴대기

일쑤였다. 괜히 방문을 걷어차기도 하고 사소한 일에 소리를 질렀다.

그렇게 나와 체중계의 싸움은 계속되었다. 매일 체중계에 몸무게를 재봐야 큰 진전이 없다는 사실을 깨달은 어느 날, 3~4일마다 몸무게를 재기로 결심했다. 그래서 체중계에 수건을 덮어놓기도 하고 옷장에 치워놓기도 했다. 그러나 그것도 소용없었다. 체중계가 옷장에서 깔깔대는 것 같은 환청이 들렸다. 심리전에서 패하는 느낌이었다. 3일 정도 지난 후에 체중계에 올라 살이 빠진 것을 확인하면 나에게 상을 주리라고 스스로 약속하기까지 했다.

그렇게 3주 정도 고난의 행군을 마치고 나면 벨트사이즈가 조금 줄고 몸무게가 빠졌다. 그것을 확인하기라도 하면 나는 다이어트의 속도를 높였다.

나는 다른 사람에 비해 살이 빨리 빠지고, 더 빨리 살이 찌는 몸을 가졌다. 한 달이 지나면 10~15kg 정도 살이 빠졌다. 나는 이 '수명 짧은 결과물'에 자축하곤 했다. 왜 수명이 짧았을까? 혹시 항상 음식을 제한하고 칼로리를 측정하는 행위 때문이 아니었을까? 그토록 먹고 싶었지만 한 달 동안 거부했던 바로 그 음식을 먹기 위해, 목줄 풀린 강아지처럼 날뛰었기 때문임은 자명한 사실이다. 몸무게를 부풀린 맨 처음의 바로 그 음식을 먹기 위해 뛰쳐나갔기 때문이었다. 25살 되던 때 나는 나에게 할당된 70톤(사람은 평생 70톤 정도의 음식을 섭취한다)의 음식을 먹어치운 느낌이었다. 그리고 또 다시 다른 사람에게 할당된 70톤을 먹기 시작하는 기분이었다.

의사들의 위협마케팅에서 탈출하라

나는 지금 자연위생학의 원리를 터득하고 몸으로 실천해서 새로운 인생을 살고 있다. 그러나 지금까지 강한 의구심을 가지고 있는 것이 있다. 나는 나에게도 물었고 대답을 알고 있을 만한 많은 사람들에게도 똑같이 질문했다. 나는 밤하늘의 은하수를 보면서도 소리쳐 묻곤 했다. 당신은 지금 나와 대화를 하고 있다. 그래서 나는 당신에게도 똑같은 질문을 하고 싶다. "이처럼 단순한 다이어트, 이처럼 단순한 몸의 치료원리를 사람들이 모르고 사는 것이 있을 수 있는 일인가? 어떻게 이처럼 명확한 몸의 원리를 그 잘난 의사조차 전혀 모르고 사는 것이 있을 수 있는 일인가?"

미국의 의료사업 시장규모는 2007년 기준으로 $2조를 뛰어 넘었다. 2에 0을 12개나 더 붙여야 한다. 하루로 치면 $540억이 넘는다. 얼마나 많은 환자군단이 병원이라는 조직을 유지시키기 위해 정신을 놓고 빨려 들어가는지 당신은 알고 있는가? 돈이 전혀 안 드는 자연위생학을 제쳐두고 병원에 무지막지한 헛돈을 헌금하는 것은, 농사를 지을 수도 없고 건물을 전혀 지을 수도 없는 플로리다 늪지대를 사는데 전 재산을 투자하는 것과 같다.

   당신은 이렇게 말할지도 모른다. "혹시 이솝우화의 신포도 이야기처럼 부러워서 그러는 거요? 아니면 다른 속셈이 있는 거요?" 전혀 사실이 아니다. 내가 의사나 병원에 대해 부정적인 시각을 갖게 된 결정적인 계기를 말하려는 것이다. 당신은 '경찰관(의사, 변호사, 정치가) 1명이 나쁘다고 해서 전체가 나쁜 것은 아니다'라는 말을 들어봤을 것이다. 말 그대로 보면 사실이다. 사과 한 알이 썩었다고 해서 바구니의 모든 사과가 썩었다고 말할 수 없다. 솔직히 아버지의 끔찍한 죽음을 목격하고 나서 나는 모든 병원과 의사가 '칼을 든 강도들'이라고 증오했었다. 나는 〈다이어트 불변의 법칙〉을 출판해서 유명해지기 6년 전에 〈A Case Against Medicine〉이라는 책을 자비로 출판했었다. 나는 이 책에서 현대 의료체계에 대한 반감과 폭력성을 거침없이 표현했었다. 물론 이 책을 내면서 나중에 베스트셀러가 된 〈다이어트 불변의 법칙〉을 집필하는데 많은 도움을 주었던 것도 사실이다. 로스앤젤레스에 사는 내 친구가 헐리웃의 유명 여배우 줄리 앤드류스Julie Andrews에게 책을 선물했더니 다 읽고 나서 하는 말이 '이 분은 매우 화가 나있네요'라는 대답을 들었다고 했다. 줄리가 말한 '이 분'이 바로 필자, 하비 다이아몬드 씨였다.

우리가 지구에 태어나 살면서 긍정적인 점이 있다면, 우리가 마음의 문을 열고 진정성을 가지고 사람과 사물을 대한다면, 거기에는 항상 배움도 있고 성장도 있기 마련이라는 점이다. 나 또한 인간의 몸에 대한 공부를 하면 할수록 좀 더 차분하고 논리 정연한 마음을 갖게 되었다. 나의 어머니는 내게 항상 따뜻한 목소리로 교훈적인 말씀을 해주셨다. 그 중의 하나는 '네가 멋진 새집을 짓는다고 해서 이웃집을 부술 필요는 없다'였다. 내 행위를 정당화시키기 위해서 다른 사람의 업적을 깔아뭉개지 말라는 말이다. 어머니의 말은 옳았다. 내가 가진 것을 귀중하게 여긴다면 다른 사람들의 것도 언젠가 귀중하게 느껴야 한다는 말일 것이다. 굳이 다른 사람의 말이나 행동에 개의치 말라는 말도 될 것이다.

어느 누구도 '이것이 최고의 다이어트'라거나 '이렇게 하면 모든 병이 치유된다'고 장담할 수 없다. 그렇게 말하는 것은 마치 우주에 있는 수억 개의 은하수 중에 속한 겨우 하나의 별에 대해서만 말하는 것과 같다. 비교 자체가 불가능한 것이다. '이것만이 신정한 건강비법'이라고 단언하는 것 또한 그 사람의 결론일 뿐 당신의 결론은 결코 아니다.

이러한 교훈은 내가 새로운 이론을 학습하고 주장하는데 커다란 지표가 되었다. 우리가 알고 있다고 절대적으로 확신하는 한 가지는, 우리가 모르고 있는 수많은 것들에 비하면 아주 초라하다. 이 방법만이 그 질병을 치료할 수 있으므로 다른 모든 방법을 거부한다고 누가 강력하게 주장한다면, 진정한 치료법이 아니라는 말을 나는 주장하고 싶은 것이다.

우리가 알고 있는 것은 거대한 태평양(거기에 무엇이 있는지 전혀 알 수 없는)에 비하면 컵 한 잔의 물에 불과하다. 모든 사람에게 완벽하게 적용된다고, 혹은 전혀 적용되지 않는다고 누가 감히 말할 수 있단 말인가?

그렇다고 해서 우리가 모든 이론과 행위가 다 옳다고 포용할 수는 없다. 만일 비판이 허락된다면 최소한의 상식과 양심으로 판단할 수밖에 없지 않은가? 자, 이제 의료업계가 그토록 강하게 주장하는 것들에 대해 상식과 양심의 눈으로 진단해보자.

진단검사, 응급의료, 트라우마 치료, 수술… 모두 의사들이 대학이나 병원에서 교육받고 훈련받는 것들이다. 그렇다면 전혀 교육받지도 훈련받지도 않은 것은 무엇일까? 전혀 관심도 없고 비전문적인 영역은 무엇일까? 바로 고혈압, 심장병, 당뇨와 같은 만성질환에 대한 장기적인 사전예방법이다. 나는 지금 사후처방에 반대되는 예방의학에 대해 말하고 있다. 예방의학이란 건강한 상태를 계속 유지하기 위한 행위이고, 사후처방이란 질병이 걸렸을 때 증상을 제거하고 통증을 없애는 치료법을 말한다.

우리는 사후처방이 가장 기본적인 의료행위라고 생각한다. 그러나 그것은 문제의 원인에 초점을 맞추는 것이 아니라 질병의 증상을 약화시키는데 초점을 맞추고 있다. 의대생들의 커리큘럼을 조금만 확인해보아도 금방 눈치 챌 수 있다. 커리큘럼의 모든 과목이 병리학, 즉 질병에 걸린 사람에 대한 이야기뿐이다. '건강에 대한 연구'는 단한 과목도 찾을 수 없다. 믿어지지 않는다면 당장 옆집의 의대생에게 확인해도 좋다. 이것은 무엇을 의미하는가? 에너지가 넘쳐지고 원기왕성한 상태로 병원에 가본 적이 있는가? 아주 활기찬 상태에서 의사를 찾아가 본 적이 있는가 말이다. 몸이 건강한데도 의사에게 찾아가는 사람은 없다. 의사란 병이 날 때 찾아가게 되는 사람이다. 이것은 아무도 반박할 수 없다.

그러나 불행하게도, 건강에 대한 모든 것을 의사가 대답해줄 수 있다고 믿는 이상한 사회에 살고 있다. 의사는 그들이 아는 것만 알 뿐이다. 그런데도 우리는 의사가 건강에 대한 모든 것을 꿰뚫고 있으며 치료할 수 있다고 믿는다. 당신이 LA에서 뉴욕까지 4600km를 가기 원한다고 생각해보자. 그리고 당신 옆에 세계에서 자동차 운전을 가장 잘하는 사람이 있다고 치자. 당신이 그 사람이 운전하는 차에 타고 있다면 편한 마음을 갖게 될 것이다. 그러나 그 운전수는 단지 자동차에서만 최고일 뿐이다. 자동차는 수많은 교통수단의 하나일 뿐이다. 그가 비행기로 당신을 뉴욕까지 안전하게 데려다줄 수 있을까?

이왕 말이 나온 김에 좀 더 깊이 들어가 보자. 나는 이 책 전체를 통해서 음식의 중요성에 대해서 이야기하고 있다. 우리는 인생을 통틀어서 70여 톤의 음식을 먹고 물을 마신다. 음식은 우리의 건강을 결정하는 가장 중요한 요소이다. 우리 몸은 100조 개 이상의 세포로 구성되어 있다. 그리고 수천억 개의 세포가 매일 사망하며 새로운 세포로 대체된다. 그렇다면 새로운 세포는 무엇을 통해서 만들어지는가? 그렇다. 당신이 매일 먹는 음식을 통해서 만들어진다.

매일 먹는 음식이 당신의 몸을 결정한다는 말은 더 이상 의심할 여지가 없는 과학적 사실이 되었다. 그러나 음식이 가장 중요하다는 것은 모두가 아는 사실인데도, 어떤 음식이 다이어트와 건강에 가장 중요한가 하는 이론은 너무도 많아 혼란스럽다.

한 번 생각해보자. 음식이 건강과 다이어트에서 가장 결정적인 요인이라면 의대에서 영양학을 배워야하는 것은 너무도 당연한 일 아닌가? 그러나 전혀 그렇지 않다는 사실을 당신도 알아야 한다. 미국 내 170여개 의대 중에서 70%는 의사가 되기 위해서 영양학을 전혀 배우지 않는다는 사실을 기억하기 바란다. 그런 과목이 아예 한 개도 없기 때문이다. 학생이 아무리 원해도 배울 수 없다. 의대생도 인턴도 레지던트도 예방의학은 전혀 배울 필요가 없고 오지 사후처방에 대해서만 관심을 가질 수밖에 없는 것이 현실이다.

당신도 사후처방에만 관심이 있을 수 있다. 병이 난 다음에만 의사와 병원을 찾고 싶다면 나도 어쩔 수 없다. 그러나 당신이 질병의 증상을 순간적으로 제거하는 것이 아니라 진정으로 지속가능한 예방의학을 찾는다면, 질병이 침투하기 전에 아예 발도 붙이지 못하게 하고 싶다면, 병으로 골골대면서 가족에게 짐이 되는 처참한 인생을 원치 않는다면, 당신의 날씬한 몸과 깨끗한 피부를 보면서 남들이 부러워하는 인생을 살고 싶다면, 여기 내가 30여 년 넘게 연구해서 지금 당신에게 들려주는 이야기에 귀 기울이길 바란다.

앞에서 언급했듯이 이 책은 예방의학에 관한 책이다. 당신이 지금 건강하다면, 지금 건강한데 평생을 질병없이 건강하게 살고 싶다면 지금 나와 함께 대화를 계속해도 좋다. 항상 기억하시라. 날씬하고 건강한 상태로 산다는 것은 '호모 사피엔스의 기본권리'다. 그것은 아주 당연한 일이며 자연스러운 일이다. 통증이나 질병은 상식적인 일이 아니고 자연스럽지도 못한 일이다. 그러나 유감스럽게도 1980년대 현대 의학산업이 엄청난 속도로 팽창하면서 의료계에서 이상한 의견들이 출현하기 시작했다. '암과 친구가 되라'거나 '당뇨는 평생 함께 해야 할 동반자'라거나, '나이 들면 누구나 아프게 마련이다'라거나 '나잇살은 어쩔 수 없다'라는 말들이 그것이다. 이것은 모두 거짓말들이다.

    TV와 같은 방송매체에서 뻐기듯이 위협적인 비즈니스를 하는 의사들의 의견이 옳다고 당신도 믿어왔을 것이다. 80년대 이후로 30년이 넘도록 나도 이런 말들을 수도 없이 들어왔다. '나이 들면 어쩔 수 없어요'라든가 '누구든지 질병은 피할 수 없습니다'라든가 '당신이 안 아픈 것은 행운이지만 곧 그런 때가 옵니다'라는 말들도 들어왔다. 이 모든 말들은 절대 사실이 아니다. 자주 병원에 와서 진단을 받고(돈을 내고) 꾸준히 약을 복용하고(돈을 내고) 그래도 힘들면 수술을 하고(돈을 내고) 수술이 실패하면 다시 한 번 수술하고(돈을 내고) 그래도 안 되면 병원에서 장례식(돈을 내고)을 치르라는 말이다. 내가 너무 심한 말을 했나? 병원에 오지 말고 깨끗한 음식을 먹고 몸을 움직여서 스스로 병을 예방하거나 치료하라는 의사를 당신은 병원에서 만난 적이 있는가? 그 의사는 당장 파면될 것이다. 그 병원은 파산할 것이 뻔하다. 병원이 진정으로 당신의 병이 완치되길 바란다는 생각을 버리는 것이 좋다.

　우리는 어렸을 때부터 많은 위협마케팅에 노출되며 살아간다. 그런 것들이 우리의 의식과 무의식을 지배하며 사고와 행위를 조정한다. '우유를 마시지 않으면 뼈가 약해진다'라거나 '검진을 자주 받아서 질병을 발붙이지 못하게 하라'든가 하는 말도 일종의 위협마케팅이다. 〈마음의 문제〉The Mind Matters라는 책의 13장에 보면 이 문제가 잘 정리되어 있다. 인간이 아프다고 느끼거나 건강하다고 느끼는 둘 사이의 차이점은 오직 그들의 생각에서 나온다고 말하고 있다. 인간은 항상 무언가를 생각하면서 살고 있다. 우리가 현재 날씬하고 건강하다고 생각한다면 그렇게 긍정적으로 살면 된다. 왜 앞으로 질병에 걸릴지도 모른다는 부정적인 생각을 하게 되는 것일까? 긍정적인 생각에는 돈이 들지 않는다. 사실 참된 가치가 있는 것들은 돈이 들지 않는다. 의료산업의 위협마케팅으로부터 자유스러워지길 바란다. 동서양의 수많은 스승들은 '당신의 생각이 현실을 만든다'고 갈파한 적이 있다. 나 역시 〈다이어트 불변의 법칙〉에서 '당신의 생각이 지금의 당신을 만든다You Are What You Think You Are'라고 말한 적이 있다.

　고통과 질병으로부터 자유스러운 인생을 원한다면 몸과 건강에 대한 새로운 시각이 필요하다. 의료산업의 위협마케팅을 떨쳐내고 원래 인간 본연의 자연스러운 생각으로 돌아가면 된다. 날씬한 몸매와 왕성한 에너지, 즉 활기찬 건강이란 '인간의 타고난 권리'라는 생각을 해야 한다는 말이다. 그것은 억지로 운동을 한다거나 무리해서 병원을 찾아가는 것이 아니다. 그것은 하늘이 인간에게 준 선물이다.

우리 인간은 누구나 건강할 권리를 가지고 태어난다. 우리는 하늘이 선물로 준 그 자연의 길을 따라서 평화로이 걸어가면 그만이다.

상식과 진실에 근거해서 생각하고 행동하는 것이 단연코 중요하다. 상식 말이다. 당신의 주머니에서 돈을 강탈하기 위해서 유혹하는 거짓을 단호히 거부하고 상식과 진실에 기초해서 행동하라는 말이다. 나는 〈다이어트 불변의 법칙〉에서 극히 상식에 기초한 얘기들을 한 바 있다. 이 책을 읽은 1200만 명의 전 세계 독자들이 그것이 진실임을 증명해주었다. 이 책에는 상식과 진실 외에는 없다. 천박한 상업자본주의 정신은 완전히 배제되었다. 이 책의 원리대로 실천하면서 살을 빼고 건강을 회복한 사람들은 셀 수도 없이 많았다. 그들은 편지와 전화로 내게 고마움을 표했다. 그러나 책을 읽었지만 실천하지 못한 사람들도 있었을 것이다. 1200만 명을 일일이 만나서 설득하기에 나는 너무도 바쁜 삶을 살아왔던 것이 아쉬울 뿐이다.

베스트셀러 리스트를 한 번 보기 바란다. 진정으로 당신의 건강과 다이어트를 생각하는 책이 계속해서 1위에 오른 적이 있었던가? 그 책이 유명하든 유명하지 않든, 사람들이 진실이라고 생각해서 꾸준히 읽어 1년 넘어 10년 넘어 스테디셀러에 오르는 책이 있었는지 살펴보라. 순간적으로 반짝 유행하는 책도 있을 것이다. 그러나 대부분 우스꽝스럽고 비상식적이며, 철학적으로나 생리학적으로도 맞지 않는 것들뿐이다. 어떤 다이어트 프로그램도 지속가능한 것이 없다. 그러나 불행하게도 '이것저것 수많은 다이어트를 따라 해봤지만 이 다이어트야 말로 내게 꼭 맞네요'라고 말하는 수많은 사람들은 계속해서 나올 것을 나는 믿는다.

다이어트를 따라할 때, 혹은 남들의 권유로 병을 치료한다는 음식을 먹을 때, 그것이 과연 지속가능한 것이며 진정으로 자연의 이치에 맞는 것인가를 곰곰이 따져보라는 것이다.

당신이 지금 뚱뚱하거나 질병으로 고생하고 있다면 그것은 잘못된 정보에 당신이 속고 있다는 것을 증명하는 셈이다. 모든 진실은 과거도 그랬고 현재도 그래야 한다. 그것이 진실이다. 어제는 맞았지만 오늘은 틀린 것들은 진실이 아니다. 역사상 '완벽한 건강을 완성하는 법'이 수도 없이 시도되었지만 모두 실패하지 않았는가 말이다.

다음 장에서는 그 진실에 대해서 말해보겠다. 기존에 가졌던 모든 관습적인 생각을 걷어내고, 새로운 생각으로 집중해주길 바란다. 당신이 원하던 그것을 발견할 수 있을 것이다. 내가 그것을 발견했던 것처럼 말이다.

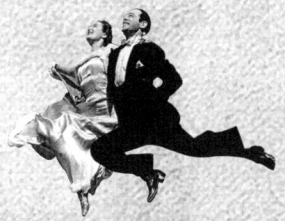

chapter 02
인간의 몸은 스스로 청소한다

만일 신께서 '당신이 원하면 선물을 줄 테니 하나만 말해보라'면 무엇을 요구하겠는가? 가장 먼저 나오는 대답은 아마도 평생 쓰고도 남을 '수백만 달러의 돈'일 것이다. 그러나 신께서 '다시 한 번만 생각해보고 말해보라'면 오랜 생각 끝에 아마도 '100세까지 질병 없이 건강하게 사는 것'이라고 수정할 것이다.

질병뿐만 아니라 질병에 대한 두려움을 가지고 사는 것은 정말 끔찍한 일이다. 돈이 창고에 쌓여있는데 시체처럼 병원에 누워있다면? 돈은 많은데 인공장기를 달고 있는 탓에 음식의 맛을 느끼지 못한다면? 세계를 10번 100번 여행해도 남는 돈이 있는데 다리가 아파서 꼼짝할 수도 없다면? 돈으로 건강을 살 수 있다면 부자 중에 병든 사람은 없을 것이다. 나는 지금 바로 그 신께서 당신에게 '아주 오래 전에 선물로 준 건강'에 대해서 이야기하고 있다.

인간은 모두가 건강하기를 원한다. 최근까지도 많은 사람들이 건강은 모두 본인책임이라는 의견이 지배적이었다. 당연히 건강을 위해서 음식을 조절하고 헬스클럽에 회원으로 가입해서 살을 빼왔다. 당신도 그 많은 사람 중의 하나일 것이다. 인생의 질을 높이고 장수하는 삶을 원하기 때문이다. 그런데 한 가지 우리가 오해하고 있는 것이 있다. 날씬한 몸매로 건강한 삶을 살기 위해서는 많은 돈을 들여야 하고 하염없이 운동을 해야 한다는 복잡한 생각이 바로 그것이다. 그러나 진실은 의외로 단순하다. 나는 당신이 이 책의 마지막 페이지를 닫을 때쯤 그것을 완전히 알게 될 것이라고 확신한다.

질병이라는 주제는 이익만 추구하려는 상업자본주의 의료시스템에 의해 지나치게 복잡하고 난해한 문제로 인식되어왔다. '설마 이 책을 읽고 실천하기만하면 살이 빠지고 병이 나을 수 있을까?'라고 의심하는 사람들을 위해, 나는 복잡한 이론을 단순하게 설명할 것이다. 내가 당신의 의심을 걷어 내주겠다. 나는 자신 있다. 이 책에서 주장하는 내용을 완전히 이해하고 실천하기만 하면 당신은 성공할 수 있다.

진실은 언제나 단순한 법이다. 어떤 것을 모두 이해하고 실천하는 사람은 그 이론을 단순화시킬 수 있는 능력을 갖게 된다. 그러나 어떤 것을 잘 이해하지 못하고 실제 본인도 실천하고 있지 못하는 사람은, 각종 어려운 용어를 인용하면서 상대방을 복종시키려 끙끙대기 마련이다. 그래서 사기꾼이 말이 많은 법이다.

몸청소는
왜 중요한가?

　복잡한 자동차 엔진을 완벽하게 이해하는 것은 쉽지 않다. 또한 각 부속품들이 어떻게 서로 상호작용하면서 자동차를 움직이게 하는지 이해하는 것도 정말 어렵다. 그러나 운전법만 배우면 어느 누구라도 손쉽게 자동차를 움직일 수 있다. 자동차는 연료만 넣으면 달리기 때문이다. 또한 오랫동안 좋은 컨디션으로 달리기 원한다면 엔진오일을 정기적으로 갈아주기만 하면 된다. 엔진오일을 갈아주지 않으면 부속품 속에 찌꺼기가 끼게 되고 결국 자동차는 고장으로 멈추게 된다. 엔진오일을 오랫동안 갈지 않으면 오일이 진흙처럼 진해져서 굳어지기 때문이다. 더러운 엔진오일을 깨끗한 오일로 정기적으로 바꿔주어야 하는 이유다. 차의 외부를 아무리 깨끗하게 해봐야 차의 내부는 깨끗해지지 않는다. 물청소를 하고 광택을 내고 새 페인트를 칠해서 신형고급차처럼 보이게 해도 소용없다. 엔진오일을 바꾸지 않으면 굴러가지 않기 때문이다.

이런 측면에서는 자동차와 사람의 몸은 하나도 다르지 않다. 이것을 이해해야만 '날씬한 몸매와 활기찬 건강'을 이해할 수 있다. 자동차처럼 당신의 몸도 연료(음식)가 필요하다. 에너지가 생겨야 인간도 움직이기 때문이다. 자동차의 엔진이 진흙 같은 물질로 더러워질 때 새 엔진오일로 갈아주어야 하는 것처럼, 인간 몸의 내부도 정기적으로 청소해주어야 한다. 그렇게 하지 않으면 병에 걸린다. 자동차의 엔진오일이 시간이 지나면서 더러워지는 것처럼. 생활습관의 결과에 따라 독소가 몸에 쌓이면 그것이 몸의 자연스러운 작동을 방해한다. 그 찌꺼기와 독소를 제거하기만 하면 병은 저절로 낫는다.

그러나 아주 다행스럽게도, 인간의 몸은 그 찌꺼기와 독소를 스스로 방출하는 시스템을 가지고 있다. 그렇지 않다면 인류가 어떻게 100만 년을 진화하면서 현생인류 호모 사피엔스로 살아남았겠느냐 말이다. 인간의 몸은 아주 적절한 환경만 만들어주면 아주 완벽하게 작동한다. 그러나 전혀 생소한 환경에 노출되면 삐걱거리고 아우성을 치기 마련이다. 결국 독소와 찌꺼기가 위험한 상태를 만드는 원인이라는 말이다. 그렇다면 그 독소와 찌꺼기와 쓰레기는 도대체 어디에서 나오는가? 두 가지 통로가 있다. 첫째, 우리 몸은 매일 수십 억 개의 낡은 세포가 새로운 세포로 교체되는데, 그 낡은 세포는 독소로 가득 차 있다. 당연히 낡은 세포는 몸에 남아있어서는 안 된다. 둘째,

우리가 매일 먹는 음식과 음료에 의해서 독소와 찌꺼기가 생산된다. 그런 독소들이 새롭고 신선한 세포들과 결합하면 문제를 일으킨다. 쓰레기는 반드시 몸 밖으로 배출되어야 한다.

몸의 내부가 잘 청소되어있으면 몸은 활발히 작동한다. 나는 지금 당신에게 매일 목욕을 해서 몸을 청결히 하라고 말하는 것이 아니다. 집 내부의 대청소를 말하고 있는 것이다. 옷장을 정리하고 욕실을 청결히 하고 방바닥을 물걸레질하고 가스레인지를 깨끗이 닦으라는 얘기다. 창문을 열어 신선한 공기로 집을 가득 채우라는 얘기다. 이처럼 단순하고 상식적인 일을 생각하지 않는 당신은 정말 이상한 사람이다. 매일 더운 물로 샤워를 하고 먼지 한 톨 없는 새 옷을 입고 파티에 나가면서도, 정작 찌꺼기 가득한 몸의 내부에 대해서는 눈길조차 주지 않는 당신은 정말 이상한 사람이다. 물걸레로 깨끗이 닦고 신선한 공기로 환기시키기만 하면 되는 것을, 온갖 해괴망측한 페인트로 칠을 하고 화학약품을 뿌리면서 방청소를 하고 있는 당신은 정말 이상한 사람이다. 그러나 우리는 사실 단 한 번도 몸의 내부를 청소하라는 말을 듣지 않고 살아왔다. 초중고는 물론 대학에서도, 심지어는 의과대학에서도 이런 교육은 하지 않는다. 이처럼 중요한 이야기를 아무도 하지 않는다는 것이 더 이상한 일 아닌가?

수천억 달러의 예산이 의료시장에 소비된다. 그러나 대부분 비싼 약품에 소비되고, 더 비싼 진단장비에 소비되며, 더욱 더 비싼 수술 등에 사용된다. 이 모든 것들은 사후처방을 위해 설계된 것이다. 불행하게도 예방의학에 대한 예산은 립서비스로 대체되고 있다. 몸의 내부를 청소하고 독소를 배출해서 날씬하고 청결한 몸으로 다시 태어나는 일은 완전히 무시되고 있다는 말이다.

　왜 그럴까? 그렇다. 당신의 예상이 맞았다. 예방의학은 돈이 되지 않기 때문이다. 의사가 당신에게 따뜻한 말씨와 부드러운 표정으로 '깨끗한 음식으로 몸을 청소하면 날씬하고 건강해진다'고 말하는 것은 도저히 돈이 되지 않기 때문이다. 이것은 심각한 비극이 아닐 수 없다. 당신의 건강을 생각하기보다는 당신 주머니에서 돈을 뺏어오고 싶어 하는 이 상업자본주의 의료시스템에서는 어쩔 수 없는 일인가? 많은 방송이나 광고매체에서 날씬하고 건강하게 되는 '비밀'이라거나 '핵심열쇠'라고 말하는 것은 대부분 가짜일 가능성이 많다. 수십 년 동안 이 분야만 연구해온 내가 보장한다. 핵심 중의 핵심은 바로 '내부청소' 즉 '독소제거'다. 그래서 많은 비영리단체에서 마약 및 알코올에 중독된 사람을 도와주면서 '독소제거 프로그램'이라고 말하는 것이다. 그들은 단지 중독자들의 신체에서 잔여약품과 독소를 청소함으로써, 마약중독증세와 알코올중독을 말 그대로 제거하고 있다는 말이다.

　내 목표는 바로 이것이다. 당신의 몸 내부를 청소해서 생생한 활력을 갖도록 도와주는 일이다. 각종 통증과 질병의 위험에서 손잡아 구해주는 일이다. 당신은 이런 대청소의 작동원리를 완전히 이해한 후에 체험하기만 하면 된다. 그렇게만 하면 '나는 어떻게 이런 단순하고 중요한 일을 모르고 살면서 병원에 돈과 시간을 헛되이 헌금했을까?'하며 한탄할 것이다.

왜 어떤 차는 5년 타고 폐차하고 어떤 차는 50년 타고도 생생한가? 왜 어떤 사람은 약과 수술로 너덜너덜해진 몸으로 주위 사람들까지 고통스럽게 하면서 50에 죽고, 왜 어떤 사람은 병원 한 번도 안가고 100년을 생생히 살다가 잠자듯이 평안하게 세상을 마감하는가? 온갖 미끼와 현학적인 의학용어로 당신의 몸을 유린하는 세상의 유혹에 속지 마시라. 원래 진리는 단순한 법이다.

에너지는 왜
몸청소에 중요한가?

　날씬한 몸매와 활기찬 건강을 유지하려면 어떻게 해야 할까? 가장 중요한 포인트는 음식(연료)이다. 그렇다면 몸속에 무엇을 연료로 넣어야 하며 무엇을 넣지 말아야 할까? 섬유질이 많은 음식을 몸속에 많이 넣고 지방을 넣지 않으면 된다. 순수한 자연의 물을 마시면 된다. 화학물질과 중독성물질과 정제약품을 몸속에 넣지 않으면 된다. 정제소금, 정제기름, 정제설탕으로 몸을 오염시키지 않으면 그만이다. 그렇게만 하면 우리 인간의 몸은 스스로 알아서 매일 독소를 배출하게 된다. 공장음식이 아닌 산이나 밭에서 나온 신선한 음식을 먹기만 하면 저절로 대변과 소변과 땀을 통해서 독소를 배출한다는 말이다.

　그렇다면 몸의 내부를 청소하기 위해 음식 말고 결정적으로 필요한 것은 무엇일까? 깨끗한 음식으로 몸의 내부를 청소하기 위해서 반드시 필요한 것이 있다는 말이다. 당신의 인생에서 가장 필요한 것이면서도 한 번도 충분히 가져본 적이 없는 것이다. 무엇일까? 돈? 아니다. 당신은 틀렸다. 바로 에너지다. 에너지가 음식과 내부청소를 이어주는 연결고리다. 인간은 에너지만 넘치면 무엇이든 가능하다. 그러나 당신 주위의 모든 사람들이 당신을 사랑해주는데도 불구하고, 짜증나고 불편하며 지친다면 에너지가 없기 때문이다. 에너지가 하나도 없이 고갈된 상태란 무엇일까? 바로 죽음이다.

　에너지는 말할 수 없이 중요하다. 당신은 에너지를 볼 수도 없고 손에 넣을 수도 없다. 그러나 활기찬 사람을 보면 금방 '에너지가 넘치는군!'이라고 생각하게 되는 것처럼 반드시 존재한다. 인간이란 에너지로 구성된 시스템이라고 말할 수 있다. 에너지가 없다면 우리 몸은 움직일 수도 없고 어떤 육체적 과정도 수행할 수 없다. 인간이 행하는 모든 것, 인간의 모든 신체활동에는 에너지가 필수적이다. 생각해보자. 가만히 있는데도 피를 팔팔하게 순환시키고 심장을 저절로 뛰게 하는 것은 무엇인가? 그렇다면 몸의 더러운 쓰레기를 정기적으로 청소하는데 에너지가 필요하다는 것은 당연한 이치 아닌가?

쓰레기를
배출하라

　몸의 내부에 독성물질이 쌓이고 배출되는 것은 생리적인 현상이다. 그렇다면 이 모든 쓰레기는 어디에서 와서 어디로 가는 것일까?
　인간의 몸은 반드시 연료가 필요한 기계와 같다. 인체의 각종 기능을 수행하기 위해서는 연료를 에너지로 전환시켜야 한다. 이것은 자동차와 같다. 우리 몸은 외부적인 요인과 내부적인 요인 등 두 가지 통로를 통해서 독성물질을 생산해낸다.
　내부적 요인이란 끊임없이 생산되는 세포 쓰레기를 말한다. 말 그대로 우리 인간의 몸에서는 매일 수천억 개의 세포가 새로운 세포로 교환된다. 다 사용되어 수명이 다한 세포는 독성물질이 있으므로 배출되어야 한다. 이때 우리 몸의 배출기관(소장과 대장, 방광, 폐, 피부 등)을 통해서 독소가 배출된다. 새로운 세포로 대체하는 과정은 자연적인 현상이다. 이 현상은 마치 우리 몸이 스스로 음식을 소화시키고 피를 순환시키는 것처럼 자연적인 과정이다. 이처럼 내부적인 쓰레기 청소는 우리가 의도를 가지고 일부러 할 수 있는 일이 아니다.

그러나 외부적인 요인은 우리가 관여할 수 있다. 외부적인 요인이란 우리가 매일 몸속에 음식물을 넣어서 발생하는 독소와 쓰레기이기 때문이다. 쓰레기란 몸의 모든 세포에서 발생하는 자연적인 신체활동의 마지막 결과물이다. 모든 세포는 그 자체가 우리 몸의 축소판이다. 세포는 인간이 무엇을 원하는지 말해주고 무엇을 배출하는지 말해준다. 문제는 언제 발생할까? 그렇다. 문제는 우리 몸이 배출기관을 통해서 배출할 수 있는 쓰레기 용량을 초과했을 때 발생한다. 이처럼 아주 간단하다. 당신이 오늘 배출할 능력을 초과한 독성물질을 음식을 통해서 섭취했다면 그 독소는 당신 몸 어딘가에 침투해있거나 쌓여 있을 수밖에 없다. 너무 간단하지 않은가?

현대 상업자본주의 의료시스템이 몸 안의 독소청소에 대해 무관심하다는 사실은 매우 슬픈 일이다. 그 결과는 자명하다. 불필요한 각종 약물과 수술로 인해 몸이 너덜너덜 만신창이가 될 뿐이다. 쓰레기 때문에 몸이 막히고 틀어지고 냄새날 수밖에 더 있겠는가? 우리 몸이 더러워지지 않는 것이 사실이라면 몸청소는 이슈가 되지 않을 것이다. 그러나 너무도 많은 것들이 증거로 나타나고 있다.

궁금하다면 예를 들어보자. 수백수천만의 사람들이 배출되지 못한 쓰레기더미 때문에 팽창된 아랫배를 움켜쥐고 걷고 있는 모습이 보이지 않는가? 너무도 많은 사람들이 배변완화제를 먹고 있다. 위장의 활동이라는 것이 아주 기본적이고 자연스러운 인체의 활동인데도 약을 먹지 않으면 대변을 보지 못하기 때문이다. 너무도 많은 사람들이 독소를 완전히 배출하지 못해 피부트러블을 겪고 있으며 혈압문제로 신음하고 있다. 너무도 많은 사람들이 축농증을 비롯한 호흡기 질환을 앓고 있다. 이 모든 문제는 몸 내부의 더러운 독소와 쓰레기를 신속히 배출하지 못하고 쌓여있기 때문에 발생하는 문제들이다.

신께서 물려주신 아름다운 인간의 몸은 쓰레기를 배출하는 자정능력을 분명히 갖추었다. 그러나 신께서 허락한 음식을 먹을 때에만 이 자정능력이 작동된다. 그러니까 자정이 가능한 능력에는 한계가 분명히 있다는 말이다. 끊임없이 쏟아부어대는 독소를 우리 몸은 감당하지 못한다는 말이다. 욕조에 물을 채운다고 생각해보자. 수도꼭지를 돌려서 물을 채울 때 욕조수위를 초과하면 어떻게 될까? 당연히 흘러넘치게 된다. 우리 몸도 마찬가지다. 우리 몸에 독소가 가득 차면 흘러넘치게 되는데, 우리는 그것을 통증과 질병이라 부른다. 인간의 몸이 불필요한 독성쓰레기들을 안전히 제거할 수 있는 능력이 있다면, 혈관이 막혀서 세상을 하직하는 저 수많은 사람들은 어떻게 설명할 것인가? 혈관이 막히는 동맥경화현상은 신이 내린 선물이 아니다. 찐득하고 독성이 가득한 쓰레기물질 때문에 막히는 것이다. 신이 내린 음식을 거부하고 독성이 가득한 공장음식에 중독됐기 때문에 일어난 일이다. 그러나 신은 또 얼마나 자비로운가. 신에게 사죄하고 쓰레기를 청소하기만 하면 된다. 다시 쓰레기가 쌓이지 않는 생활습관으로 바꾸기만 하면 된다.

당신이 그동안 방바닥을 청소하지 않았고, 쓰레기통을 비우지 않았고, 이불과 침대커버를 오랫동안 빨지 않았고, 싱크대에 설거지를 하지 않은 그릇과 접시가 쌓여있다면, 퇴근 후에 그 집에 들어가고 싶겠는가? 그러면서도 당신은 이렇게 말할 것이다. "누가 집을 저렇게 더럽혀 놓았지? 인간의 집이 아니군." 그러나 아직도 수없이 많은 사람들이 우리 몸의 내부를 청소하는 일은 무시하고 있다. 알고 그랬든 모르고 그랬든 상관없이 말이다.

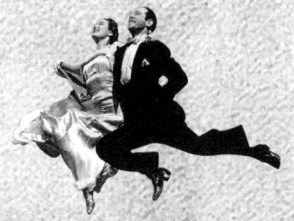

chapter 03

암은 악마가 아니다

나는 언어를 사용해서 밥을 먹고 산다. 언어를 글로 만들어서 책을 쓰고 언어를 말로 만들어서 방송도 하고 강의도 한다. 언어들은 서로 조합하기에 따라서 싸움을 만들 수도 있고 화해를 이룰 수도 있다. 어떤 단어들은 따뜻하고 부드러운데 '사랑'이 그런 경우다. '충돌'과 같은 단어들은 불안감을 주기도 한다. '장미'와 같은 단어들은 달콤하고 정겨운 느낌을 주는 반면에 '스컹크'와 같은 단어들은 반대의 느낌을 주곤 한다. 그러나 어떤 단어들은 똑같은 단어인데도 불구하고 사용하기에 따라서 다른 느낌을 줄 수도 있다. '엄청나다'라는 단어가 그런 경우인데, 무시무시한 느낌을 주기도 하고 크고 웅대한 느낌을 주기도 한다. 듣는 사람의 경험에 따라서 다른 의미를 주는 단어들도 많다. 그러나 어느 누구에게도 긍정적이거나 호감을 주지 못하는 단어가 하나 있다. 아무도 이 단어를 듣기 원하지 않고 생각하기도 싫어한다. 나는 지금 당신이 정말로 싫어하는 이 단어, 이 책의 핵심사항에 대해 설명해야 하는 불편함을 가지고 이 글을 쓰고 있다. 그러나 나는 한편으로 당신의 왜곡된 지식에 대해 진실을 말해주고 그것을 아주 쉽게 설명해주어야 하는 사명감도 가지고 있다.

나는 앞에서 여러 번에 걸쳐 '이 책에서 당신이 얻어가야 할 것은 무엇인가'에 대해 말한 적이 있다. 바로 '새로운 사고방식' 말이다. 새로운 사고방식이라고 말할 수도 있고 '진실'이라고 말할 수도 있다. 기존의 관습적인 사고방식들이 왜곡되고 진실에 가려져 있기 때문에 새로운 사고방식이라고 표현했을 뿐이다. 기존의 구태의연하고 관습적인 사고방식을 버리고 새롭게 생각하기만 하면 내가 여기에서 언급하려는 단어에 대한 의미를 무한대로 확장시킬 수도 있고 전혀 다른 방식으로 접근할 수 있다. 준비가 되었는가? 그렇다면 말해보겠다. 바로 암(癌, Cancer)이다. 나는 지금 불량한 소년을 입 밖으로 내보냈다. 당신은 어떤 느낌인가? 뭐 별로 좋은 느낌은 아닐 것이다. 이해한다.

만일 암이 당신이 그동안 알던 것과 다르다는 사실을 새롭게 알게 된다면 당신은 놀랄 것이다. 만일 진실이라고 믿어왔던 것이 가짜로 판명된다면 당신은 또한 놀랄 것이다. 지구상에는 그런 것들이 수도 없이 많다. 진실이라고 믿어왔던 것들의 정반대편에 있는 것들이 사실은 진실이라고 판명되는 사례가 지구상에는 너무도 많다는 말이다. 교과서를 새로 써야 하며 기존의 가치관을 바꾸어야 하는 어려움에 처하게 된다. 아주 쉬운 예를 들어보겠다. '지구는 온 우주의 중심이기 때문에 태양도 지구를 중심으로 돈다'라고 확신하던 때가 있었다. 모두가 그렇게 믿었다. 그러나 코페르니쿠스와 같은 과학자들과 천문학자들이 나타나 그것은 진실이 아니라고 주장하기 시작했다. 그들은 많은 증거들을 내보이며 진실을 주장했지만 비난을 받았고 곤경에 처해졌고 결국 감옥에 가고 말았다. 갈릴레이와 같은 사람은 장례조차 치를 수 없어 묘지를 마련하는 일조차 허용되지 않았다. 그 당시 그렇게 주장하는 것은 신성모독이었으며, 완곡하고 부드럽게 주장하는 것조차도 신의 이름으로 허용되지 않았다.

나는 지금 암이 좋은 것이라고 당신을 설득하려는 것은 절대 아니다. 나는 지금 최소한 '당신은 자연의 기본적인 현상을 잘못 이해하고 있다'는 사실을 말하고 싶은 것이다. 대부분의 사람들은 암이 괴물이며 악마라고 생각하고 있다. 암은 인간을 지옥의 문 앞까지 끌고 가서 살점을 먹어치운 다음 앙상한 뼈를 불구덩이에 던져놓는 악마라고 생각한다. 나는 당신의 그 암에 대한 잘못된 생각이 더 무섭다. 당신은 암에 대한 오해 때문에 두려움으로 떨고 있기 때문이다.

암의 원인을 알아야 치료법도 나온다

'모든 막대기는 양쪽에 2개의 끝을 가지고 있다'Every stick has two ends는 말을 들어보았을 것이다. '모든 동전은 양면이 있다'는 말과 같다. 어떤 문제의 한 쪽을 이해하기 위해서는 다른 쪽도 반드시 설명되어야 한다. 나는 무슨 문제에 부딪혔을 때 항상 '당신이 알고 싶어 하지 않는 것은 당신이 알고 싶어 하는 것만큼 중요하다'는 격언을 떠올린다. 당신은 어떠신가? 예를 들어 어떤 저명인사가 하나의 주제에 대해 강하게 주장하면 그것을 믿어버리는 경향이 있다. 그 사람이 저명인사이고 당신이 원하는 것이 그것이기 때문이다. 그러나 반대편 즉, 당신이 별로 원하지 않는 쪽을 찾아내보면 의외로 해답이 거기 있을 때가 아주 많다.

'에너지 넘치는 건강이란 무엇이며 어떻게 하면 건강해지는가'를 알기 위해서는 정반대편에 무엇이 있는지 살펴보아야 한다. 이때 '막대기의 다른 쪽 끝'을 생각해보면 답이 있다. 바로 암이다. 당신은 어떻게 해서 암이 생기는지 잘 알지 못하고 있다. 알고 있더라도 어렴풋이만 알고 있다.

암이란 무엇이고 암이 어떻게 생겨나는지 알기만 한다면(당신은 잠시 후에 알게 될 것이다) 암에 안 걸리고 평생을 사는 것은 너무도 쉬운 일이 아니겠는가? 에너지 넘치는 몸과 마음을 만들어주는 생활습관을 배우고 적용하기만 하면(내가 이 책에서 주장하는) 암은 평생 당신 몸에 들어오지 않을 것을 장담한다. 건강한 삶과 암은 서로 동시에 존재할 수 없기 때문이다.

암은 미국인의 사망원인 2위(한국인의 사망원인 1위: 편집자주)다. 매년 50만 명 이상이 암으로 사망한다. 베트남전 미군 사망자수 5만 여 명의 10배 이상이 암으로 사망한다는 말이다. 10년 넘게 치룬 베트남전 미군 사망자수가 5만 명인데 단 1년 만에 그 10배가 암으로 사망한다는 말이다. 미국뿐만 아니라 전 세계적으로도 암은 20세기 이후 사망원인 1,2위의 자리를 유지하고 있다. 그런데 이토록 위험한 암의 원인이 잘못 알려지고 잘못 이해되고 있다는 것이 지금 이 책을 쓰고 있는 하비 선생의 주장이다. 암은 문제의 원인이 아니고 문제의 결과다. 그러나 이와 같은 진실이 잘못 이해됨에 따라 너무 늦게 환자들을 치료하느라 헛된 돈 수천억 달러가 매년 낭비되고 있다. 망가지거나 죽기 직전의 사람들을 불러내 배를 가르거나 화학약품을 몸속에 집어넣느라 얼마나 많은 돈이 소비되고 있는가 말이다. 더욱 끔찍한 것은, 수백만의 사람들이 미리 예방하면 아무 일도 아닌 일 때문에 지금도 병실에서 가족과 친척들의 돈을 갉아먹으면서 죽어가고 있다는 사실이다. 암의 검진과 투약과 수술이라는 관습적인 의료행위는 매우 상업자본주의적인 의료행위다. 우리가 기존의 경색된 사고방식을 새로운 사고방식으로 바꾸어서, 조금만 유연하게 사고한다면 암보다 더한 병도 부드럽게 해결할 수 있다는 말이다.

1998년 워싱턴DC에서 '암 정복을 위한 대행진'이라 불리는 모임에 15만 명이 참가했다. 타이타닉호의 비극적인 사건으로 사망한 사람이 1천5백 명인데 미국에서는 그 인원이 매일 암으로 사망한다고 외치며 다음과 같이 주장했다. "미국정부는 암을 최우선정책으로 선정해서 치료하라!!!"[1]…그러나 이 구호는 잘못되었다. 그들은 잘못 생각하고 있었다. 우리는 암의 치료가 아니라 암의 예방을 최우선정책으로 선정해야 한다.

누군가 엄청난 교통사고를 당해서 사망했다면 그것은 사건이 끝난 것이나. 치료할 수도 없고 후회해도 소용없다. 운전하는 법을 더 잘 배우거나, 갑자기 발생하는 순간에 대비해서 정신을 바짝 차리고 운전했으면 사고를 피할 수 있었을지도 모른다. 나는 지금 사건이 일어나기 전에 질병을 예방하는 법을 말해주기 위해서 당신과 대화를 하고 있다. 몸에 통증이 생기면서 아프다는 것은 암의 서막을 알리는 것과 같다. 나는 이 책을 통해서 '몸에 통증이 생기고 불편하다고 느끼면 반드시 상황은 더 악화될 가능성이 있다'는 점을 강조하고 싶다. 바로 이 시점에서 당신은 통증과 불편함의 원인을 제거하는 방법을 찾아내서 없애야 한다. 만일 당신이 이 원인과 침묵의 신호음을 무시하면 새로운 국면으로 전환되는데, 계속해서 무시하면 그야말로 무시무시한 질병, 즉 암과 마주치게 된다. 그 원인과 신호음을 무시한다는 말은 무엇인가? '당신의 잘못된 생활습관 때문에 몸이 엉망이 되었으니 잠시 쉬어라'는 몸의 신호를 무시하지 말라는 말이다. 지금 몸이 스스로 치유하고 있으니 몸을 함부로 놀리지 말라는 말이다. 지금 치유과정에 있으니 아무 음식이나 우걱우걱 내장으로 집어넣지 말라는 명령을 무시하지 말라는 말이다. 이것은 아주 중요하다.

당신이 이 책의 마지막 장을 닫게 될 때쯤이면, 암을 예방하는 방법뿐만 아니라 통증과 질병을 예방하는 방법까지 알게 될 것이다. 루이스 해리스 폴Louis Harris Poll 여론조사에 의하면 건강에 대한 최고의 두려움 1순위는 통증이라고 발표했다. 당신은 앞으로 통증이란 무엇이고, 통증이 하는 역할은 무엇이며, 어떻게 제거해야 하고, 다시는 통증이 발생하지 않는 법까지 알게 될 것이다. 이 모든 것을 수행하는 일은 너무 명백하고 간단한 것이어서, 내게도 아주 오래 전에 이것을 깨닫고 소스라치게 놀랐던 경험이 있다.

이를 깨닫는 방법은 암(결과)에 대해서 공부해서는 안 되고 암을 불러일으키는 원인에 대해서 공부해야만 가능하다.

우주는 반드시 원인과 결과에 의해서 운행된다는 사실을 기억해 주시기 바란다. 어떤 사건은 결정적인 이유가 있어야 발생한다. 작용이 일어나고 난 후에 반작용이 일어난다. 알고 행하든 모르고 행하든 당신이 행한 것이 작용이고 암은 그 반작용이다. 장기적으로 당신이 몸을 무시하고 학대한 결과가 암이다. 이것은 마치 누군가 당신의 차고에서 차를 훔쳐 달아난 후에 차고의 문을 자물쇠로 채우고 도망간 것과 같다.

   나는 앞에서 건강과 질병에 대한 사고의 전환을 주장했었다. 구태의연한 기존의 방식이란 당신이 아플 때까지 기다린 다음 각종 첨단의 장비로 질병과 싸움을 벌이는 것이다. 이것을 우리는 치료라고 부른다. 사고의 전환이란 인간이 질병에 걸리는 원인을 분석한 다음 그 근처를 가지 않으면 되는 것이다. 우리는 이것을 예방이라 부른다. 당신은 앞으로 병의 결과가 아니라 원인을 공부하게 될 것이다. 당신이 가지고 있던 기존의 생각은 이 책의 내용에 의해 도전을 받게 될 것이다. 당신은 여기에 집중하기만 하면 된다. 나는 당신을 확신시킬 것이고 당신은 절대 실망하지 않을 것이다.

1971년 암과의 전쟁은 왜 실패했나

    심장병은 미국에서 암보다 두 배가량 많은 사망률을 기록하고 있다. 그러나 사람들에게 '가장 두려운 병'에 대해서 질문하면 대부분 암이라고 대답한다. 그렇게 무서운 병인데도 암이 무슨 병인지 아는 사람은 거의 없다. 당신도 그렇지 않은가? 당신 친구에게 암이 무슨 병인지 물어본다면 '그걸 모르는 바보가 어디 있냐? 암이 뭐냐 하면…' 그 다음 문장을 잇기 힘들 것이다. 암이 무엇인지 적어보라고 하면 더 확실해진다. 사람들은 암을 치료하는 방법은 들어서 조금 안다. 그러나 건강이나 의료산업 쪽에 종사하는 사람이 아니면 좀처럼 암이 무엇인지 대답하기 힘들다. 아니 사실, 그들도 암이 무엇인지 잘 모른다. 과학자나 그 분야 연구원들에게 물어보아도 속 시원한 대답은 듣지 못할 것이다. 추정과 가설과 이론은 많다. 그러나 암이 무엇인지 적어보라고 하면 그 전문가들도 머뭇거리면서 '확실한 것은 아무것도 없지만 계속 연구 중'이라고 대답할 수밖에 없다.

1971년 리처드 닉슨 대통령은 미국암퇴치법National Cancer Act을 발효하면서 '암과의 전쟁'을 선언했다. 미국립암연구소의 1972년 예산은 전보다 두 배나 증액되었고[2], 미국탄생 200주년이 되는 1976년을 기념하여 그때까지 암을 완전히 정복하겠다는 신념을 미국인에게 공표했다.

암과의 전쟁을 선언한 이후의 결과는 어땠을까? 14년 후에 그 첫 번째 결과가 나왔다. 1971년에는 미국인 4명 중 1명꼴로 암이 발병했는데, 14년 후에는 오히려 3명 중 1명꼴로 암 발병률이 증가했다.[3] 또한 1971년에는 3가족 중에 2가족 정도로 암환자가 발생했는데 14년 후에는 4가족 중에 3가족으로 암환자 발병률이 증가했다. 발병률보다 중요한 것이 사망률인데 1971년에 6명 중 1명꼴이었던 것이 14년 후에는 5명 중 1명꼴로 증가했다. 무려 22%가 증가한 것이다.[4]

하버드 대학의 생물통계학자이자 미국립암연구소저널의 편집장을 역임한 바 있는 존 베일러 박사Dr. John Bailor는 미국립암연구소에서 24년간 연구해온 이 분야의 권위자로, 연구결과를 1986년 뉴잉글랜드의학저널에 발표했다. 그는 1950년부터 1985년까지 암에 대한 투쟁의 결과[5]를 발표하면서 다음과 같이 적었다.

"암의 치료율을 개선하기 위해 헌신적인 노력을 기울였음에도 불구하고, 치명적인 죽음을 초래하는 암에 대한 각종 현대적 치료방법이 효과적이라는 어떤 결과도 35년 동안 증명되지 않았다. 암에 대한 모든 치료법은 설자리를 잃었다. 암발병률은 오히려 증가했으며 이제 암을 예방하고 정복하는 모든 일이 실패로 돌아갔음을 솔직히 인정한다."

그는 다음과 같이 결론을 내렸다. "지난 35년 동안 암의 치료를 개선하려는 방대하고 심도 있는 노력에도 불구하고 모든 것이 실패했음을 솔직히 고백한다." 존 베일러 박사는 1997년 뉴잉글랜드의학저널에 암의 예방에 관한 논문을 발표했지만, 암과 관련된 미국내 환경이 더 우울해지고 있다는 사실을 밝혀냈을 뿐이다.

암과의 전쟁을 선포한 이후 오늘날에는 350억 달러가 연구비로 지출되고 있다. 이 금액은 미연방예산에 불과하고 사설연구비까지 합치면 훨씬 증가될 것이다. 매년 전 세계에서 8백만 명이 암으로 사망하고 있으며 이들을 위한 치료비는 무려 1조 달러에 이른다. 그러나 과거에 비해 치료는 전혀 개선되고 있지 않다. 가장 과학적이어야 할 의학은 암으로 인해 더 복잡해지고 갈팡질팡 길을 헤매고 있을 뿐이다. 시카고메디컬센터의 사무엘 엡스타인 박사 Dr. Samuel Epstein는 CNN의 칼로쉘 Carl Rochelle 기자의 '우리는 암과의 전쟁에서 실패한 것인가?'라는 질문에 다음과 같이 대답했다. "네, 우리는 암과의 싸움에서 완전히 패배했다고 생각합니다. 지난 40여 년 동안 암발병률이 엄청나게 증가했을 뿐입니다."[6]

닉슨대통령이 암과의 전쟁을 선언한 1971년 이후, 엄청난 예산을 암연구에 투자했음에도 불구하고 전체적인 암사망률은 8%나 증가했다. 전문가들은 국회에 보고하기를 '암연구에 대한 성과는 거의 없으며, 중요한 변화가 없다면 미국인 사망원인 1위를 탈환하는 데는 시간문제일 것'으로 전망했다.[7]

참으로 슬픈 일이다. 모든 신문이 연일 새로운 의학적 혁명을 발표하고 있는데도 불구하고, 천문학적인 액수가 연구와 치료에 투자되는데도 불구하고, 상황은 점점 더 악화되고 있으며 앞으로도 개선될 여지가 전혀 없다는 사실을 어떻게 설명해야 할까?

런던 데일리뉴스는 다음과 같은 기사를 썼다. "중년의 남자는 그의 일생동안 암으로 인해 어려움을 겪을 수 있다. 50년 이상 사는 지구상의 모든 동물은 이 심각한 질병에 노출되기 마련이다. 그러나 일간 플레어지(誌)의 사설에 의하면 헌신적인 과학자들에 의해서 혁신적인 의료혁명의 시대가 곧 도래할 것이라고 최근 발표했다." 많이 들어본 이야기 아닌가? 오늘 아침 방송에서 들었거나 신문에서 읽었던 것 같지 않은가? 그러나 놀라지 마시라. 1924년 2월 1일에 나온 기사나, 서의 100년 전에 나온 기사라는 말이다. 이와 똑같은 이야기를 우리는 오늘도 매일 뉴스에서 듣고 있다는 말이다.

암의 정체는
무엇인가?

　암이라는 병은 너무 치명적이다. 따라서 암은 반드시 예방이 주목적이어야 한다. 이 책 또한 암의 예방적인 측면을 목적으로 하고 있어서 암이 무엇인지 필요 이상으로 복잡하게 말하는 것은 피해야 한다고 생각한다. 그러나 당신은 '암의 본질'에 대해서만은 알고 넘어가야 할 필요가 있다. 활력이 넘치는 건강을 위한 몸의 원리를 배울 수 있기 때문이다. 당신이 한 번도 들어본 적 없는 가장 쉬운 말로 당신을 이해시켜보고자 한다.

　대부분의 사람들은 암이 무엇인지 알기 쉽고 단순하게 설명하는 것은 힘들다고 생각한다. 쏟아지는 눈사태와 같은 전문용어 아래 암의 본질이 신음소리를 내며 헐떡이고 있다. 본질은 너무도 복잡하고 어리둥절하게 하는 단어들로 곤란에 처하고 있다. 결국 이해하는 것을 포기하고 만다. 마침내 전문가에게 맡겨두고 본질의 파악을 포기한다. 그들에게 진흙탕을 헤쳐 나가게 해서 의미를 알게 하면 그만이라고 생각한다. 그러나 암에 대한 본질을 파악하는 것은 의사가 할 일이 아니라, 그로 인해 고통을 받게 될 바로 당신이 해야 할 일이라는 점을 명심하기 바란다.

건강과 질병과 의학에 대해 설명을 들을 때, 우리는 두 가지 방식의 얘기를 듣게 된다. 하나는 아주 복잡하고 난해한 용어를 나열하는 방식이고 다른 하나는 알기 쉽고 단순한 용어로 설명하는 방식이다. 예를 들어 명망 높은 의사는 당신에게, '전주와Antecubital와 복강낭 심마진Retropopliteal Urticaria 소양증Pruritus으로 판명되었습니다'라고 말할 수도 있고 '어깨 쪽과 다리 쪽이 가려우시죠?'라고 말할 수도 있다. 또한 어느 권위 있는 종합병원의 담당의사는 당신에게 '기립성 저혈압Orthostatic Hypotension으로 진단되었습니다'라고 말할 수도 있고 '좀 어지러우시죠?'라고 말할 수도 있다. 차이점은 무엇인가? 암에 대해서 얘기할 때 일반직으로 의사늘은 어떻게 표현하는가? 당신은 병원에서 겪어봐서 이미 알고 있을 것이다. 이런 이유 때문에 질병의 본질에 가깝게 접근하기가 어려운 것이다. 어려운 용어와 현학적인 말투로 설명하는 사람은 그것의 본질에 대해 잘 모르는 사람이다.

암에 대한 나의 논리와 관점에 동의하지 않는 사람들도 있을 것이다. 암의 실체는 그동안 너무 왜곡되었고 복잡하게 설명되었다는 것이 나의 주장이다. 암의 실체는 우리가 그동안 믿어왔던 것보다 훨씬 이해하기 쉽고 그렇게 복잡하지 않다. 어떤 관점에서 보느냐에 따라서 결정되기 때문이다. 당신은 그동안 병원에 갇혀있는 전문가들을 통해서만 질병의 본질에 대해서 설명을 듣곤 했다. 그러나 내가 수십 년 동안 공부해온 자연위생학은 아주 단순하게 암의 본질에 대해 설명할 수 있다.

  나는 당신의 병원의사와 달리 아주 간단하게 설명하겠다. 우리 몸은 세포로 구성되어있다. 무려 100조개의 세포다. 0이 무려 14개나 붙어있다. 이 세포들이 서로 헤쳐모여를 하면서 피부, 뼈, 근육, 장기, 치아, 머리카락, 손톱, 성대, 안구 등으로 조직된다. 단 하나의 예외도 없이 모든 세포는 뇌의 명령에 따라 움직이고 뇌의 관할권에 놓여있다. 우리 몸의 세포들은 혼자 일방적으로 움직이지 않는다. 본인이 원한다고 해서 원하는 곳으로 갈 수가 없다는 말이다. 가령 몸속 간세포가 '오늘 나는 손톱세포로 가야지. 재밌겠는데? 간에 있자니 답답해서 말이야'라고 할 수 있을까? 모든 세포들은 단 하나의 예외도 없이 뇌의 조정에 따라 움직인다. 이것은 이 지구상에서 가장 놀라운 일 중의 하나이다. 이 엄청난 숫자의 세포들이 끊임없이 뇌에게서 메시지를 받고 뇌로부터 새로운 메시지를 달라고 요청한다. 뇌 또한 모든 메시지를 세포와 서로 주고받으며 상호작용을 한다. 24시간 끊임없이 수조 개의 메시지를 주고받는다. 이처럼 신체의 수많은 기능들이 미세하고 완벽하게 그것도 자동적으로 수행된다. 놀랍지 않은가?

  모든 세포는 명령을 기다리는 군대의 군인과 같다. 세포의 모든 행위는 그것이 아무리 작은 것일지라도, 뇌의 지시와 감독에 의해 수행된다. 이 모든 과정은 순차적으로 예상가능하게 진행된다. 어떤 세포도 혼자서 일방적으로 움직일 수 없다.

인생에는 언제나 예외가 있기 마련이다. 몸의 원리와 뇌의 명령을 따르지 않는 예외가 있으니 그것이 바로 암이다. 암세포는 몸속의 독성물질에 의해서 비정상화된 세포다. 독성물질이 뇌의 정상적인 명령을 따르지 못하게 만들었기 때문이다. 독성물질과의 접촉으로 인해 '미쳐버린 세포'라고 말할 수 있다. 정상적인 세포는 분열한 다음 일정시간이 지나면 분열을 멈춘다. 그러나 암세포는 그렇지 않다. 암세포는 제멋대로 불규칙하게 확산한다. 정상세포들은 두 세포가 서로 맞닿게 되면 성장을 멈추는 것이 일반적이다. 그러나 암세포는 같은 조건에서도 계속 제멋대로 성장한다. 대부분의 경우 암세포는 무한정 성장하다가 결국 종양을 만든다. 종양은 정상세포를 파괴하고 먹이로 삼는다.

대부분의 사람들이 알고 싶어 하는 것은 '정상세포를 미치게 하는 것은 무엇이냐'는 것이다. 자연위생학의 관점에서 보면 범인은 독소다. 정상세포는 수 년(혹은 수십 년) 동안 독성물질에 영향을 받으면 마침내 '미쳐 버리게' 된다. 이런 독성물질들은 어디에서 나오는지 당신은 지난 장에서 배웠다. 암이란 세포가 오랫동안의 화학적 변화를 통해 돌연변이 상태로 진화한 결과물이다. 암이란 것이 당신의 몸을 공격하는 물질이 아니라 진화의 산물이라는 점을 당신은 깨우쳐야 한다. 이것은 매우 중요하다.

사람들은 암에 대해 오해하고 있다. 나는 이것을 깨우쳐주기 위해 이 글을 쓰고 있다. 암은 몸의 어느 부분에서 발견되더라도 그냥 암이다. 암세포는 '미친 세포'이며 몸의 어느 부분에서도 발견될 수 있다. 몸의 어느 장소에서 발견되느냐에 따라 이름이 달라질 뿐이라는 것이다. 사람들은 유방암, 전립선암, 대장암 등이 서로 다른 곳에서 발견되는 서로 다른 병이라고 생각한다. 담배를 많이 피면 폐암에 많이 걸리고 짠 음식을 많이 먹으면 대장암에 많이 걸리고 지나친 육류의 섭취는 유방암의 원인이 된다는 식이다. 다시 말하지만 절대 그렇지 않다. 암은 몸의 어느 부분에서 발견되더라도 암일 뿐이다. 자본주의는 끊임없이 항목을 나누어가면서 성장한다. 가령 옛날에는 신발이 운동화와 구두 정도로만 구별되었다. 그러나 이제 테니스화, 워킹화, 등산화, 조깅화, 장화, 단화, 심지어 배드민턴화 등 수십 가지를 나열해도 끝나지 않는다. 병원과 의사도, 병명을 세세하게 분열해야만 확장이 가능한 상업자본주의의 일원이 아니던가 말이다.

만일 어떤 사람이 공해 가득한 공장지대에 산다고 가정해보자. 그 사람의 신체세포는 독성물질의 끊임없는 공격에 오랫동안 노출될 것이고, 아무리 튼튼한 사람이라도 신체세포들의 어느 한 곳은 미쳐버리는 것이 당연하지 않은가? 몸의 '어디에서 암이 발생하느냐'가 중요한 것이 아니라 '왜 암이 발생하느냐'가 중요하다는 말이다.

유방암은 대장암과도 다르고 전립선암과도 다르다. 그것은 마치 비, 눈, 서리, 이슬, 안개 등이 모두 물이지만 서로 다르게 표현되는 것과 다르지 않다. 그들은 모두 온도의 차이에 따라서 다르게 형성되고 농도차이에 따라서 달리 불리어질 뿐이다. 비와 눈은 생긴 것은 다르지만 다른 형태의 물일 뿐이다. 유방암과 대장암 또한 생긴 모습이 조금 다르지만 다른 형태의 암일 뿐이다.

 한 번은 내가 사는 지역의 신문에 끔찍한 기사가 실렸다. 거기에는 암에 걸린 3명에 대한 내용이 있었는데 그 중 한 여성의 기사가 눈에 띄었다. 그녀가 '세 가지 암'[8]에 걸렸다는 것이다. 그녀는 1983년에 폐암에 걸려 폐의 일부분을 잘라냈고, 1986년에는 유방암에 걸려 가슴 한 쪽을 잘라냈으며 1992년에는 피부암까지 걸렸다는 것이다. 그 신문은 34년 동안 담배를 계속 피워왔기 때문에 그녀가 폐암에 걸렸다고 적었다. 그러나 기사 마지막에는 그녀의 항변도 적혀 있었다. "그럼 유방암은요? 내가 왜 유방암에 걸린 거죠? 내가 무슨 잘못을 했길래요?"

 그녀가 깨닫지 못하는 것이 있다. 흡연이 그녀의 건강 전체에 영향을 주었다는 사실이다. 흡연의 화학적인 공격이 단순히 폐 한 곳만이 아니라 그녀의 몸 전체를 파괴했다는 사실이다. 물론 폐는 아마도 흡연에 의해서 영향을 미친 첫 번째 장소일 것이다. 그러나 흡연과 관련된 그녀의 생활습관 전체가 그녀의 세포들을 '미치게' 한 결정적인 요인이라는 말이다. 담배와 같은 독성물질이 그녀의 신체세포에 영향을 주었을 것이다. 폐 한 곳만이 아니라는 말이다. 여성의 흡연은 폐암뿐만 아니라 유방암과 피부암의 주요 원인이다. 흡연을 비롯한 각종 부정적인 생활습관이란 육식과 정제식품의 섭취 등이 있을 수 있다. 흡연하는 사람들은 대부분 육식을 좋아하고 각종 인스턴스식품을 많이 섭취하는 경향이 있기 때문이다. 그러나 흡연은 그녀의 가장 약한 부분, 즉 폐에 영향을 주었을 것이다.

암은 한 순간에 발생하지 않는다. 그것은 매우 오랫동안 원인을 제거하지 못한 결과로 나타난다. 세포는 매우 느린 속도로 돌연변이화 된다. '잠을 자러 갔다가 아침에 일어나니 암에 걸렸다'는 일은 결코 발생하지 않는다. 암세포 하나가 12개 암세포로 되는 데에는 1년이 걸린다. 이와 같은 속도로 볼 때, 연필 심지만한 크기로 변하려면 6년이 걸린다.[9] 결국 눈으로 암세포를 발견하려면 10년이란 오랜 시간이 걸린다.[10] 그렇게 오랜 시간이 지나야만 1cm의 콩알 크기만큼 성장한다. 그래서 암이란 생활습관병이라고 내가 주장하는 것이다. 3대 암치료요법이라 불리는 수술, 방사선요법, 항암제투여와 같은 전통적인 방법은 암이 성장한 후에 공격을 가해서 파괴하는 사후요법에 불과하다. 이것들은 결과에만 영향을 미치는 것이다. 당신이 암진단을 받아서 수술로 조직을 제거한 후, 다시 그 암의 원인이 되는 옛날 생활습관으로 돌아간다면, 당신은 그야말로 고통스런 암의 가정으로 '컴백홈'하게 되는 셈이다. 당신의 의사는 친절하게 '암이 전이'되었다거나 '암이 재발'되었다거나 '암세포가 숨어 있었다'는 말을 하게 될 것이다. 암세포는 재발되거나 전이되는 것이 아니다. 암의 원인을 제거하지 않고 폐의 일부분이나 유방 한 쪽을 절제한다고 해서 암이 사라지는 것은 절대 아니다. 나무에 있는 사과를 다 따 버린다고 해서 그 사과나무에서 다시 열매가 열리지 않으리라고 생각하는 것과 무엇이 다르단 말인가?

비정상적인 세포가 자라나는 이유는 독성물질을 몸에 주입하는 생활습관 때문이다. 바로 그 때 당신의 건강은 눈에 보이지 않게 서서히 파괴되기 시작한다. 그러나 이때까지도 '복구할 수 없을 정도'로 눈에 띄는 현상은 나타나지 않는다. 여기서 '복구할 수 없을 정도'라는 말은 너무 오랫동안 독성물질이 몸에 주입되어 '세포들이 완전히 미쳐버린 상태'를 뜻한다. 이때 암은 전이하기 시작한다. 암이 시작한 장소에서 쏟아져 나와서 다른 장소로 침투하기 시작한다. 이때부터는 예방법으로는 소용이 없어서 다른 방법이 동원되어야 한다. 물론 상황은 더욱 나빠지겠지만 개선할 수 있는 방법이 없는 것은 아니다.

　암이 일단 발생했다고 해도 개선시킬 수 있다는 점을 반드시 기억하시라. 암이 눈으로 확인되는 크기로 자라기까지 10년이라는 장구한 세월이 걸리기 때문이다. 질병은 확연하게 구분되는 7가지의 단계를 거친다. 7단계 중 앞쪽의 6단계에서 문제점이 발견되면 암을 포함한 모든 질병은 치료될 수 있다. 다시 말해서 당신은 건강한 당신의 몸에서 완전히 '미친 세포들의 결합체'가 자리를 잡기까지 너무도 많은 시간이 남아있다는 말이다. 거기에다가 당신의 몸은 이 '미친 세포'들을 치료할 준비가 항상 되어 있다. 당신의 몸은 항상 당신편이라는 점을 명심하기 바란다.

당신의 몸은
항상 당신편이다.

　자연위생학은 우리에게 '몸은 항상 당신편'이라고 가르친다. 몸은 항상 가능한 최고의 건강상태를 만드는 쪽으로 작용한다는 말이다. 인간의 몸은 스스로 복구하고, 스스로 치료하며, 스스로 유지하는 강력한 기능이 있다. 몸은 항상 한 치의 오차도 없이 건강한 상태를 유지하도록 통제하고 감독한다. 따라서 당신이 건강하다는 것은 당연한 것이고 몸의 자연스러운 상태다. 몸이 아프다는 것은 당연하지 않은 것이고 부자연스러운 상태를 말한다. 당신이 건강하다면 당신의 뇌는 당신의 몸에게 그 최적의 상태를 유지하라고 자동적으로 명령을 내린다. 당신이 질병이 걸렸다면 당신의 몸은 부지런히 움직여서 그것을 원래의 상태로 돌려놓으려는 쪽으로 작용한다. 당신 몸의 수천수만의 기능들이 동시에 움직이고 매일 밤낮을 쉼 없이 일해서 건강하게 만들어 놓아야만 직성이 풀리는 것이 자연의 법칙이라는 말이다.

　공기방울이 물속에 잠겨있으면 물표면 밖으로 빠져나가려고 안간힘을 쓰듯이, 당신의 몸은 어떤 환경에서도 건강을 되찾으려는 쪽으로 작용한다. 공기방울이 물속에 잠겨있으면 단 한 가지 목적 즉, 가능한 빨리 표면 밖으로 빠져나가려는 목적만을 갖게 된다. 공기방울은 주저하지 않고 좌우, 위아래 중에서 빠져나갈 수 있는 최적의 직선코스를 찾게 된다. 당신의 몸도 똑같은 방식으로 가장 빠르고 효율적인 방식을 찾아서 건강을 찾아나가려고 노력한다. 공기방울은 강하게 억제하는 힘이 작용할 때만 물속에서 공기방울로 존재한다. 당신의 몸도 마찬가지로 무언가 당신의 질병을 강하게 지속시키려는 엄청난 힘이 작용하지 않는 한 절대로 질병상태를 계속 유지할 수 없다. 당신의 몸은 절대 포기라는 말을 모른다. 당신의 몸이 살아있는 한, 당신의 몸은 당신을 결코 포기하지 않는다는 말이다.

　더 다행스러운 소식이 있다. 우리 몸은 건강에 이상이 생겼을 때 이것을 감지해서 경고음을 보내는 시스템이 내부에 장착되어 있다는 사실이다. 인류가 출현한 7백만 년 전부터 계속 진화해서 완전히 자리잡은 완벽한 시스템을 당신은 잊고 살아왔다. 건강이 더 나빠지면 나빠질수록 이 경고음은 더 강력해진다. 그러나 불행하게도 많은 사람들이 이 사실을 깨닫지 못하고 있다. 우리 몸이 위험에 처하면 몸이 아주 민감해져서 더 강력한 경고음을 보낸다는 사실을 잊고 산다. 약이라는 복면을 쓴 또 다른 도둑이 나타나서 경고음 스위치를 절단기로 싹둑 잘라내기 때문이다. 집 안에 도둑을 퇴치하는 각종 장치가 마련되어 있다고 생각해보자. 집에 도둑이 들어와서 집안에 있는 센서가 경고음을 울린다. 그 다음 놀라서 도망가는 도둑 뒤에서 펀치를 날리는 기계가 작동한다. 넘어진 도둑을 뒤로 묶는 기계도 작동하고 경찰서와 연결되어 있는 비상벨이 울려서 경찰들이 출동한다. 이런 모든 시스템이 우리 몸속에 준비되어 있다는 말이다. 당신이 할 일은 침대에서 벌떡 일어나 이 광경을 지켜보면 그만이다. 그런데 당신은 경고음이 울려서 시끄럽다고 비상벨 스위치를 내리고(약물을 먹고) 다시 침대로 들어가 잠을 청할 것인가? 이처럼 바보 같은 일이 어디 있다는 말인가? 당신이 해야 할 일은, 생명을 위협하는 일이 발생하지 않도록 '세포가 미쳐버리기 전'에 항상 집안의 도둑방지 시스템을 점검하고 통제하기만 하면 되는 일이다. 당연하지 않은가?

  질병발생의 7단계 중 앞의 6차례 단계를 지나는 동안 당신의 몸은 계속해서 경고음을 보낼 것이다. 그 경고음이 무엇이고 무엇을 의미하는지 깨닫지 못하면 당신은 위험에 처할 것이다. 그러나 그 의미를 깨닫게 된다면 당신은 충분하고도 여유롭게 당신의 몸을 보호할 수 있고, 경고음을 무시한 결과로 생길 수 있는 질병에서 자유로워질 것이다.

  다음 장은 아주 중요하다. 나는 다음 장에서 경고음을 보내는 질병의 7단계에 대해 얘기할 것이다. 흰 가운을 입은 의사들과는 달리 나는 쉽게 설명할 것이다. 그러나 너무 중요하므로 여러 번 반복해서 읽어도 좋다. 여기에서 언급하게 될 내용들은 짜증, 분노, 통증으로부터 당신을 구해줄 것이고 나아가 당신의 생명을 구해줄 것이다. '질병없이 건강하게 사는 법'을 이해하는 키포인트가 되리라고 감히 단언한다.

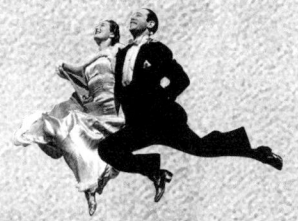

chapter 04

질병진행의
7가지 단계

| 건강한 상태 | 1 | 2 | 3 | 4 | 5 | 6 | 7(암) |

　앞 장에서 언급했던 질병의 7단계를 단순화해보았다. 당신은 왼쪽에 있는 건강한 상태를 평생 유지하기 원할 것이다. 나는 이 책의 목적인 '질병없이 평생 건강하게 사는 법'에 대해 설명할 것이다.

　확실히 해두고 싶은 것이 있다. 질병은 결코 살금살금 몰래 다가와서 갑자기 당신을 무너트리지 않는다는 사실이다. 질병은 그런 식으로 갑자기 생기지 않는다. 질병은 당신이 당신의 몸을 오랫동안 학대하고 무시한 결과로 발생한다. 1단계부터 7단계(암)까지 많은 시간이 소요된다. 7가지 단계 중에서 어떤 단계에서도 당신은 질병의 진행을 중단시킬 수 있다. 어떤 단계에서도 기침, 통증과 같은 신체의 경고음을 일제히 끝낼 수 있다. 그 경고음은 상황을 더 이상 방치하지 말고 변화시키라는 몸의 명령이기 때문이다. 질병의 7단계와 경고음에 귀를 기울이고 몸이 원하는 쪽으로 방향을 전환하기만 하면 건강을 회복할 수 있다. 모든 것은 당신이 해야 한다. 약물과 같은 외부의 힘에 의지하지 말아야 한다는 말이다.

  7단계를 세밀하게 살펴보고 대처하기 바란다. 여기에 언급하는 각각의 단계는 순식간에 진행되지 않는다. 7시간 만에, 또는 7일 만에 진행되지 않는다는 말이다. 7주 만에 진행되는 일도 없고 7달 만에 진행되는 일도 없다. 아주 느리고 소리없이 진행된다. 한 단계에서 다음 단계로 진행되기 위해서는 몇 년, 때론 몇 십 년이 소요되기도 한다.

  앞쪽의 6단계가 진행되는 중에 문제의 원인이 제거되면 통증이 멈추고 질병의 징후는 사라진다. 그러나 만일 당신이 불만족한 상황을 개선하기 위해서 약이라는 직원을 고용하게 되면 병의 원인은 그대로 남아있게 되고 질병은 계속 진행된다. 당신이 경고음을 울리는 경보기의 선을 가위로 싹둑 잘라냈기 때문이다. 도둑이 집 안에 들어와서 이것저것 훔쳐가는 데도 당신은 경보기 스위치를 내리고 다시 침대로 잠을 청하러 갔기 때문이다. 당신이 약을 먹게 되면 통증이 완화되므로 상황을 개선시키려는 몸의 작동은 멈추게 된다. 잠깐 고통이 줄었다가 가차없이 병의 다음 단계로 진입하게 된다. 현관문을 연 도둑이 거실을 털고 옆방을 털고 안방까지 털어도 당신은 계속해서 스위치를 내린 채로 잠을 청할 것인가?

|1단계| 무기력증

질병의 첫 번째 단계는 무기력증^{Enervation}이다. 무기력증을 뜻하는 영어 에너베이션이라는 말은 에너지^{Energy}에서 파생된 단어다. 에너지는 인생의 필수요소다. 인간의 모든 몸 상태는 '몸의 모든 기능을 수행하는 에너지가 얼마나 충만한가'에 따라 결정된다. 무기력증은 몸의 기능을 정상적으로 수행해야 할 에너지가 충분하지 않은 상태를 말한다. 무기력증이 발생하면 몸은 즉각 스스로를 치료해서 아주 작은 에너지라도 끌어올리려는 시도를 한다. 몸의 모든 기능이 작동해서 몸을 수리하게 되는데, 신진대사과정(음식을 흡수해서 소화하고 배출하는)에서 발생한 각종 독소를 제거하는 과정에 진입한다. 인간의 몸에 들어온 70톤에서 발생한 독소들을 제거한다. 모든 음식에는 나름대로 독소를 가지고 있기 때문에 몸에 독소가 들어온다는 것은 아주 자연적인 현상이다. 문제는 몸이 제거할 수 있는 독소의 양보다 몸으로 들어오는 독소의 양이 더 많아질 때 발생한다. 모든 독소들은 에너지의 힘에 의해서 제거되는데, 독소가 너무 많으면 고갈된 에너지가 더 이상 힘을 쓰지 못하는 상황이 발생한다. 이 에너지는 수면과 휴식을 통해서 다시 복구가 된다. 에너지가 고갈되어 무기력증에 빠졌다는 첫 번째 경고음은 무얼까? 낮 시간의 경우 몸의 움직임이 둔해지고 쉽게 피곤함을 느끼는 상태이고, 밤 시간의 경우 몸을 자주 뒤척이며 수면시간이 길어지는 상태가 된다.

 이러한 경고음이 몸에 사인을 주게 되면 짜증이나 신경질과 같은 정신적인 현상이 일어나면서 이를 바로잡으려는 쪽으로 몸이 작동한다. 이때 맨 처음 나타나는 중요한 증상이 바로 '식욕부진'이다. 밥을 먹고 싶은 생각이 없어진다는 말이다. 왜 식욕부진이 가장 먼저 오는지 궁금하지 않은가? 음식을 먹어서 소화시키는 데에는 당신이 생각하는 것보다 엄청난 에너지가 소비되기 때문이다. 남아 있는 작은 에너지로 즉가 치료기능을 발휘하기 위해 우리 몸이 현명한 지적 작용을 일으킨다는 말이다. 음식에 대한 욕구를 줄여서 소화기능에 쓰이는 에너지를 최소화해야만 무기력증을 치료할 수 있기 때문이다. 바로 이런 이유 때문에 모든 질병의 첫 번째 증상이 식욕부진으로 나타나는 것이다. 이 얼마나 아름다운 몸의 회복기능인가? 이 아름다운 몸의 회복기능인 식욕부진은 질병의 첫 번째 단계뿐만 아니라 모든 단계에서 나타난다. 그렇다면 무기력증 다음엔 어떤 증상이 나타날까?

| 2단계 | 독혈증 毒血症

독혈증Toxemia(중독 또는 자가 중독이라고도 불린다)은 위에서 언급했던 것처럼 미처 제거되지 못한 잔여독소들이 혈관 및 임파선, 그리고 신체의 각 조직에 다량 침투했을 때 발생한다. 우리의 몸은 급박한 상황을 해결해야 한다고 인식한 후에, 독소를 몸 밖으로 내보내서 건강을 유지하려고 노력한다. 이때 두 가지 예외(자가 치료가 힘들어지는 경우)가 발생하는데, 첫 번째가 몸이 불편함을 느끼는 정도가 지나치게 심한 경우이고, 두 번째가 사용할 에너지가 너무 고갈되었을 경우다. 만일 당신이 심하게 일을 했거나, 스트레스가 너무 많거나, 휴식과 수면이 부족해서 피곤함이 극에 달할 경우 이런 증상이 발견된다는 말이다. 이때 잔여독소들이 제거되어야 하는 바로 그 곳으로 독소가 스며들고 질병의 다음 단계, 즉 2단계로 발전한다.

이때 가장 전형적인 증상이 나타난다. 이 증상은 독소가 제거되어야 하는데도 오히려 침투하는 바로 그 장소에서 증상이 발견된다. 이 증상은 질병의 2번째 단계에서도 발견되지만 각 질병의 각 단계마다 또 다시 나타난다. 앞에서 계속 언급했듯이 우리 몸은 독소를 밖으로 배출하려는 노력을 멈추지 않는다. 당신이 내게 2단계에서 독소를 밖으로 밀어내려는 확연한 증상이 무엇이냐고 묻는다면 의심할 여지없이 바로 이것이다. 이것은 거의 모든 사람들이 오해하고 있는 것이다. 이것은 인간의 몸이 스스로를 건강한 상태로 되돌리기 위해 작동하는 엄청난 자가 치유법이다. 위대한 인류는 이 방법을 작동시켜 7백만 년을 진화해왔고 자손을 퍼트렸다. 나는 이 방법이 얼마나 단순하고 명확한 방법인지 당신에게 알려주고 싶어 가슴이 뛴다. 그러나 이 방법은 너무나 오랫동안 오해를 받아왔으며 천덕꾸러기로 취급되어왔다. 당신과 나는 살아오면서 이 증상을 아주 많이 경험해왔다. 당신도 지금쯤 이것이 무엇인지 짐작을 했을 것이다. 위대한 인간의 자가 치료법, 바로 고열Fever이다.

당신이 과거에 고열에 대해서 어떤 자세를 가졌다 할지라도, 당신이 과거에 고열에 대한 믿음이 무엇이었다 할지라도, 나는 이 고열이 당신의 친구이자 지원군이라는 점을 확실하게 말해두고 싶다. 고열을 좋아해야 한다거나 오락거리로 삼으라는 말이 아니다. 나는 고열이 우리 몸을 질병에서 탈출시켜주는 중요한 현상이라는 점을 말하고 싶은 것이다.

만일 당신이 어떤 사람을 만났는데 옷에 피가 잔뜩 묻었고 마룻바닥에 핏자국이 흥건하다면, 그가 가슴에 부엌칼이 찔린 채 당신과 마주쳤다면, '도대체 저 피는 어디에서 나온 것이죠?'라고 물을 수 있을까? 만일 어떤 사람이 의사의 치료를 받은 후 피가 묻은 붕대를 머리에 감고 수술실을 나온다면 '도대체 저 피는 어디서 나온 것이죠?'라고 물을 수 있을까? 당신은 당연히 피가 몸속에서 나왔으리라 무의식적으로 생각할 테고 깜짝 놀라 어쩔 줄 몰라 할 것이다. 나는 너무도 분명한 사실에 대해 궁금해 하는 사람들이 오히려 더욱 놀랍다. 너무 분명한 사실에 대해 침묵하고 알려고도 하지 않는 우리 인간들이 더 놀랍다. 고열에 대한 진실을 외면하고, 고열에 대한 설명과 치료에 무시와 침묵으로 일관하는 것은, 한편으론 슬프기도 하고 한편으론 코미디 같다는 생각을 하게 된다.

고열이 나면 평범한 인간은 결국 잘못된 길로 들어서기 일쑤다. 염화수은Calomel과 키니네Quinine가 들어 있는 무시무시한 약물이 몸속에 투입된다는 말이다. 고열은 우리의 친구임에도 불구하고 무시무시한 공포, 적, 또는 죽음으로 몰고 가는 악마로 과잉대접을 받기 일쑤다. 여기 믿기지 않는 사실이 하나 있다. 미국의 저명한 사회개혁자 리플리Mr. Ripley는 '믿거나 말거나 1800년대 중반까지만 해도 고열이 난 환자에게 찬 물을 먹이는 것은 금기사항이었다'고 밝혔다. 가령 어린아이가 고열이 너무 나고 목이 타서 물을 달라고 하더라도 물을 먹이는 것을 거부했다. 또한 환자가 어떤 이유로 죽어가고 있을 때라도, 물을 먹이는 것은 죽음을 재촉하는 것이었다. 설령 물 한 잔을 마시고 나서 환자가 기적적으로 회복되더라도, 감기환자가 물을 마시는 것은 '환자를 결정적으로 죽이는 일'이라고 여겨졌다는 것이다. 그 상황을 가장 잘 알고 있어야 할 의사들조차도 그 이유에 대해 질문을 받으면 '건강한 사람들에게 좋은 어떤 것들은, 환자에게는 아주 나쁠 수 있다'고 다소 황당한 대답을 하곤 했다.[11] 인간의 몸을 건강한 상태로 되돌려주는 고열이 이렇게 오랫동안 천대받아왔다는 사실은 정말 놀라운 일이다. 고열은 너무도 오랜 세월동안 나쁜 악마로 오해받아왔으며 저주의 대상이었다.

고열은 사실 우리 몸의 방어작용이다. 가령 몸속에 독소가 지나치게 많이 축적될 경우, 우리 몸은 즉각 신진대사 기능에 명령을 내린다. 가능한 열을 높이 올려서 몸속의 독소를 몸 밖으로 뱉어내라는 명령 말이다. 이 모든 것은 몸의 체온조절기능을 맡은 뇌 속의 시상하부Hypothalamus에 의해 완벽하게 통제된다.

신진대사 기능은 크게 두 가지, 영양소의 흡수와 독소의 배출이라는 역할을 담당한다. 인체의 배출능력을 넘어서는 독소가 축적되면 이를 밖으로 배출하기 위해서 몸의 온도를 높일 필요가 있다. 우리의 몸은 고열과 같은 특별한 치료법 없이도 독소를 배출하는 능력을 평소에도 가지고 있다. 바로 평상시에 몸의 온도를 높이는 일이다. 열을 발생시켜 독소를 잘게 녹여 액체상태로 만든 다음 혈관으로 스며들게 한다. 이 액체상태의 독소들을 인체의 배출기관(장, 방광, 폐, 피부)으로 이동시킨 다음 몸 밖으로 배출해버리면 끝나는 것이다.

나는 아주 오래 전부터 신문기사를 모아왔다. 잘 정리해왔기 때문에 언제든지 주제에 맞게 꺼낼 수 있다. 여기에 기사 하나를 소개하겠다. '고열의 원인은 아직도 알 수 없다'Fever Still A Mystery라는 제목의 기사다. 취재대상이 된 의사에 의하면 '고열이 무엇이고 원인이 무엇인지 묻는 독자에게 정확한 대답을 한다는 것은 힘든 일이다'고 말했다. 이 의사는 다음과 같이 덧붙였다. "아무도 알 수 없습니다. 열이 어떻게 시작해서 어떻게 끝나는지 여전히 밝혀지지 않고 있습니다."12 답답하지 않을 수 없다. 이 의사의 말은 낮에는 왜 밝고 밤에는 왜 어두운지 아직도 밝혀지지 않고 있다는 말과 무엇이 다르단 말인가?

고열은 절대 미스터리가 아니다. 오히려 인체의 작동기능을 설명하는데 중요한 포인트다. 고열을 설명하기 위해 당신은 과학자가 될 필요가 없다. 과거든 현재든 초등학교 학생이라도 쉽게 이해할 수 있고 누구에게나 작동원리를 설명할 수 있다. 고열은 아주 상식적이고 논리적으로 설명될 수 있다. 몸이 스스로 자가치유하는 인체의 지혜로운 메커니즘이기 때문이다.

고열에 대한 왜곡과 오해와 무지는 오늘날까지 계속되고 있다. 아주 현명하고 지혜로운 사람들도 자녀들이 고열에 빠질 때 공포에 휩싸인다는 사실을 나도 잘 알고 있다. 더 큰 병에 걸리거나 뇌손상이 생길지도 모른다는 생각에 의사를 찾아가 약을 처방받는 것이 일반적이다. 인간의 몸은 그렇게 엉터리 진흙덩어리가 절대 아니다. 인간의 몸은 우리가 생각하는 것 이상으로 지혜롭게 처신한다. 우리 몸은 우리가 들어왔던 어리석은 공포심, 바로 뇌손상이 오기 훨씬 전에 스스로 온도를 올려 이를 해결하는 지혜를 가지고 있다. 거듭 말하지만 호모 사피엔스는 7백만 년 동안 이런 방법으로 스스로를 치유하며 진화해왔다는 말이다.

당신은 피를 생산하는 인간의 몸이 적정량의 피를 생산하는 것을 잠깐 잊고, 너무도 많은 피를 생산하는 바람에 신체장기가 피 속에 익사하는 일이 생길 수 있다고 생각하는가? 당신은 음식을 소화시키는 우리의 몸이 소화기능을 잠깐 착각하여, 위를 통째로 소화시키는 일이 가능하다고 보는가? 당신은 자동으로 호흡을 하는 인간의 몸이 적정량의 공기를 들이마시는 일을 잠시 착각하고, 엄청나게 많은 공기를 들이마셔서 폐가 폭발하는 일이 가능하다고 보는가? 터무니없고 우스꽝스러운 일 아닌가? 이런 일은 절대 일어나지 않는다. 이와 마찬가지로 몸에 열이 난다고 해서 머리카락이 새카맣게 타고 뼈가 재로 변하는 일은 절대 발생하지 않으니 걱정하지 마시라.

온도조절기능은 인체의 가장 기본적인 메커니즘의 하나다. 이 메커니즘은 몸에서 시작해서 몸에 의해 조절되며, 아주 세심하고도 지혜롭게 맨 먼저 작동되는 인체의 방어기능이다. 이처럼 우아하게 디자인되고 세련되게 운영되는 인체의 메커니즘이 인체의 독소를 뱉어내는 기능을 수행하다가, 기능이 꺼져서 뇌손상이 오는 것이 가능하거나 한 것일까? 이런 엉터리 같은 일은 인간의 몸에서 절대 일어나지 않는다. 그러나 엉터리 같은 지식인들은 너무도 많다. 위에서 언급했던 신문기사는 최근 1999년에 쓴 글이다. 여기에서 어리석은 의사는 고열에 대해 묻는 기자의 질문에 다음과 같이 대답했다. "환자에게 발생하는 고열은 우리 의학계가 수세기에 걸쳐 풀지 못한 주

제입니다."¹³

　우리 인체가 매순간마다 작동하는 이 온도조절장치라는 메커니즘, 바로 이것이 우리 몸을 보호하기 위한 기능이라는 사실을 이해하기가 그렇게 힘든 것일까? 나는 맨 앞에서 진리는 단순하다고 말한 바 있다. 이것을 설명하기 위해 내가 현학적이고도 복잡한 의학용어를 사용했는가? 초등학생도 이해할 수 있는 원리 아니던가? 이처럼 너무도 단순하고 명확한 원리가 수세기에 걸쳐 수많은 의사와 의학종사자들에 의해 왜곡되고 무시되어왔다는 사실을 당신은 깨달아야 한다. 복잡하게 생각하지 마시라. 진리는 단순한 것이다.

　나는 이 분야에만 30년 넘게 연구해왔다. 나는 30여 년 동안 노인이든 소년이든, 고열로 인해 사망했다는 사람을 보지도 듣지도 못했다. 그러나 고열 때문에 약을 복용해서 문제가 생긴 사람은 수도 없이 많이 보았다. 고열은 인체의 독소를 제거하기 위해 작동한다. 그러나 많은 부작용이 내재된 과도한 약품이 독성 가득한 인체(독성으로 병들었으므로)에 투여될 경우, 이 둘이 서로 상승작용을 일으켜 고열환자를 치명적인 불구로 만들 수도 있고 사망의 원인이 된다는 사실도 알기 바란다. 이 때 약이 사람을 죽였는데도 불구하고, 의사와 병원은 온갖 현학적인 의학용어를 동원해서 고열로 사망했다고 가족에게 말한다. 사망진단서를 읽어보면 금방 해답을 알 수 있다. 그 종이에 당신이 알기 쉽게 이해할 수 있는 친절한 용어가 있기는 한 것일까? 멀고도 먼 그리스어와 라틴어에 기초를 두고 있는 복잡한 의학용어를 읽어 내려갈 때마다 답답해지는 당신을 돌이켜본 적은 정녕 없었단 말인가? 당신은 항생제(抗生劑)Antibiotic의 원래 뜻을 알고 있는가? '생명Biotic에 반대Anti한다'는 뜻이다. 생명에 반대되는 약물이 당신 몸속에 투하된다는 말이다.

몸에 열이 난다고 해서 절대 두려워하지 마시라. 고열은 인체의 치료기능 중에서 가장 명확하고 기본적인 기능이라는 점을 확신하기 바란다. 당신이 지금 열이 심하다면 현재의 몸 상태가 2단계라는 것을 확신할 수 있다. 또한 짧은 시간 후에 사라질 것도 확신할 수 있다. 고열이 난다고 해서 약을 먹으면 절대 안 된다. 아주 가벼운 음식(과일이나 과일주스 정도)이나 물을 마시면 된다. 조용히 누워서 휴식을 취하면 된다. 일체의 간섭도 없이 몸이 원하는 방향으로 가기만 하면 된다는 말이다.

당신은 몸이 아픈 상태에서 절대 식욕이 생기지 않을 것이다. 열이 나는 상태에서 운동장으로 달려가다가 힘이 넘쳐 대륙을 횡단하고 싶지 않을 것이다. 그렇다. 당신의 몸이 원하는 대로 행하라. 당신의 몸은 분명히 '휴식을 취하라'거나 '물을 마시라'거나 '잠을 자라'고 명령할 것이다. 그렇게 하라. 고열이 당신을 치료하는 동안 몸의 명령에 복종하라. 치료가 끝나면 몸은 저절로 살아날 것이다. 인류는 7백만 년 동안 그렇게 스스로를 치료해왔다.

| 3단계 | **과민증상** 過敏症狀

무기력증(1단계)과 함께 찾아오는 경고사인이 피곤함과 식욕부진임에 반해서, 독혈증(2단계)과 그로 인해 발생하는 과민증상(3단계)은 훨씬 더 두드러지는 증상이 나타난다. 당신 신체 안에 독성의 수준이 아주 높다는 것을 더욱 더 경고하기 위해서 질병의 3단계가 설계되었다. 좀 더 구체적이고도 확실하게 범인을 제거하겠다는 몸 안의 강력한 신호음이다.

과민증상은 독성물질로부터 몸을 보호하려는 방어메커니즘일 뿐 아니라, 더 이상 독성물질이 쌓이지 못하도록 인체내부를 더 활발하게 가속도를 올려서 치료하는 행위다. 일반적으로 몸의 여러 장소에서 증상이 나타난다. 과민증상은 차주 치명적으로 고통스럽지는 않지만 의사의 치료를 받으러 병원으로 향하도록 하기에 충분하다. 이것을 없애기 위해서 무엇이든 하지 않고는 못 배길 정도로 충분히 불편하다.

가장 대표적인 과민증상은 설사를 위해 화장실로 달려가는 것이다. 그러나 지나치게 오랫동안 참지만 않으면 엄청나게 고통스럽지는 않다. 그러나 오래 참는다면 화장실로 가는 것 외에 다른 생각을 못하게 만드는 것도 사실이다. 장과 방광을 완전히 비우는 것만큼 몸속의 독소와 쓰레기를 처분하는 방법이 있을까? 몸속의 다른 곳에 얼마간의 독소가 숨어 있다고 해도 소변과 대변만큼 확실한 처리방법은 없다는 말이다. '무엇을 먹느냐'만큼이나 배변도 중요하다는 뜻이다. 때로는 배변이 음식섭취보다 더 중요할 때도 있다.

과민증상이 만들어내는 증상들은 생활주변에 널려있다. 독소로 인해 발생하는 가장 일반적인 과민증상은 가려움증이다. 피부는 인체의 가장 큰 기관일 뿐만 아니라 독소의 배출기관이다. 무려 40억 개의 피부 구멍에서 독소를 정기적으로 자유롭게 배출한다. 이 구멍들은 머리끝부터 발바닥까지 쭉 넓게 분포되어 있다. 만일 지금 당신 피부의 어느 한 쪽이 가렵다면 독소가 그 곳을 통해 나가고 있다는 증명이 되는 셈이다. 당신이 손가락으로 그 곳을 긁었다면 그렇게 함으로써 독소의 배출을 더 쉽게 하려는 자연스런 행위다. 내부의 독소들이 피부표면에 도달하게 되면 그 곳의 피부가 민감하게 된다. 3단계 또한 아주 심할 정도로 고통스럽지는 않지만 주의력을 분산시켜서 생활에 지장을 주는 것도 사실이다. 가려움증이 그리 심하지 않다면, 당신이 눈치 채지 못하는 사이에 다음 단계로 넘어간다. 4단계는 염증인데 뒤에서 구체적으로 다루겠다.

  모든 사람이 과민증상의 단계에서 가려움증을 느끼는 것은 아니다. 어떤 사람들은 아무런 이유도 없이 속이 메스껍거나 짜증이 나기도 한다. 이런 증상은 신체의 배출주기인 아침시간에 자주 발생한다. 과민증상의 다른 형태는 콧물이 계속해서 나오는 경우다. 어떤 사람은 아무런 이유도 없이 자제심을 잃고 흥분하기도 한다. 만일 당신이 평상시와 다르게 마음이 급해지고 쉽게 화를 낸다면 그것이 3단계의 증상이다. 당신 또한 이런 말을 들어봤을 것이다. "저 사람은 항상 과민반응이란 말이야. 건드리지 마세요. 상태가 심각하니까." 몸에 독소가 가득차면 몸 상태가 예민해지고 과민증상이 나타난다. 한 실험에 의하면 몸에 독소가 가득차면 눈물샘을 자극해서 눈물이 자주 나는 현상이 나타난다고 밝히기도 했다. 마음이 약해서 눈물이 많은 것이 아니라 몸속에 독소가 많을 때, 슬픈 장면이 기폭제가 되어 눈물이 많아지는 것이다. 그래서 술을 많이 마실수록 펑펑 우는 사람들이 생겨나는 것이다. 나는 당신이 감정이 풍부해서 눈물이 많다는 것을 부정하는 것이 아니다. 감정만큼 독소도 눈물에 영향을 미친다는 점을 말하려는 것이다. 어린 시절 휴일 오후 부모님께 혼난 후 펑펑 울다 잠든 경험은 누구나 한 번씩 있을 것이다. 대낮부터 울고 난 다음에 잠에서 깨어난 그때 기분을 당신은 기억하는가? 언제 그랬냐는 듯 하늘은 청명하고 부모님은 인자해 보였다. 눈물의 미학이 아니라 독소배출의 미학이라고 생각해도 무리는 아니다. 인간은 어떤 상황에서 어떤 방법을 통해서라도 독소를 배출하려고 발버둥을 친다. 인간의 몸은 때로 이처럼 아주 단순하다.

평상시와 다르게 신경이 예민해진다든가 화가 자주 난다든가 걱정이 많아진다든가 하는 것들도 과민증상의 예가 된다. 이런 증상들은 몸의 한 쪽이 묵직하게 조여 온다거나 두통이 자주 온다거나 하는 증상과 함께 시작된다. 잠이 잘 안온다거나 잠을 깊게 못자는 것들도 과민증상의 예가 될 수 있다. 이러한 과민증상들은 모두 살이 찌게 하는 원인들이다. 체중을 불린다는 말이다. 혀에 설태가 낀다거나 숨이 거칠어지기도 하고, 몸에서 냄새가 나거나 얼굴이 누르스름하게 변하고 눈 밑에 다크서클이 생긴다. 여자의 경우 생리가 불규칙해지고 생리양이 많아진다.

'맙소사, 과민증상 아닌 것이 없네요!'라고 생각할 수도 있다. 정확하게 보았다. 불행하게도 많은 사람들은 자기 몸에서 어떤 변화가 있는 줄도 모른 채 몇 년을 흘려보내기도 한다. 이런 불편함은 그리 심각하게 느껴지지 않는 법이라서 대부분 '불편함과의 동거'를 선택하기도 한다. 그러나 무기력증, 독혈증, 과민증상이 오랫동안 무시되어 몸에 자리를 잡게 되면 더 지독한 놈이 서서히 몸을 공략하기 시작한다. 결국 필연적으로 4단계로 진입한다는 말이다.

| 4단계 | **염증**炎症

　염증이란 독소를 제거해서 몸을 다시 원상태로 회복시키려는 자가치료의 가장 강력한 증거물이다. 4단계가 발생하면 모르고 지나칠 수가 없다. 가장 뚜렷한 증세가 나타나기 때문이다. 바로 통증이다. 통증은 아무런 이유도 없이 계획도 없이 발생하지 않는다. 통증은 절대로 부주의한 사람에게 내리는 벌이 아니다. 통증에는 반드시 목적이 있다.

　나는 이 책에서 '건강과 질병에 대한 새로운 시각'을 소개하겠다고 말한 바 있다. 통증의 진실과 통증이 하는 역할을 이해하는 것이 그 '새로운 시각'에서 가장 중요한 부분이다. 통증은 당신의 친구다. 어떤가? 새로운 시각이 아니던가? 아마 당신은 '통증은 당신의 친구'라는 말을 듣고 기분이 언짢았을 것이다. 그러나 그것은 사실이다. 결혼적령기의 젊은이가 부모에게 소개해야할 남자친구나 여자친구를 말하는 것이 아니다. 그러나 통증은 누가 뭐라고 해도 당신의 친구다. 전혀 새로운 방식으로 통증에 대한 시각을 갖는 것은 당신의 인생을 '평생 질병없이 사는 삶'으로 인도해줄 것이다. 나는 당신에게 통증을 사랑하라고 말하려는 것이 아니다. 나는 당신보다 더 통증을 싫어한다. 그러나 나는 통증이 무엇인지 잘 이해하고 있다. 통증이란 '계속해서 그렇게 살지 마라'는 몸의 명령이다. 당신은 통증을 온전히 이해해야만 그것으로부터 벗어날 수 있다.

당신이 저녁준비를 하다가 뜨거운 냄비에 한 쪽 손이 닿았다고 가정해보자. 만일 그 한 쪽 손에 통증이 느껴지지 않는다면 어떻게 될까? 만일 깨진 유리조각이 즐비한 운동장을 맨발로 달렸는데도 통증이 전혀 느껴지지 않는다면 어떻게 될까? 통증은 우리 몸을 보호한다. 통증은 다른 쪽 손을 뜨거운 냄비에 대지 않도록 경고음을 내는 것이다. 우리의 건강과 생명을 위험으로부터 구해주는 경고음인 것이다. 그렇다. 통증은 우리 몸의 가장 효과적인 경고음이다. 당신이 더 큰 위험에 처하지 않도록, 더 이상 계속되면 더 큰 일이 일어난다는 경고를 위해 통증이 설계되었다는 말이다. 그러나 우리는 불행하게도 이 상식적인 사실을 교육받고 자라지 못했다. 우리는 불행하게도 통증이 우리의 목숨을 구해주는 메신저라는 사실을 인식하지 못하도록 교육받았다. 통증이 장기적으로 계속된다는 것은 우리 몸이 젖 먹던 힘까지 동원해서 자가치료를 한다는 증거다. 더 심각하게 발전될지도 모르는 심각한 독성물질들을 제거하기 위해 안간힘을 쓰고 있다는 증거다. 통증은 당신의 한가한 시선을 집중시키는 우리 몸의 지혜롭고 적극적인 수단이다. 당신은 진정으로 당신의 통증에 집중해 본적이 있는가?

아주 소수의 진실된 사람들이 있다. 그들은 통증이 우리 몸을 원상태로 복구시키려는 독소청소의 증상이라는 것을 깨닫고 있다. 다른 쪽 사람들은 통증이란 건강을 '공격'하는 것이므로 어서 빨리 의사를 찾아가라고 부추긴다. 의사가 처방하는 대량의 약물을 몸속에 퍼부어서 진정시키라고 부추긴다. 그러나 진정한 병리학적 관점으로 들여다보면 통증은 인간에게 주는 경고음이다. 약물은 결단코 문제의 원인을 해결할 수 없다. 약물은 통증을 완화시켜줄 뿐이다. 도둑이 들어왔는데 시끄럽다고 경고음을 차단시키는 것이 약물이라는 말이다. 현관문을 열고 거실을 털고 안방을 털고 있는데도, 당신은 눈비비고 일어나 경고음 스위치를 가위로 싹둑 자른 다음 다시 쿨쿨 잠을 자겠다는 말인가? 더 불행한 것은 당신이 약물의 도움을 받아서 통증을 완화시키고 있는 동안, 당신에게 잘못된 신호를 보내서 인체내의 독성수치를 더 높인다는 것이다. 통증과 같은 불편한 질병의 증상들은, 당신이 현명하게 대처하지 않으면 세포들이 '미쳐버릴 수 있다'는 경고음 그 이상도 이하도 아니다.

염증이 발생한다는 것은, 몸속의 독소가 인체의 특별한 장소나 기관에 지나치게 침투해있으므로, 사력을 다해서 독소를 제거하고 있다는 사실을 증명한다. 독소물질이 인체의 어떤 부분을 집중적으로 공략하기 때문에 염증이 발생한다는 말이다. 의학용어로 염증을 아이티스Itis라고 부르는데 어느 장소에 발생한 염증을 뜻할 때 접미사로 붙인다. 가령 맹장에 생긴 염증은 맹장염(Appendic-itis, 정식 의학용어로는 충수돌기염), 간에 생긴 염증은 간염(Hepat-itis), 신장에 생긴 염증은 신장염(Nephr-itis), 관절에 생긴 염증은 관절염(Arthr-itis), 대장에 생긴 염증은 대장염(Col-itis), 이런 식이다. 염증은 발생하는 장소에 따라 무한정 확장될 수 있다. 림프절Lymph Node 즉, 림프주머니에 염증이 생기면 크기가 커지고 부드러워(Tender)지기 때문에 영어를 약간 변형하여 림프선염(Lymphaden-itis)으로 변형해서 부른다.14 림프선이나 림프절이 붓는 현상은 인체의 가장 명확한 경고음으로, 독소가 오랫동안 장기체류하면서 청소하고 있다는 뜻이다. 림프시스템에 대해서는 뒤에서 자세히 다루겠다.

피부에 과민증상이 생긴 다음 그것이 더 발전하면 피부염Dermatitis이 생긴다. 습진Eczema 및 건선Psoriasis과 같은 루푸스Lupus 타입의 증상들은 피부에 심각하게 영향을 주는 피부염의 일종이다. 이는 우리 몸이 복구시스템을 가동해서 피부를 통해 독소를 몸 밖으로 배출하려는 노력의 본보기다. 이 시점에서 인체 내의 독소가 적당히 낮을 경우 자연히 피부염이 사라진다. 피부염이 발생하고 나서 얼마 후에 사라진 예를 나는 수도 없이 많이 보아왔다.

그러나 불행하게도 대부분의 사람들은 상황을 인식하지 못한다. 오히려 약물을 사용해서 증상을 무마하려고 노력한다. 통증이나 증상이 잠시 잠깐 사라지는 것처럼 보이지만 문제의 본질은 사라지지 않는다. 독소를 청소하려는 노력이 약 때문에 방해를 받는다는 말이다. 숨어 있던 독소가 몸의 다른 기관으로 이동할 때까지 독소의 양이 증가할 뿐 아니라, 위에 언급했던 것처럼 약물의 독소까지 합쳐져서 감당할 수 없게 된다.

4단계는 아주 중요하다. 7단계 중에서 한 가운데 있기 때문이다. 당신은 이 시점에서 건강을 완전히 회복해서 건강한 상태로 돌아갈 것인가, 아니면 질병의 다음 단계로 더 깊이 빠질 것인가를 결정해야 하기 때문이다. 몸의 독소가 더 증가하면 다음 단계로 발전한다.

| 5단계 | **궤양**潰瘍

피부나 점막이 헐어서 상처가 난 상태를 궤양이라 부른다. 질병의 5단계는 세포와 조직의 상당한 부분이 아주 오랫동안 독소의 공격을 받아 파괴되었을 경우에 나타난다. 조직들이 신경세포를 건드리기 때문에 종종 아주 심하게 고통스럽다. 신체 내부에 발생하는 대표적인 궤양이 위궤양(胃潰瘍)Stomach Ulcer이다. 위 점막에 생긴 손상이 번져 근육층까지 헐어버린 상태를 말한다. 이런 종류의 궤양을 경험해본 사람이라면 이것이 얼마나 고통스러운지 잘 알고 있을 것이다. 몸 밖에 나타나는 궤양의 대표적인 것은 입에 생기는 구내염(口內炎) Canker Sore이고, 팔이나 다리에 진물이 흐르는 궤양이 발생하기도 한다. 우리 몸은 궤양을 이용해서 독소를 몸 밖으로 배출하기 위한 시도를 멈추지 않는다. 어느 순간 독소의 수준이 충분이 낮아지면 궤양

은 스스로 사라진다. 당신이 몸 스스로 치유하도록 도와주지 않고 약물을 사용하여 오직 증상만을 제거하려고 한다면, 무시무시한 다음 단계가 기다리고 있다.

| 6단계 | 경화증 硬化症

흉터 또한 경화증 Sclerosis의 한 형태다. 경화증이란 조직이 딱딱해졌다는 말이다. 궤양과 같은 것들이 있었던 곳에 무언가 다른 조직이 뭉쳐져 있다는 것을 말한다. 그러나 이렇게 어떤 조직이 경화되는 데는 반드시 목적이 있다. 건강한 몸을 위협하는 독성물질들이 주머니 속에 돌돌 말려들어가서 포장된다는 것은 무엇을 뜻할까? 여기까지 공부한 당신은 어렴풋이 짐작할 수 있을 것이다. 그렇다. 격리다. 독성물질들을 한 곳에 격리시켜 몸속의 다른 장기로 퍼져나가는 것을 방지하기 위한 몸의 안간힘이라는 말이다. 종양의 형태를 보이는 이 주머니는 종종 암으로 잘못 진단되기도 한다. 특히 몸의 다른 장소에 암이 발견되지 않을 경우 의사들을 오진하게 만드는 주범이기도 하다.

경화증은 우리 몸이 현재 세포의 조정을 받고 있는 마지막 단계라는 점에서, 공포가 아니라 경각심을 가져야 하는 것이 마땅하다. 이 단계에서 당신이 이를 무시하고 몸을 더 학대하는 행위를 한다면? 그렇다. 당신의 세포가 미쳐버리는 상태가 된다. 당신이 아무리 좋은 음식과 환경을 제공한다고 하더라도, 세포들은 삶을 포기하고 미쳐버려서 기생충 같은 삶을 살기로 결심한다는 말이다. 그렇게 오랫동안 경고의 신호음을 보냈는데도 당신이 경고스위치를 내리고 잠을 쿨쿨 잤으니, 방 안에 있는 보석들과 금고의 돈들과 비싼 골프채들도 미쳐버려서 도둑을 따라 도망가기로 결심한다는 말이다. 계속해서 불건전한 생활을 하고 헛된 음식을 먹고 독성 가득한 약물을 몸에 퍼붓는다면, 마침내 세포들은 본래 타고난 고유의 유전적인 성질을 변형시켜서 난폭해지고 미쳐버리게 된다. 세포가 난폭해지고 미쳐버리는 상태, 이것을 우리는 암이라 부른다.

| 7단계 | **암**癌

    질병이 진화해서 마지막 단계에 멈춘 것이 바로 암이다. 그러나 암이 발생한 원인이 숨어서 계속된다면 아주 치명적인 상태가 된다. 이 단계에서 신체는 매우 허약해진다. 세포들은 더 이상 뇌의 통제를 받지 않는다. 미쳐버려서 아주 야성적으로 변하고 제멋대로 행동한다. 그러나 당신이 아무리 험악한 환경에 처해있더라도 식이요법으로 치료할 수 있다. 암은 체포될 수 있고 건강은 옛날처럼 회복될 수 있다. 당신이 아주 집중해서 열심히 실천하기만 하면 된다. 이 책의 목적을 '평생 질병없이 사는 법'이라고 밝힌 바 있다. 그러나 어쩌면 이 '7단계가 발생하지 않게 예방하는 법'이라고 바꾸어 말할 수도 있을 것이다.

    그렇다면 7단계까지 몸을 방치해서 암에 걸린 사람들이 일반적으로 생각하는 것과는 정반대로, 당신의 가장 친한 친구이며 새 생명을 주게 될 동지이며 '미쳐버린 세포'로부터 당신을 구해줄 여신은 누구일까? 바로 당신의 '몸'이다. 단 한 치의 의심도 하지마시라. 당신을 구해줄 여신은 바로 당신의 몸이다. 나는 40여년 동안 많은 사람들과 상담하면서 몸을 '적군'으로 생각하는 이야기들을 너무도 많이 들어왔다. 자기 몸이 자기와 다르게 행동하고 분리되어 있는 것처럼 얘기하는 사람들이 대부분이다. PBS TV프로그램에 출연해서 유방암과 싸우는 자신의 이야기를 털어놓는 한 여자의 인터뷰를 들어보시라. "나는 당장에라도 가슴을 떼어내고 싶다는 생각을 했어요. 가슴이 적군이라는 생각이 들었어요. 내가 가슴을 떼어내지 않으면 가슴이 나를 곧 죽일 것처럼 생각이 들었어요."[15] 지구상의 어떤 것도 결코 진실을 벗어날 수 없다. 결코 어떤 것들도…

현대인들은 인간의 몸을 각기 분리되어 있는 기관으로 나누어서 생각한다. 그러나 인간의 몸을 그렇게 생각하면 위험해진다. 인간의 모든 기관들은 모두 신성하고 중요하며 서로서로 연관성을 가지고 있으며 서로를 보호한다. 물론 어떤 기관이 치료가 필요할 경우 다른 기관은 집중해서 도우려고 노력한다. 가슴, 신장, 심장, 폐, 치아, 피부, 위장 등은 서로를 기꺼이 돕는다. 다른 기관이 상처를 입으면 자신도 영향을 받기 때문이다. 인체의 어떤 기관도 더 중요하지도 덜 중요하지도 않고 서로 가족처럼 돕는다. 그것은 마치 태양이 모든 곳에 햇빛을 골고루 뿌리는 것과 같은 이치다. 태양은 특별히 선호하는 곳에 집중해서 햇빛을 내리는 법이 없다. 어떤 기관에 문제가 생기면, 뇌는 그 곳에 에너지를 급파해서 문제를 바로잡으려는 시도를 한다. 그러면 우리 몸의 모든 지혜로운 세포들은 문제가 생긴 그 곳을 치유하라는 강력한 메시지를 받아 일제히 활동을 개시한다.

앞부분의 1단계부터 6단계를 통해서 우리 몸은 '불편함'이라는 경고음을 계속 보낸다. 만일 당신이 경고음을 충분히 이해하고 적절한 방법으로 대처하면 경고음은 즉시 멈추고 불편함도 사라진다. 만일 당신이 경고음을 잘 이해하지 못하고 그동안 해왔던 부적절한 개인 행동을 하면 당신의 몸은 다음 단계로 진화한다. 통증이 계속되고 몸은 더 긴장하게 된다. 이와 같은 메커니즘은 눈이 깜빡거리거나 피가 저절로 흐르는 것처럼 자동적으로 작동한다. 이러한 경고음은 위대한 우리 몸이 스스로를 방어하기 위한 아름다운 본보기에 불과하다. 우리 몸은 당신에게 변화하지 않으면 상태가 더 악화된다는 경고음을 보내고 있는 것이다.

당신은 어느 날 운전 중에 갑자기, 차량 내부의 계기판에 빨간불이 껌벅거리는 황당한 경험을 해본 적이 있을 것이다. 당신은 계기판의 이상 신호를 본 후 어떻게 대처하는가? 그 이상 신호가 금방 사라질 것이라는 희망을 가지고 무시하는가? 아니면 차를 정비소로 가져가서 문제가 무엇인지 정비사에게 물어보는가? 자동차를 만드는 회사는 자동차 사고를 미리 방지하기 위해서 자동차에 경고시스템을 만들어 놓는다. 당연하다. 만일 당신이 신을 믿는다면, 신이 너무 바쁜 나머지 우리 인간에게 경고시스템을 장착하는 것을 깜빡 잊었을 가능성이 있을까? 절대, 절대 그런 일은 있을 수가 없다. 현명하고도 지혜로운 절대자는 절대로 경고시스템과 같이 중요한 보안장치를 잊을 리가 없다.

　절대로 잊지 마시라. 당신이 지금 건강하다면 그것이 자연스러운 상태다. 우리 몸은 항상 건강한 상태로 살다가 죽도록 설계되어 있다. 건강한 상태는 당연히 누려야할 인간의 권리다. '특별하게 이상한 상태'가 질병이라는 말이다. 만일 건강에 문제가 생겨서 경고음이 울린다면 그것은, 건강을 계속 유지하기 위한 최고의 환경을 당신이 마련하지 못했다는 뜻이다. 몸속에 독소가 필요 이상으로 쌓여가고 있다는 뜻이다. 당신이 여기에서 불건전한 생활습관을 버리게 되면 질병은 더 이상 발붙이지 못할 것이다. 경고음은 멈추고 통증도 사라질 것이다. 원래의 건강한 상태로 다시 회복된다는 말이다. 그러나 당신이 경고음을 무시해서 약물을 몸속에 투여한다면, 그렇지 않아도 가득한 독소들과 협력하여 당신을 공격할 것이다. 계속해서 심각한 질병이 발생하게 되는 그 마지막에 '세포가 미쳐버리는 현상', 즉 암이 기다리고 있다는 말이다.

약물은 왜 위험한가?

 이번 장 전체에 걸쳐 나는 통증과 같은 불편함의 원인을 확실하게 제거하기 위해서는 병에 대한 '새로운 시각'을 가질 것을 강조했다. 이 새로운 시각에는, 약물 같은 것으로 경고음 스위치를 내리는 행위가 매우 위험하다는 사실도 포함된다.
 나는 아주 상식적이고도 쉽게 설명해보겠다. 당신의 가장 위험한 적군은 통증이 아니라 약물이다. 몸에 '불편함'이라는 경고음이 울리면 '병원에 가서 진단을 받고 약을 먹는 것'은 구태의연하고 관습적인 사고방식이다. 우리는 새로운 시각을 가져야 한다. 새롭다고 말하기 보다는, 우리 몸의 울림에 귀 기울이는 '자연의 방식'으로 생각하고 대처해야 한다는 말이다. 우리 어리석은 인간들은 '아프면 약을 먹어야 한다'는 상업자본주의 방식에 휘둘리며 살고 있다. 아무도 반대하는 사람이 없다. 그대가 아프다면 약을 먹으라, 그리하면 통증이 사라질지니… 그야말로 '약물님 만세!'다.

절대로 명심하시라. 약물은 절대 아무것도 치료하지 못한다. 돈을 팽개치고 자연치유를 연구하는 양심 있는 의사들은 이렇게 말한다. "거의 대부분의 경우 약물은 질병의 원인을 몸속 더 깊은 곳으로 옮겨 심는다. 생명을 위협하는 질병의 증상을 몰래 숨기는 것도 위험하지만, 용량을 초과하거나 잘못 사용되는 것도 심각하게 위험한 일입니다." 약물은 증상을 속인다. 증상이 안보이도록 보자기를 씌워놓는다. 약물은 바로 그 목적을 위해 사용된다. 약물은 당신의 몸에 경고음 스위치를 가위로 싹둑 잘라놓음으로써, 당신의 몸을 위해 해야 할 일을 잊게 만든다. 문제가 있음을 알려주기 위해서 통증이 존재한다는 말이다. 약물을 사용하면 문제의 원인이 감추어진다. 그래서 당신의 질병이 한 단계 한 단계씩 더 진행되는 것이다.

이 분야의 권위 있는 잡지 '의사를 위한 타운센드 편지'Townsend Letter for Doctors는 다음과 같이 밝혔다. "의사들이 처방하는 각종 진단서의 약물은 영양제로 대체되더라도 문제가 없습니다."16 영양제나 약물이나 별로 차이가 없다니… 내게는 별로 놀랄만한 내용도 아니다. 더 자연주의적인 의사들과 더 대체의학적인 의사들은, 아주 현명하게 선택되기만 하면 영양제가 진단서에 적힌 약물과 똑같은 일을 수행할 수 있다고 주장한다. 진단서에 적힌 '몸을 더 상하게 하는 효과'를 주는 약물보다 영양제가 더 몸에 좋을 수 있다고 반론을 펴기도 한다. 우리는 모두 약물중독사회에 살고 있다. 미국은 2007년

한 해에만 2조 달러가 넘는 돈이 의료시장에서 소비되었다. 그 중의 많은 돈이 약물에 소비된다. 제약업은 엄청나게 큰 비즈니스 시장이다. 얼마 전까지만 해도 미국에서 가장 큰 이익을 내는 곳은 석유업계였다. 그러나 지금은 그 이익이 제약업계에서 나온다.[17] 미국에 있는 모든 남자와 여자와 어린이들은 의사의 처방을 받고 1년에 11회 정도의 약물을 소비한다.[18] 여기에는 처방전 없이 살 수 있는 약은 포함되지 않았다. 모두 포함한다면 두 배는 가볍게 넘어서리라 여겨진다.

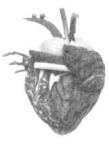

Fit for Life: A New Beginning

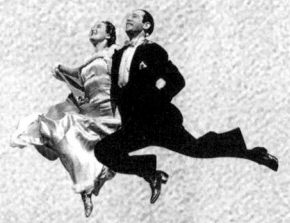

chapter 05

내 몸 안의 의사, 림프시스템

나는 진심으로 호모 사피엔스의 몸이 얼마나 정교하게 진화되었는지 당신이 깨닫기를 바란다. 나는 또한 당신의 몸이 얼마나 위대하며 지혜롭게 작동하는지 깨닫기를 바란다. 당신의 몸은 엄청나게 많은 일을, 그것도 완벽하게 수행할 능력을 가지고 있다. 당신 몸이 가진 지혜의 넓이와 깊이를 완벽하게 이해하는 것은 쉬운 일이 아니다. 당신은 신의 완벽한 창조물이며 진화의 마지막 단계로 완성되었다.

많은 생물학자들과 생리학자들은, 인간의 몸을 조정하는 지혜의 깊이를 완벽하게 이해하는 것은 불가능하다고 주장한다. 인간의 뇌만이 이해의 영역을 뛰어넘을 것이다. 아무리 정교한 컴퓨터도 인간의 뇌와는 비교대상이 될 수 없다. 뇌와 함께 우리 몸의 다른 요소들을 합친다면 파워 면에서나 능력 면에서 대적할 것이 없다.

앞서 말한 것처럼 우리 몸은 100조개의 세포로 구성되어 있고 완벽한 하모니를 이루며 작동된다. 각각의 기관은 더 경이롭다. 5.6리터의 피가 심장의 펌프작용을 통해서 혈관으로 보내지는데 총길이만 해도 15만km가 넘는다. 지구를 세 바퀴 넘게 돌 수 있는 길이다. 우리의 소화기관은 음식을 영양분으로 바꾸어 혈관에 실어 나르게 한다. 항상 조화를 맞추어서 운행되며 몸속의 온도를 일정하게 유지해준다. 폐는 신선한 산소를 세포에 보내준다. 200여개의 뼈와 600여개의 근육은 당신이 원하는 곳으로 이동할 수 있도록 서로 협력한다. 귀는 즐거운 음악을 듣게 해주고, 눈은 석양의 아름다움을 만끽하게 한다. 혀는 음식을 맛보는 즐거움을 주고 코는 장미의 향기를 맡게 해준다. 너무도 많은 기관들이 세밀하고도 자동적으로 작동해서 100년 가까이 당신을 위해 봉사한다.

인간의 몸은
왜 위대한가

위에 열거한 모든 기능을 조정하고 지배하는 당신의 몸에는 에너지가 내재되어 있다. 그 에너지가 미량의 원형질을 현재 당신의 놀라운 몸으로 변형시켜 놓았다. 당신의 손가락이 베이면 그 에너지가 즉각 그 사실을 알아차린다. 이때 아무런 주저함도 없이 피가 응고되기 시작해서 딱지가 생긴다. 딱지를 방패막이로 삼아서 피부가 스스로 치료하는데 딱지가 자연적으로 떨어지면 저절로 피는 더 이상 나오지 않게 된다. 뼈에 금이 가서 골절이 생기면 무엇이 치료할까? 당신은 깁스를 해서 팔을 어깨에 메지 않아도 된다. 당신의 몸이 지혜의 힘으로 치료한다. 금이 간 뼈 양쪽에는 아교보다 강력한 물질이 숨어 있다. 그 물질이 양쪽 뼈를 하나로 다시 붙여서 부러지기 전보다 더 강하게 재생해낸다. 이 전 과정은 인간이 만든 화학공식이나 물리공식을 통해서 만들어지는 것이 아니라 생리학적으로 완성된다. 당신이 넘어져서 여러 군데 뼈에 손상이 갈지라도 뼈는 자동적으로 복구된다. 그 사이 당신 몸의 무수히 많은 기능들이 이 모든 과정을 돕는다. 에너지에 내재된 힘이 이와 같이 인간의 몸을 조절하고 통제하는 것이다.

에너지, 당신이 태어나면서 갖고 살아온 이 힘은 당신이 살아있는 한 절대 당신을 배신하지 않는다. 에너지는 당신이 존재하는 이유이기 때문이다. 에너지는 상처를 완벽하게 치유하며 인체의 모든 기관과 장기들을 원래의 건강한 상태로 복구하는 힘이다. 당신이 지금 건강한 상태든 질병에 걸린 상태든 상관없다. 에너지는 당신이 어떤 상황에 처해 있더라도 자동적으로 원래의 건강한 상태로 돌려놓는 힘을 가지고 있다. 당신이 살아 숨 쉴 만큼의 에너지만 있어도 에너지는 당신을 돕기 위해 최선을 다한다. 에너지가 힘을 가지면 당신을 원래의 건강한 상태로 100% 복구시킬 수 있다는 점을 알리기 위해 나는 지금 이 글을 쓰고 있다.

우리는 우리의 몸을 항상 건강한 상태로 유지시켜야 한다. 그런데 사실 그것은 아주 정상적이며 자연적인 상태다. 건강한 것이 당연하다는 말이다. 몸이 아프거나 질병에 걸린 것이 비정상이라는 말이다. 비록 건강한 것이 정상이라고 할지라도, 우리는 우리 몸이 가진 놀라운 질병치유능력에 감사해야 한다.

물론 우리 몸 전체가 일심동체로 협력하여 질병으로부터 보호하고 치유한다고 해도, 몸에서 발생하는 독소를 특별히 잘 배출하도록 도와주는 '전문가집단'이 있기 마련이다. 이 전문가집단은 아무에게도 보이지 않는 투명인간처럼 행동한다. 투명인간처럼 문제를 해결하고 홀연히 사라진다. 그래서 우리는 이 전문가집단에게 감사할 줄 모른다. 이것은 설명할 수 없는 인체의 미스터리이기도 하다.

림프시스템은
몸 안의 쓰레기 청소부

이 책을 읽는 당신도 나와 유사한 경험이 있을 것이다. 어릴 적 어머니는 내게 냉장고에 가서 버터를 꺼내 가져오라고 말씀하신 적이 있었다. "네, 엄마!" 대답을 하고 냉장고로 달려가서 냉장고 문을 열었지만 버터는 거기 없었다.

"엄마! 버터가 없는데요?"

"냉장고 안에 있어, 에고 내가 가야겠다."

"다 뒤져봤는데 진짜 없어요."

"눈을 크게 뜨고 봐야지. 냉장고 문 열면 맨 앞에 있어."

"진짜라니까 그러네. 다른 데 두신 거 아녜요?"

"앓느니 죽지, 내가 가야겠다."

"엄마! 어제 저녁에 아빠가 다 먹어버린 거 아닐까?"

답답해하던 어머니는 혀를 쯧쯧 차시면서 냉장고로 성큼 달려오셨다. 구석구석 보시지도 않고 냉장고 앞쪽 박스에 있는 버터를 냉큼 찾아내셨다. 믿을 수 없는 일이었다. 분명히 내가 구석구석 다 뒤져봐도 찾지 못했는데 말이다. 어머니는 그야말로 눈 깜짝할 새도 없이 찾아내신 것이다. 마치 마술사가 소매 속에서 비둘기를 꺼내듯이 어머니가 마술을 한 것이라고 착각할 정도였다.

그렇다면 우리 몸은 또 어떨까? 전능하신 신께서 만들어 놓으신 그 독소배출기관은 도대체 어디에 있을까? 설사 버터가 없었다고 하더라도 뭐 죽고 살 일은 아닐 것이다. 그러나 독소배출기관은 죽고 살 일이다.

이제 우리는 질문해야 한다. "신이시여, 그것이 무엇입니까? 도대체 그것이 무엇이길래 꽁꽁 숨겨두었습니까?" 질병을 예방하고 통증을 없애주는 가장 중요한 기관, 그 독소배출기관이란 것이 도대체 무엇이고 어디에 있는 것일까? 관습적인 전통의학과 자연위생학의 가장 큰 차이점이 여기에 있다. 자연위생학은 인간의 몸을 '다이내믹한 시스템'으로 본다. 자연위생학에서는 '인간의 몸은 문제를 해결하기 위해 끊임없이 노력한다'는 관점에서 바라본다는 말이다. 일반의학에서는 인간의 몸을 '불행한 희생자'로 본다. 악마(질병)가 침투해서 파괴하려는 대상으로 바라본다는 말이다.

나는 지금 인간의 림프시스템에 대해 말하고 있는 것이다. 이 엄청난 시스템의 목적은 오랫동안 잘못 이해되어왔고 하찮게 여겨졌다. 인체의 놀라운 기능을 수행하는 데는 여러 가지 시스템이 있다. 신경시스템, 심장과 혈관시스템, 근육과 골격시스템, 그리고 림프시스템 등이다. 림프시스템은 인체의 중요한 방어시스템이다.

우리의 몸은 스스로 몸을 방어하고 보호하는 능력이 있다. 전능하신 신께서는 이 모든 것을 생각한 후에 인간의 몸을 만들었다. 신께서 질병으로부터 몸을 보호하는 메커니즘을 몸 안에 넣지 않았다면, 어찌 그리 하찮은 신을 우리가 믿고 의지한다는 말인가? 당신은 그런 엉터리 신을 제발 믿지 않기를 바란다. 이러한 방어시스템을 우리는 면역시스템Immune System이라고 부른다. 면역이라고 표현하면 좀 그럴듯해 보인다. 그러나 단지 그럴듯하게 보이기 위해 만든 단어가 아니다. 당신은 내가 단지 '방어시스템'을 멋지게 보이려고 '면역시스템'으로 부르는 것이 아니라는 점을 알아야 한다.

당신이 만일 총알이 장전된 총을 머리에 대고 방아쇠를 누른다고 생각해보자. 이 엄청난 행위에 대한 방어시스템은 존재하지 않는다. 폭력에 대항하는 방어시스템이 존재하지 않는다는 말이다. 사람들은 보통 선상하지 못한 삶을 살아가더라도, 문제가 생기면 의사를 찾아가 약을 먹거나 주사를 맞으면 되고, 그러면 놀랍게도 아픈 것이 어느 정도 해결된다고 믿어왔다. 바로 그런 오해가 당신을 서서히 종말로 이끈다. 그런 사고방식이 문제라는 말이다. 나는 이 책 전반에 걸쳐 우리가 일반적으로 '면역시스템'이라고 부르는 것을 '방어시스템'이라는 의미로 사용할 것이다.

질병을 예방하고 건강을 회복하기 위해서 알아야 할 가장 중요한 점은 림프시스템을 이해하는 것이다. 인체 방어메커니즘의 핵심사항이기 때문이다. 방어시스템의 사령탑이 림프시스템이라고 생각하면 맞다. 림프시스템은 절대 복잡한 것이 아니다. 나는 쉽게 설명하는 것을 좋아한다. 사기꾼은 말이 많고 복잡하게 말한다. 간단하게 말하겠다. 면역시스템의 총사령관이 림프시스템이다. 우리가 소변을 본다고 할 때, 우리 몸의 모든 기관이 액체성분의 독소를 소변을 통해서 배출하도록 돕는다. 그러나 소변을 보는 기관은 방광이다. 그러니까 소변의 전 과정이 면역시스템이라면 방광은 림프시스템이라는 말이다. 면역시스템의 최종과정을 관장하는 것이 림프시스템이다.

4장에서 언급했듯이 질병을 일으키는 가장 중요한 범인은 독소다. 독소보다 더 중요한 질병의 원인은 없다. 그러나 범인을 잡아서 감옥에 집어넣는 형사도 있기 마련이다. 그 형사가 바로 림프시스템이다. 따라서 질병을 이해하기 위해서는 반드시 독소와 함께 림프시스템을 이해해야 한다.

독소가 인체 내부로 들어와서 몸 안에 쌓이면 어느 정도 몸에 타격을 준다. 조금씩 아프다가 심한 통증이 생길 수도 있고 장기간 적체될 경우 세포가 '미쳐버릴' 수도 있다. 그러나 독소의 잔여물이 인체 내부에 위험을 가하지 않을 정도로 제거되기만 하면 우리 몸은 원래 상태로 돌아온다. 질병에 걸릴 수가 없다는 말이다. 그렇다면 이처럼 독소를 밖으로 내보내는 메커니즘을 관장하는 최소한의 기관이 있어야만 한다는 것도 전혀 이상한 일이 아닐 것이다.

우리 몸에 이처럼 놀라운 일을 관장하는 기관이 있다는 것은 당연하면서도 참으로 다행스러운 일이다. 당신은 이 책을 읽기 전에 이런 생각까지는 안 해보았을 것이다. 그것은 마치, 사과를 먹었는데 그것이 피가 되는 것과 같은 이치다. 당신은 한 번도 사과가 혈액으로 변한다는 생각을 못해봤을 것이다. 그런 생각을 해보았다면 당신은 대단한 사람이다. 음식을 혈액으로 만드는 실험실을 관장하는 과학자는 세상 어디에도 없다. 그러나 우리의 몸은 이처럼 엄청난 일을 아무런 일도 아니라는 듯 태연하게 수행하고 있다.

음식을 혈액으로 바꾸는 놀라운 능력을 가진 우리의 몸에 독소를 배출하는 기관이 없다는 것은 상상할 수 없다. 그 림프시스템에 대해 자세히 알아보자.

몇 년 전 뉴욕위생국의 공무원들이 파업을 일으켜 쓰레기 청소를 거부한 일이 있었다. 파업이 얼마나 오래 지속되었는지는 기억할 수 없지만, 뉴욕시민에게 그 파업이 얼마나 끔찍한 일이었는지는 나는 똑똑히 기억하고 있다. 쓰레기가 담긴 큰 봉투 몇 개만 문 앞에 있어도 눈살이 찌푸려지기 마련인데, 엄청난 분량의 쓰레기 더미가 사람들이 걷는 인도를 가로막고 있다고 상상해보시라. 거기에다 음식물 찌꺼기가 봉투를 찢고 흘러내린다면 어떨까? 차도로 흘러내려 자동차가 깔아뭉개고 지나간다면 어떨까? 치과에 가서 스케일링할 때 드르륵 하는 소리가 귀에 들리는 듯 아찔하다.

매일 저녁마다 뉴스는 그 끔찍한 광경을 우리에게 보여주었다. 쓰레기 더미에 갇힌 뉴욕의 거리를 보여주었고 인상 찌푸린 뉴욕시민들의 인터뷰를 들려주었다. 기한이 없는 파업이었다. 만일 파업이 멈추지 않는다면 뉴욕시가 문을 닫아야 할 판이었다. 내가 지금 무슨 얘기를 하고 있는지 짐작하시는가? 그렇다. 림프시스템에 대해 말하고 있다. 우리 몸의 쓰레기 청소부 림프시스템 말이다. 그러나 우리의 림프시스템은 어떤 상황에서도 파업을 하지 않는다. 너무도 다행이지 않은가? 하루 24시간 계속해서 몸의 내부를 청소하고 원래 상태로 복구시키는 일은 그리 쉬운 일은 아니다.

나는 지금 어느 학회의 세미나에서 석학들을 상대로 현학적인 논문을 발표하는 것이 아니다. 기업의 많은 연구비를 받아서 그 기업의 마케팅욕구를 만족시키려는 허접한 논문을 발표하고 있는 것이 아니다. 나는 진실, 그러니까 우리 몸의 위대함에 대해서 당신에게 설명하고 있다. 나는 지금 우리 몸의 신비하고도 위대한 지혜를 당신이 깨닫기 바라는 마음으로 이 글을 쓰고 있다. 위대한 지혜를 가진 림프시스템이 수행하는 모든 기능은 단 하나의 예외도 없이 작동되고 있다. 바로 이 사실을 깨닫기를 진심으로 바란다.

림프시스템은 림프액, 림프관, 림프구, 림프 주머니(림프절) 등 믿기 어려운 복잡한 네트워크로 구성되어 있다. 이 모든 것이 합심하여 쉬지 않고 쓰레기를 밖으로 배출해낸다. 수백만 수천만의 병정들이 림프시스템 문 앞에서 몸을 파괴하는 독소들을 밖으로 몰아낸다. 림프시스템을 길이로 환산하여 늘어놓는다면 무려 16만km를 초과한다. 이것은 지구를 4바퀴나 돌 수 있는 거리다.[19] 림프액은 몸에 있는 혈액의 3배나 되는 양이다.[20] 숫자로만 봐도 그 중요성을 알 수 있다.

림프시스템은 혈액의 순환시스템과 달리 몸의 조직에서 유동액 상태로 물질을 끄집어낸다. 일단 세포에서 독소를 골라내면 다소 복잡한 과정을 통해서 부수고 정리한 다음 몸 밖으로 몰아낸다. 림프시스템에서는 림프구Lymphocytes(림프세포, 백혈구)를 생산해낸다. 이 림프구는 몸속의 침입자인 박테리아와 같은 외부물질을 찾아내서 파괴하고 몸 밖으로 제거하는 중요한 역할을 수행한다.

  온몸을 장악하고 있는 림프시스템은 24시간 독소를 흡수하게 되는데, 대식세포Macrophages 및 림프구와 같은 청소세포의 표면에 달라붙어 흡착된다. 가용성 독소(항원)의 99%이상은 인체의 림프주머니Lymph Nodes에 포획될 수밖에 없다.

림프시스템은
어떻게 작동하는가

　연골조직, 손톱, 머리카락 등을 제외하고 당신의 몸은 림프시스템 속에 담겨있다고 해도 과언이 아니다. 만일 당신이 몸의 분비선과 신경계 네트워크를 큰 그림으로 펼쳐본다면, 미세하고 촘촘한 망으로 만들어진 주머니들(좁쌀만한 크기부터 콩알만한 크기까지)을 확인할 수 있을 것이다. 이 작은 주머니들이 림프절이다. 림프주머니는 우리 피부 바로 밑에 위치하고 있어서 눈으로는 확연하게 보이지 않는다. 그러나 림프주머니가 어디에 있는지는 느낄 수는 있다. 목 주위, 턱 밑, 겨드랑이, 배 안쪽, 다리 안쪽의 사타구니에 수없이 많은 림프주머니가 위치해 있다.

　비정상적으로 큰 림프절도 있다. 입을 열면 맨 안쪽에 보이는 것, 바로 편도선이다. 과거에는 어리석은 의사들과 돈을 사랑하는 의학업계에 의해 '불필요하므로 제거해야 하는 혹'으로 여겨졌었다. 전능하신 신께서 실수로 만든 혹으로 여겨졌고, 호모 사피엔스의 700만 년 진화과정에서도 완벽하게 진화하지 못한 '미완성물'로 여겨졌다. 그들은 겁먹은 환자들을 위협해서 '완벽한 독소제거장치'를 제거하고 돈을 챙겼다. 그러나 세월이 흘러 진실이 밝혀졌다. 편도선은 신의 위대한 창조물일 뿐만 아니라 700만 년 진화의 결정판으로 밝혀졌다는 말이다. 편도선은 목구멍과 콧구멍 사이에 위치해서, 그 곳으로 침입하는 각종 박테리아와 몸에 해가 되는 물질을 걸러내는 림프시스템 중 가장 위대한 청소부라는 사실이 밝혀졌다는 말이다.[21] 전능하신 신께서 인간의 몸을 완성한 후 어찌 그 청소부를 그 곳에 넣는 것을 잊을 수 있단 말인가?

상업자본주의 의학업계는 편도선을 '자연의 이치'로 본 것이 아니라 '돈이 되는 혹'으로 본 것이다. 그들은 편도선이 그 곳에 왜 위치해 있는지는 관심이 없었다. 그들은 자연위생학에서 주장하는 '인간의 몸은 진화의 결정판이며 스스로 치유하는 능력을 가졌다'는 사실에 전혀 귀를 기울이지 않았다.

아주 오래전 그러니까 1988년 런던을 여행했을 때 우연히 어느 지방을 방문하다가 그 지역신문을 읽고 소스라치게 놀랐던 기억이 있다. 그 신문에 떡하고 들어앉은 '편도선수술 할인세일'Tonsils Bargain 이라는 광고 때문이었다. 광고내용은 이랬다. "아무런 쓸모도 없고 골칫거리인 당신 아이들의 편도선을 깔끔하게 없애드리기 위해서, 저희 의사들은 휴가를 반납하고 자진해서 2주 동안 무료로 검사를 해드리겠습니다. 또한 검사를 마무리 한 후에 저희들이 특별히 완성한 편도선제거 자동시스템을 통해서 아주 저렴한 가격으로 아무런 고통도 없이 일사천리로 수술을 완성해드릴 것을 약속드립니다." 그 병원의 관계자는 계속해서 말을 이어갔다. "저희 병원은 지난 부활절 기간에 무려 128명의 편도선을 성공적으로 제거했으며 이러한 성공은 귀하의 아이들에게도 축복으로 주어질 것입니다."[22] 솔직히 고백하지만 나의 편도선도 3살 무렵에 사라졌다. 제거한 것이 아니라 제거 당한 것이다. 3살 아이가 무엇을 알았겠는가? 그 당시에 편도선은 '신께서 실수로 목구멍에 넣은 실패작' 정도의 웃음거리로 여겨졌다. 의사들도 부모들도 아이의 밝은 미래를 기원하며 편도선을 없앴다. 슬픈 일이다. 웃다가 눈물이 나올 정도로 슬픈 일이다.

편도선이 부어서 커지면 음식을 삼키는 것이 불편해진다. 그것은 우리의 몸이 다음과 같은 신호를 보내는 것이다. "이봐! 먹는 것을 좀 그만 두었으면 좋겠어. 내가 바이러스와 잡균들을 모아서 청소하고 있는데 바빠서 그래. 음식이 자꾸 들어오면 내가 일을 못하잖아." 자연위생학과 몸의 기본원리를 깨우친 사람은 편도선이 우리에게 보내는 메시지를 알아듣고 적절한 조치를 취할 것이다. 먹는 것을 그만 둘 것이라는 말이다. 그러나 우리는 그동안 목 안쪽의 위대한 청소부를 악마라는 이름으로 뿌리째 뽑아버리고, 그 기념으로 아이에게 커다란 아이스크림 한 사발을 선물하는 엄청난 범죄행위를 자행해버렸던 것이 사실이다.

솔직히 말해서 당신은 림프시스템의 생리적 기능을 세세하고 구체적으로 이해할 필요는 없다. 당신이 알아야 할 것은 독소가 몸에 쌓인다는 사실과, 그것이 제거되지 못하면 통증의 원인이 된다는 사실과 결국 질병에 걸리게 되며 나중에는 세포가 미쳐버린다는 사실과, 그러나 이 전 과정에 우리의 위대한 림프시스템이 작동해서 몸 안의 독소를 녹여서 몸 밖으로 내보낸다는 사실이다. 일반적으로 질병을 예방하기 위해서 알아야 할 것은 그 정도면 충분하다.

림프시스템을 가장 잘 이해하기 위해서 하나의 예를 들어보겠다. 나는 그 예를 유방암으로 선택했다. 그 이유는 다음과 같다. 첫째, 유방암은 우리가 흔히 뉴스에서 접하는 관심사항이며 다음 장에서 특별히 다룰 주제이기도 하기 때문이다. 둘째, 앞에서 내가 언급했던 '암은 어디에서 발생한 어떤 종류의 암이든 모두 암이다'는 사실을 확실하게 설명할 수 있기 때문이다. 반드시 기억해주시길 부탁드린다. 세포가 '몸속 어느 장소에서 미쳐버렸나'하는 것은 중요하지 않다. 중요한 것은 '계속되는 몸의 경고를 무시하고 학대한 결과로 세포가 미쳐버렸다'는 사실이다. 임이 어니에서 발견되더라도 림프시스템은 거기에 반드시 존재한다. 유방암이 발견되는 때에도 거기에는 변함없이 림프절과 림프시스템이 존재한다. 장소는 그저 장소에 불과하다는 말이다.

암은 그저 하나의 단어라는 점을 잊지 말기 바란다. 부탁하건대 암을 지나치게 무서워하지 말기 바란다. 우리는 암을 흑사병처럼 공포스럽게 여길 수도 있고, 그저 지나가는 감기쯤으로 의미를 희석시킬 수도 있다. 당신이 이 책을 서점이나 인터넷에서 돈을 주고 구입해서 여기까지 읽었다는 것은, 다른 사람과 달리 생각하는 '진실된 사람'이라는 증거다. 따라서 이제 당신은 암이라는 것이, 그동안 당신이 생각해온 것과 다른 의미를 가졌다는 식의 '사고의 전환'이 필요하다. 암이 '나도 몰래 우연히 생겨서 몸을 망치는 악마'라고 생각하면 안 된다는 말이다. 당신은 몸의 반응에 귀를 기울이지 않았던 당신의 생활습관을 탓해야 한다. 수년 수십 년 동안 여러 단계에 걸쳐 당신에게 알려준 몸의 경고음을 무시한 결과라는 점을 인정해야 한다는 말이다. 몸 안에 있는 세포들이 자가치료를 하느라 아플 테니 조금만 참아달라고 부탁하는 데도 불과하고, 비상벨 스위치를 가위로 싹둑 자르고(의사들이 아무 생각도 없이 던져주는 약으로) 쿨쿨 잠을 잤던 당신의 책임을 인정해야 한다는 말이다.

당신의 몸 어디가 부었다는 것은 지금 그 곳에서 독소를 내보내기 위해 치열하게 싸우고 있다는 증거다. 그러니까 작든 크든 약간의 덩어리나 멍울 같은 것이 생겼다면 그것은 림프주머니가 부어 있는 상태다. 그 피부 밑에서 림프와 독소들이 치열한 싸움을 벌이고 있다는 증거다. 너무 많은 독소들이 다른 곳으로 돌아다니면서 깡패짓거리를 못하도록 림프주머니에 모아두고 하나씩 제거하는 중이라는 명백한 증거다.

당신은 몸 어디가 좀 부었다고 해도 전혀 두려워할 필요가 없다. 그것은 림프시스템의 자연스런 치유현상이기 때문이다. 당신이 전혀 알지 못하는 상태에서도 부어오른 림프주머니는 끊임없이 '커졌다 작아졌다'를 반복하기 때문이다. 어쩌다 하나가 발견되었다 해도 깜짝 놀라 돈다발을 들고 가서 의사의 뒷주머니에 꽂아줄 필요가 없다는 말이다. 오히려 감사해야 할 일이다. 지금 당신의 몸이 스스로 지혜와 능력을 발휘해서 독소의 무리를 림프주머니에 가둬두고 하나도 남지 않을 때까지 몸 밖으로 제거하고 있기 때문이다. 몸이 그 능력을 가졌다는 점을 보여주고 있기 때문이다. 그 에너지를 가지고 있기 때문이다. 이것은 몸의 가장 중요한 자가치유 능력이다.

림프주머니는 항상 '채워졌다 비워졌다'를 반복한다. 몸속 독소의 양이 적을수록 주머니를 신속하게 비워낼 수 있고, 몸속 에너지의 힘이 강할수록 독소를 신속하고 깨끗하게 비워낸다. 수잔 러브 박사Dr. Susan Love는 다음과 같이 밝혀냈다. "림프주머니가 조금 부어서 멍울이 생겼다면 그저 심호흡을 한 번 하면 그만입니다. 절대 놀랄 필요가 없습니다. 암이 발견되었다고 해도 긴급상황이 아닙니다. 멍울이 생겼다면 더 더욱 긴급상황이 아닙니다. 모든 암에는 어린 새싹과 같은 멍울이 12개 정도 있을 뿐입니다."[23]

여자들의 가슴에서 멍울을 발견한 후 두려움에 벌벌 떨게 만드는 것, 그것은 암의 징후라며 가녀린 여자를 공포에 몰아넣는 이 유방암 비즈니스, 나는 이 위협마케팅을 범죄라고 생각한다. 현대여성들은 몸에서 조금의 이상한 징후만 발견되더라도 공포심을 갖도록 교육받았다. 그것을 이해하고 감사하도록 교육받지 못했다. 무지가 공포를 낳는다. 만일 당신이 멍울이란 무엇이고, 왜 멍울이 발생하는 것이며, 눈치 채지 못할 정도로 간단하게 없어지는 것을 알게 된다면, 두려움은 아침안개가 햇살을 받아 걷히듯 사라질 것이다. 물론 림프주머니가 붓는 현상은 여자의 가슴에서만이 아니라 몸의 어디에서나 일어날 수 있는 현상이다.

예를 드는 것을 남들보다 비교적 좋아하는 사람으로서, 림프시스템과 멍울에 대해 예를 들어 설명해보겠다. 분수대를 생각해보자. 분수대는 가운데 큰 그릇모양의 선반과 좌우로 작은 그릇 모양의 선반들이 여러 개가 있는데 이것들이 위아래 7겹쯤 되어 있어서 성탄절 트리처럼 생겼다고 상상해보자. 꼭대기는 좁고 맨 아래는 넓은 형태가 만들어진다. 물이 가운데 꼭대기로 치솟으면 그 물은 꼭대기 선반에서 아래 쪽 선반으로, 그 물은 다시 아래쪽 선반으로 계속해서 흐른다. 마지막 선반은 분수대 바닥이다. 물이 다 흘러내리면 펌프가 다시 분수대 중심 꼭대기로 물을 쏘아 올린다. 나는 이런 분수대의 모형물을 탄산음료를 공짜로 나누어주는 어떤 마케팅 행사에서 본 적이 있다. 아주 단순하게 비교해보았다. 림프시스템의 전체 네트워크는 분수대와 아주 비슷하다. 몸속의 쓰레기가 물이라면 림프주머니는 물이 가득 차 있는 그릇 모양의 선반들이다.

몸속에 독소가 끊임없이 생산되고 쌓이더라도 계속해서 림프시스템에 체포되어 몸 밖으로 추방된다는 점을 기억하기 바란다. 림프주머니는 참으로 작고 신기한 주머니다. 그러나 림프주머니는 너무도 중요한 인체 방어시스템의 하나다. 림프액이 림프주머니를 들락날락하면서 박테리아 등 외부 불순분자들을 잡아오면, 림프주머니가 이를 선별하고 가공해서 밖으로 배출한다. 이 쓰레기 물질들은 잘게 쪼개지고 분해된 다음 배출되는데, 배출되는 양보다 더 많은 양이 빠른 속도로 림프주머니에 쌓이면 문제가 생긴다. 림프주머니가 감당을 못해서 부풀어 오른다는 말이다. 용량이 초과됐기 때문이다. 림프주머니에 독소가 가득 차서 부풀어 오르면 쓰레기는 부근의 비어있는 다른 림프주머니로 이동한다. 특별히 아주 크게 부풀어 오른 림프주머니는 외과수술을 통해 제거되기도 한다. 그러나 림프주머니가 제거된다고 해서 문제가 해결되는 것은 아니다. 림프주머니에 쓰레기가 쌓이는 것이 문제가 아니라, 쓰레기 독소가 증가하는 속도가 문제다.

잠깐 앞에서 말했던 분수대 이야기로 돌아가 보자. 만일 꼭대기에 있는 분수의 선반에 물이 가득 차서 밑에 있는 선반으로 내려간다고 해서, 문제가 되는 꼭대기 선반을 제거하면 문제가 해결된다고 생각하는가? 꼭대기 선반을 제거하는 것은 물이 못 흘러내리게 하는 일에 아무런 도움을 주지 못한다. 선반에 물이 차지 않게 하는 유일한 방법은 선반을 제거하는 일이 아니라, 물이 흐르지 못하게 하는 일이다. 당연히 림프주머니가 커지는 것을 방지하는 일은 림프주머니를 제거하는 것이 아니라 쓰레기가 림프주머니로 들어오지 못하게 하는 것이다. 림프주머니가 부어오른다고 해서 그것을 계속 잘라낸다고 생각하는 것은 정말 끔찍한 일이다. 그렇게 되면 우리 몸의 방어시스템은 손상될 것이고 이로 인해 독소가 제멋대로 몸속을 흘러 다니면서 죽기 직전의 상태로 만들 것은 너무도 당연한 일이 아닌가 말이다. 당신의 몸은 생명을 지키는 성곽이다. 림프주머니는 성벽이고 보초병이다. 그 건장하고 아름다운 림프주머니들이 적군으로부터 당신을 지켜내는 일을 하고 있다는 말이다. 당신은 림프시스템 없이는 절대 살 수 없다.

진실로 가는 길

즐거운 얘기는 함께 나누는 것이 좋다. 나는 책을 쓰면서 어떤 도움을 받을 때가 종종 있다. 신의 도움을 받아서라도 알고 싶을 때가 있는데 그럴 때면 꼭 그런 일이 생긴다. 원하는 정보가 있을 때면 우연보다 더 우연히, 생각하지 않았던 방식으로 내게 배달되곤 했다. '이 분야에 대해 조금 더 알고 싶다'고 생각되면 '하비 선생님에게 도움이 될까'해서 보내온 책자나 논문을 받곤 했다. 어떨 때는 우연하게 들른 서점에서 잡지의 표지를 보고 원하는 정보를 찾았을 때도 있었다. 그러니까 '우연의 일치'와 '신의 간섭'이 내게 작동하고 있음에 틀림없다. 아마도 내가 그 주제에 집중하고 있었기 때문이리라.

나는 이 책을 쓰기 시작하면서 많은 고민을 하고 있었는데 바로 그 날 친구에게서 전화가 왔다. 내게 도움이 될 만한 책이라면서 소개해준 것은 제임스 레드필드James Redfield의 〈천상의 예언〉The Celestine Prophecy이라는 책이었다. 나는 보통 나의 관심분야가 아니면 책을 잘 안 읽는 스타일이다. 그런데 그날은 하도 생각이 안 풀려서 어디 지나가는 고양이를 붙들고라도 질문을 하고 싶었다. 그 책은 '영적으로 각성하게 도와주는 인생의 9가지 통찰'이라는 주제를 다루고 있었다. 그 첫 번째가 '인생에서 일어나는 모든 일은 반드시 목적을 가지고 스케줄에 맞추어 일어난다'는 것이었다. 우연의 일치로 일어나는 일은 하나도 없다는 것이다. 작은 새의 깃털로 사람을 쓰러트린다고 해도 그것은 절대 우연이 아니라는 말이다.

나는 이 책을 쓰기 시작하면서 바로 이 말을 이 책의 중심축으로 해야겠다는 강한 생각을 갖게 되었다. 첫째로 이 말은 '몸속에 생긴 멍울의 정체'가 무엇인지를 말해주며 그 멍울 뒤에 숨어있는 림프시스템의 신비를 설명해주기 때문이다. '독소를 제거하고 그 곳에 에너지를 채우는 것'이 질병을 예방하고 건강한 육체를 만들어준다는 깨달음을 설명해주기 때문이다. 둘째로 이 말은 우주를 창조한 신이라면, 그가 허접한 가짜 신이 아니라면, 림프시스템처럼 중요한 질병예방 시스템을 몸속에 갖추어 놓는 것을 깜빡 잊었을 리가 없다는 사실도 설명하는 셈이 된다. 환경에 적응해서 그 환경에 항상 완벽하게 진화해온 호모 사피엔스의 700만 년 진화를 설명하기에 조금도 부족함이 없는 셈이 된다. 림프시스템은 몸을 희생양으로 삼기 위해 존재하는 것이 아니라 몸을 살리기 위해 존재한다는 것을 그 책의 주제가 설명하고 있다는 말이다.

나는 지금 유방암에 대해 말하기 위해서 위의 책 얘기를 꺼냈다. 유방암을 치료하기 위해서 여성의 가슴을 도려내는 것이 얼마나 우스꽝스러운 일인가를 생각해봐야 한다는 말이다. 유방암을 예방하고 치료하기 위해 '암예방 시스템'을 도려낸다는 것이 얼마나 선동적이고 도발적이냐 하는 말이다. 내게 상담을 요청해온 많은 여성들이 '안전을 위해서 림프주머니를 제거해야 한다'고 확신에 차서 말하는 의사들에 대해 내게 말해주었다. 그것은 마치 도둑이 들어오는 것을 막기 위해서 집에 있는 경보시스템을 통째로 들어내는 일과 절대로 다르지 않다.

이 책을 쓰고 있는 어느 날 나는 친구로부터 전화 한 통을 받았다. 아주 멀리 떨어져 살고 있는 그는 내가 림프시스템이라는 주제에 대해 관심이 있는지도 전혀 몰랐다. 내가 이 주제에 대해 책을 쓰고 있다고 말하자 내말이 끝나기가 무섭게 책 한 권을 소개했다. 그는 최근에 〈해부학 및 생리학〉Anatomy and Physiology이라는 학계에서 매우 권위 있는 책을 읽었는데 아름다운 그림과 정교한 문체로 써진 책으로, 림프시스템에 대한 내용이 자세하게 나와 있다는 것이었다. 그가 책 이름을 말하고 내가 수화기를 내려놓는 순간, 나는 그것이 또 한 번의 '우연의 일치'와 '신의 간섭'이라고 직감했다. 그 책은 아주 학문적인 책이었기 때문에 동네 서점에서는 구할 수가 없었다. 나는 결국 택배로 다음날 보내주겠다는 서점을 찾아냈다.

바로 다음날 책을 받아보자마자 현관문에 선 채로 다급히 그 책을 훑어보기 시작했다. 거기에 내가 찾는 주제가 있었다. '림프기관과 면역계'Lymphatic Organs and Immunity라는 주제의 장을 금방 찾을 수 있었다는 말이다. 보물섬으로 안내하는 보물지도를 발견하는 미스터리 영화를 본 적이 있는가? 비바람과 폭풍우를 헤치고 마침내 보물섬으로 가는 지도를 발견하는 그런 영화 말이다. 둥, 둥, 둥, 배경음악이 점점 커지면서 주인공이 바로 보물을 발견했을 때, 카메라는 줌인해서 그 영웅의 얼굴을 클로즈업한다. 그 다음 팡파레가 울리고 고난과 역경을 헤치고 보물을 발견한 주인공이 주먹을 불끈 쥐고 허공에 외친다. "찾았다!" 그렇다. 그 책을 펼치는 순간 나도 그것을 느꼈다. 나는 카메라를 똑바로 응시하며 소리를 지른다. 바로 그 순간 스티븐 스필버그 감독이 카메라 뒤에 서서 외친다. "컷, 완벽해!" 스필버그 감독의 짧고 감동적인 멘트가 촬영장에 울려 퍼진다. 현관문에 서서 책을 한 줄 한 줄 읽어가면서 나는 스필버그처럼 외치고 있었다. 완벽해… 처음엔 내 눈을 의심했을 정도였다. 나는 내가 그동안 고민하고 노력해온 모든 작업을 보상받는 느낌이었다. 지구의 마지막 벼랑에서 만난 것 같은 바로 한 문장 때문이었다. 그 문장은 간결했고 확신에 차 있었다. 그 다분히 학구적인 의학서적에서 날아와 내 눈에 박힌 문장은 다음과 같다.

> 암세포는 중앙부위에서 몸의 다른 곳으로 확산해갈 때 림프시스템을 통과한다. 맨 먼저, 암세포가 림프시스템을 통과하게 되면 림프액을 추적 조사하는 림프주머니에 의해 체포된다. 만일 암수술을 하게 되면 악성(암세포가 포함된)의 림프주머니가 제거되는데, 그렇게 되면 암의 확산을 방지하는 그릇도 제거되고 사라지게 된다.[24]

그래서 뭐가 중요하다는 거죠? 당신은 이렇게 물을 수도 있다. 그렇다면 왜 위 문장이 왜 중요한지 설명해보자.

맨 먼저, 암세포가 림프시스템을 통과하게 되면 림프액을 추적 조사하는 림프주머니에 의해 체포된다.

이 문장은 내가 계속 주장하는 내용에 정점을 찍어주는 문장이다. 위 문장은 관습적인 상업의학의 림프시스템에 대한 이해가 완전히 잘못되어 있다는 점을 증명하기 때문이다.

우리가 주장하는 자연위생학에서는 인간의 몸을 역동적인 주인공으로 보는 반면에, 상업의학은 인간의 몸을 수동적인 피해자로 본다. 그래서 전통적인 상업의학에서는 암이 전이되어 림프주머니를 파괴하기 때문에 림프주머니를 수술로 떼어내야 한다고 말하는 것이다. 그러나 위의 권위 있는 책에서는 '암은 림프주머니에서 제멋대로 행동하지 못한다'고 말하고 있다. 암세포는 림프주머니, 그러니까 림프절에 꼼짝 못하고 체포된다고 강력하게 주장하고 있다는 말이다.

사실 암세포는 림프절이라는 주머니에 갇혀서 제멋대로 행동할 수 없다. 진공청소기에 체포된 쓰레기가 어찌 제멋대로 행동할 수 있다는 말인가? 림프주머니는 암세포를 강력한 힘으로 제압한다. 꼼짝 못하게 한다는 말이다. 림프주머니는 암세포의 일거수일투족을 모두 감시한다. 림프주머니는 암세포를 완벽하게 통제한다. (앞에서 예를 든 냉장고 속의 버터는 절대로 도망갈 수 없다. 냉장고 또한 부엌에서 도망갈 수 없다.) 그것은 마치 태양이 지구 주위를 도는 것처럼 보인다고 해서 '태양은 지구 주위를 빙빙 돈다'고 주장하는 것과 같다. 진실을 부정하는 것과 같다는 말이다. 이제 우리는 사실을 알게 되었다. 지구가 태양주위를 돈다는 사실을 알게 되었다. 암세포가 림프주머니를 공격하는 것처럼 보이지만 사실은 그 정반대라는 사실도 알아야 한다.

암세포는 림프유동액에 담겨 림프주머니로 인도된다. 감옥에 들어간 범인신세가 된다. 좀 더 자세하게 관찰해보자. 나는 여러 번에 걸쳐 인체의 놀랍고 완벽한 지성에 대해 언급한바 있다. 우리 몸은 몸이 하고 있는 바를 누구보다도 잘 알고 있다. 우리 몸은 수천만 수억 가지의 일을 수행한다. 더함도 모자람도 없다. 문제가 있는 곳에 반응하고 처리한다. 우리 몸은 혼자서 일시적으로 살기 위해서가 아니라, 장기적으로 몸을 살려내기 위해서 희생적으로 반응한다. 우리 몸이 림프주머니에 암세포를 가둔다는 것은 의심의 여지가 없다는 사실을 반드시 기억하기 바란다.

림프주머니 인에는 대식세포Phagocytic Cells가 있다. 영어 'Phagocytic'에서 'Phago'는 먹는다는 뜻이고 'cytic'은 세포를 뜻한다. 외부에서 들어온 물질을 게걸스럽게 먹어치운 다음 잘게 분해하는 것이 대식세포라는 말이다. 암세포는 우리 몸의 마지막 방어벽에 갇히게 된다. 암이라는 것은 질병의 7단계, 즉 마지막 단계라는 점을 꼭 기억해주시기 바란다. 1단계~6단계에서 당신이 생활습관을 바꾸면 암세포는 사라진다. 그러나 그렇지 못했다고 해도 당신은 실망할 필요가 없다. 마지막 단계에서 '미쳐버린 암세포'를 기다렸다가 처리해준다는 말이다. 암세포가 원래 발생한 부위에서 림프주머니로 흘러 들어왔을 때 림프주머니가 암세포를 가두어 놓고, 그것을 박살내고 잘게 쪼개서 철저하게 없애버린다는 말이다.[25]

우리 몸은 어떤 악성 외부물질과도 싸움을 멈추지 않는다. 아무리 심각한 상황이 계속된다고 해도 염려가 없다. 몸이 살아 있는 한 언제나 항상성을 가지고 균형을 맞추기 위해 최선을 다한다. 그릇에 담긴 물이 어떤 위치에 놓여도 수면을 평평하게 유지하려는 것처럼, 인간의 몸도 어떤 상황에서도 밸런스를 맞추려는 노력은 멈추지 않는다. 암세포가 미쳐버리는 부정적인 상황이 계속되더라도, 몸의 건강을 지키는 최후의 보초병들이 살아 있다는 점을 명심하시라. 놀랍고 현명한 암세포 체포조직, 바로 림프주머니가 있다.

그러나 이 소중한 림프주머니가 어떻게 취급받고 있는가? 잘려나가고 있다. 임무를 수행하기 위해 신께서 데려다 놓은 보초병들이, 바로 그 임무를 수행하겠다는 상업의료시스템에 의해 제거되고 있는 것이 현실이다.

이제 우리는 더 이상 물러서지 말아야 한다. 오줌에서 냄새가 난다고 당신은 의사를 고용해서 돈을 주고 방광을 잘라버리겠는가? 대변이 가득 차 있다고 당신은 공부 많이 한 의사를 찾아가 돈을 주고 대장을 잘라버리겠는가? 이산화탄소가 남아 있다고 당신은 하얀 가운의 거만한 의사에게 허리를 조아리며 폐를 잘라달라고 간청하겠는가? 이 가당치도 않고 터무니없는 일이 세상에 어디 있다는 말인가? 림프주머니를 제거하라고 위협하는 의사 앞에서 돈을 내고 머리 조아리는 황당한 일은,

방광과 대장과 폐를 잘라달라고 간청하는 것과 무엇이 다르단 말인가?

이와 똑같은 죄악을 저질렀던 믿을 수 없는 시절이 있었다는 점을 명심해야 한다. 우리의 선배들은 우리 몸이 스스로 치료한다는 진리를 무시하고, 환자의 몸에서 피를 뽑았다. 환자에게서 피를 뽑는 사혈법(瀉血法)이 의료계의 진실로 여겨지던 시절이 있었다면 당신은 믿을 수 있는가? 19세기까지만 해도 환자를 치료한다고 정맥을 자르거나 거머리를 이용해서 피를 뽑는 일이 광범위하게 유행했다면 당신은 믿겠는가? 유방암을 치료한다고 어느 날 갑자기 나타난 이 림프절 제거술(암세포의 확산을 예방한다는 명분으로 아름다운 여성의 가슴을 도려내는)은 한때 의학계의 정설로 여겨지던 사혈법과 무엇이 다르다는 말인가? 가짜로 판명되어 폐기처분된 사혈법처럼, 어느 시절에 웃음과 조롱거리로 전락할 것이 당연한 이치 아닌가? 수백만 년 갓난아기가 먹으면서 진화해온 모유보다 우유가 몸에 좋다고 의학계가 주장하던 것이 불과 몇 십 년 전이다. 당신은 담배가 건강에 문제가 전혀 없다고 하얀 의사가운을 입고 TV에서 선전하던 1950년대를 기억하는가? 편도선수술도 폐기처분되었고 포경수술과 사혈법도 폐기처분되었다.

림프주머니가 제거되면 암세포와 쓰레기는 어디로 가게 될지 이 책을 읽는 의학계의 저명인사들은 설명해보시라. 바로 옆에 있는 림프주머니로 흘러들어갈 것이 뻔한 이치 아닌가? 분수의 꼭대기 선반을 없앤다고 해도 물은 옆의 선반으로 흘러간다. 우리 몸의 림프주머니들을 없애면 암세포는 비어 있는 다른 림프주머니들로 흘러갈 것이다. 바로 이때 당신은 이런 말을 듣게 된다. '암이 재발되었습니다.' 또는 '완치되지 않았습니다.'라는 상투적인 말이다. 부풀어 오른 림프주머니는 지금 치료하고 있다는, 아직 치료가 덜 되었다는 증상에 불과하기 때문이다. 그런 상황에서 림프주머니를 제거하면 당연히 암세포는 몸의 다른 림프주머니로 퍼진다. 따라서 부풀어 오른 림프주머니를 제거하면 암이 재발되는 것은 피할 수 없는 사실 아닌가 말이다. 나는 1996년 북미종양외과 클리닉Surgical Oncology Clinics of North America에서 발행하는 의학지에서 다음과 같은 기사를 읽었다.

"유방암이 증가하는 추세에서 림프주머니를 제거하는 것은 관습적인 행위이지 결코 환자를 살리기 위한 의료행위로서는 불필요하다. 많은 여성들이 평생을 감각이 없는 가슴을 가지고 참아내며 살아가는 것은 불필요하다. 또한 무분별하게 림프주머니를 제거하는 것은 감염의 위험을 증대시킨다. 림프주머니에 있는 암이 림프유동액에 실려 다른 세포나 장기로 전이된다고 여겨지던 때도 있었다. 의사의 눈에 전이된 것처럼 보일 뿐이지 림프주머니는 절대 암을 전이시키지 않는 것으로 증명되었다. 따라서 아무리 확산속도가 빠른 암일지라도 림프주머니를 제거하는 것은 금지되어야 한다. 따라서 림프절 제거술을 통한 부작용과 장애로부터 많은 여성들을 구출해야 한다." 나는 이 학술지의 저자가 쓴 마지막 문장에 경의를 표했다. 그 문장은 이렇게 끝나고 있었다. "우리는 림프주머니를 제거해서 재화를 쌓으려하는 의료계의 상업적 관습, 이 관습에 맞서 싸울 수 있는 용기를 가져야 한다."

유명 미식축구선수인 O.J.심슨이 불미스러운 일로 재판을 받고 있는 중에 가슴 부분에 있는 림프주머니의 일부를 절제했다. 암세포가 있는지 확인하기 위한 것이 그 이유였는데 나중에 허위로 밝혀졌다. 담당의사에 의하면 림프구 과형성증Lymphocytic Hyperplasia으로 진단했다. 무슨 진단을 이렇게 어렵게 하는 것인가? 번역하자면 이렇다. 백혈구(암세포와 맞서 싸우는 병정들)의 숫자가 비정상적으로 많아졌기 때문에 림프주머니가 커졌다는 말이다. 그러니까 암세포와 맞서 싸우기 위해 몸속의 백혈구들이 집합했고 그 곳에서 암세포를 먹어 치우는 전쟁이 일어났다는 말이다. 그런데도 당신은 가슴을 통째로 잘라내도록 돈을 주고 의사에게 간청하겠는가?

지금까지 우리는 '림프시스템은 우리 몸을 정화하는 일을 하며 특히 림프주머니가 가장 중요한 역할을 수행한다'는 사실을 알게 되었다. 림프주머니에 도착해서 쌓이기 시작하는 각종 독소를 청소하기 위해서 백혈구의 숫자와 양이 증가한다는 사실도 알게 되었다. 이것이 우리 몸의 방어시스템이다. 난순하지 않은가? 너무도 명확하지 않은가? 초등학생도 알만한 상식이지 않은가? 그러나 상업자본주의 의학시스템은 '림프절이 부풀어 오르는 원인이 무엇인지 확실히 하기 위해서 심도 깊은 연구를 계속해 나갈 것'이라고 말한다.[26] 심도 깊은 연구라… 그것은 마치 물에 젖은 남자가 수영장에서 나오는 것을 보고 '저 남자가 왜 물에 젖었는지 심도 깊은 연구를 해봐야 겠다'라고 말하는 것과 무엇이 다른가 말이다. 얼마나 많은 여자들의 아름다운 가슴이 잘려나간 후에야 그 심도 깊은 연구의 최종결론이 나올 수 있다는 말인가?

재클린 케네디 여사는
암으로 죽었나, 약으로 죽었나

재클린 케네디 오나시스 Jacqueline Kennedy Onassis 여사가 죽었다는 소식을 듣고 나는 많이 슬펐다. 그녀가 미국 대통령의 아내였기 때문도 아니고 용기와 위엄 있는 스타일을 가지고 살았던 아름다운 여인이었기 때문도 아니었다. 그녀는 오랫동안 이어져온 위협마케팅과 관습적인 의학에 의한 피해자였기 때문이었다. 그 죽음의 원인은 '인간의 몸에 대해 기본적이고 상식적인 성찰의 부족'이었기 때문이었다. 재클린 여사는 암이 원인이 되어 사망한 것으로 공식 기록되었다. 몸속의 세포가 '미쳐버린 것'이 그 이유였다는 말이다. 그러나 나는 '다이내믹한 림프시스템에 대한 무지'가 그녀의 죽음을 재촉했다고 믿는다.

여기에 단순하고 논리적이며 상식적인 자연위생학의 원리를 소개한다. 입으로 내뱉는 것이 부끄러울 정도로 당연하다고 생각되는 말이다. "건강해지려면 몸에 독소를 넣지 마라." 당신은 어찌 생각하시는가? 일리 있는 말이라고 생각하시는가? 만일 내가 당신에게 서점에 가서 '건강해지기 위해서 독소를 몸속에 넣는 법'이라는 주제의 책을 구해서 돈을 내고 사라고 말한다면? 대부분 내가 정신이 돌았다고 생각할 것이다. 성질 급한 사람은 총을 꺼낼지도 모른다. 그러나 실제 상업의학계에서는 그런 일이 자행되고 있다. 가장 아픈 사람에게 가장 독한 독소를 주입하고 있다는 말이다.

방사선과 화학요법은 독이다. 이 무식해서 용감한 두 형제는 암세포도 죽이지만 건강한 세포도 죽인다. 거기에다 이 두 형제들은 모두 발암물질들이다. 그렇다. 암을 치료하는 행위가 암을 유발한다는 말이다. 1980년대로 거슬러 올라가 보자. 항암제를 취급하고 처리하는 일에 종사하는 의료업계 종사자들에게 경고가 내려졌다. 그 약품에 접촉하고 노출되는 것만으로도 암발생의 위험을 높이기 때문이었다. 미국암학회에서 발간하는 잡지는 '항암제를 취급하는 사람에게 암이 발생할 위험이 더 높다'고 경고한 바 있다.[27]

관련된 약품을 처리하는 사람들과 암발병이 연관이 깊다는 말이다. 그렇다면 그렇게 위험한 약물을 정맥에 직접 주사하면 어떻게 될까? 이렇게 묻는 내가 바보 아닌가? 그러나 그런 일이 대명천지에 자행되고 있는 것이 사실이다. 아무리 건장하고 젊은 사람이라도 강력한 방사선과 약물요법이 주어진다면 금방 쇠약해지고 초죽음상태가 된다. 그렇게 강력하고 위험한 약물을 투입시켜놓고, 건강한 사람도 아닌 이미 쇠약해진 사람에게서 '나사로야 무덤에서 나오너라!'고 예수처럼 명령하는 것이 제정신이란 말인가? 상식은 어디로 도망갔단 말인가? 건강한 사람을 아프게 만드는 행위는, 아픈 사람을 더 아프게 만드는 행위임이 당연하지 않은가? 그것이 상식 아닌가? 어떻게 그런 일이 가능한 것인가?

재클린 여사에게 처방된 암치료 기사를 읽으면서 나는 깊은 슬픔에 빠질 수밖에 없었다. 그녀가 방사선과 약물요법이라는 용감한 두 형제에 온몸을 맡기면서 암치료를 받고 있을 때 나는 친구와 대화하면서 '재클린 여사는 1주를 넘길 수 없을 것'이라고 말했던 기억이 생생하다. 그녀는 친구와 대화를 나누던 그 다음날 바로 사망했다.

재클린 여사는 림프종lymphoma에 걸렸다. 여기에서 종, 즉 'Oma'는 종양을 뜻한다. 림프시스템에 종양이 발견되었다는 말이다. 그녀의 림프주머니에서 암세포가 발견되었던 것이다. 의심할 여지가 없다. 몇 년 동안 그녀의 몸속에서 독소들이 떠돌아다니다가 림프주머니에 체포되었던 것이다. 만일 독소가 가슴 쪽에 영향을 끼쳤다면 유방암이라는 판정을 받았을 것이다. 보통 림프주머니에 암진단이 내려지면 림프종(예: 비호지킨 림프종non-Hodgkin's lymphoma)이라고 불린다. 사실 여성의 가슴에서 발견된 종양은 그냥 가볍게 림프종이라고 불리는 것이 맞다.

신문기사는 '재클린 여사의 암이 림프시스템을 공격했고, 종양이 림프주머니와 림프채널이 있는 곳에서 발생했다'고 발표했다. 1993년 12월에 그녀는 '오른쪽 사타구니가 부어올랐다'는 진단을 받은 적이 있었다. 의사는 림프주머니가 부어오른 것으로 진단했다. 몇 주 후에 그녀는 '기침과 함께 목에 있는 림프주머니가 부어올랐고 복부 통증을 호소'했다. 그녀는 의사를 찾아갔고 의사는 '목과 겨드랑이 쪽에 림프주머니가 커져있는 것'을 발견했다. CT촬영 결과 '복부 안쪽과 가슴 쪽에 림프주머니가 부어올랐다'는 사실을 확인했다.[28]

'인간의 몸은 역동성을 가지고 자가치료를 하며, 림프시스템이 거기에서 가장 중요한 역할을 한다'는 것이 자연위생학의 관점이다. 이보다 더 명확할 수는 없다. 재클린 여사가 했어야 할 일은 빠른 시간에 몸속의 독소와 쓰레기를 몸 밖으로 빼내는 것이었다.

암세포가 림프주머니에서 체포되었다는 것을 깨달았어야 했다. 암세포가 다른 곳으로 도망가지 못하게 주머니 속에 꽁꽁 싸매고 제거하려는 시도를 한다는 사실을 알았어야 했다. 그러나 관습에 갇혀 있는 상업의료시스템은 림프주머니를 희생자로 보았다. 암세포에 의해 공격을 당하는 불쌍한 희생자 말이다. 그녀는 결국 상업의료시스템에 몸을 맡겼다. 폭력적이고 강압적인 방사선치료와 약물요법이 자행되었고 미국의 퍼스트 레이디였던 한 여자는 그렇게 생을 마감했다. 그녀는 약물에 의해 희생되었다. 강력하고 치명적이며, 몸속의 에너지를 빨아먹고 생명을 마감하게 하는 약물 말이다. 뉴욕타임즈는 다음과 같이 기사를 썼다. '처음에는 치료에 반응을 보였으나, 암이 그녀의 뇌와 전신에 퍼졌다'[29]

재클린 여사의 목에 심한 통증이 왔을 때 더 많은 약물이 투여되었다. 몸이 약해진 상황에서 폐렴증상이 오자 더 많은 약물이 투여되었다. 복부의 천공성궤양(穿孔性潰瘍) 증세가 발견되자 약물요법에 스테로이드가 추가되었다. 그런 엄청난 시련의 와중에서 그녀는 복부에 난 구멍을 꿰매는 수술을 받아야 했다. 그녀는 점점 악화일로를 걸어갔다. 이런 와중에 결정타를 맞았다. 더 많은 방사선과 약물이 투여되었는데 이번에는 약물이 뇌로 직접 향했다. 암세포는 그녀의 척수와 간과 온몸으로 퍼졌다. 그녀는 완전히 약해져서 정신을 잃었고 살이 빠졌으며, 몸의 온기가 빠졌고 말은 느려졌고 결국 걸을 수조차 없게 되었다.

그녀의 몸속에서는 각종 화학약품들의 잔치가 벌어졌다. 그녀의 힘이 얼마나 버텨낼 수 있는지 알아보는 실험이었고, 그녀의 의지가 어디까지인가 알아보는 실험이 벌어졌다. 사실은 이것이다. 그녀의 몸은 림프시스템 속에서 암세포와 백혈구가 싸우느라 이미 충분히 약해져 있었다. 그런 상황에서 원자폭탄이 투여되었고 화학전도 열렸다. 그것은 사막 한가운데 놓인 얼음조각과 무엇이 다르단 말인가? 그녀가 회복할 가능성이 전혀 없다는 것을 확인한 후에 뉴욕타임즈는 다음과 같이 적었다. "의사들은 그녀를 위해 할 수 있는 모든 것을 다했다고 말했다." 참담한 이야기가 아닐 수 없다.

그래서 암수술 전문 의사들이나 종양학자들은 화학요법으로 치료받기를 거부하는 것이다. 만일 본인이나 가족들이 암선고를 받았을 때 화학요법을 받겠느냐는 질문에, 75%의 의사들이 '아니오'라고 대답했다는 사실을 당신은 알고 있는가? 암이 발견된 첫 번째 그 장소로 각종 암유발 화학물을 주입하는 것은 얼마나 황당한 일인가? '미쳐버린' 세포가 '완전히 미쳐버릴 것'은 너무나 당연한 일 아닌가? 이것은 너무도 상식적이고 초등학생도 알 만한 일이다.

나는 아직도 똑똑히 기억하고 있다. 내 아버지가 57세 되던 해의 그 생생한 장면 말이다. 아버지는 그해 암진단을 받았다. 암진단보다 힘들었던 것은 방사선치료와 화학요법을 견뎌낸 후의 후유증이었다. 그 당시 나는 18살로 너무 어렸고 무엇을 어찌해야 할지 몰랐다. 아버지가 암치료를 받는 결정을 내리는데 어떤 영향을 끼칠 수가 없었다는 말이다. 아버지의 죽음은 내가 지금의 직업을 갖게 만든 결정적인 요인이었다. 한 명이라도 아버지와 같은 상황에서 목숨을 구해야겠다는 사명감을 갖게 되었다는 말이다.

재클린 여사가 사망하고 난 며칠 후에 뉴욕타임즈에 나를 분노케 하는 기사가 실렸다. 기사의 제목은 이랬다. '미국에서 림프종양이 급증하고 있지만 원인은 밝혀지지 않고 있다'[30] 기사본문은 제목의 내용을 되풀이 했다. '아무도 그 이유를 알 수 없고 전문가들과 의사들도 림프종양을 희미하게만 이해하고 있을 뿐이다' 나는 과학자들과 의사들이 모른다고 말할 때마다 놀라운 느낌을 지울 수 없다. 그들은 '아무도 모른다'고 자랑처럼 과감하게 선언했다. 그러나 그것은 사실이 아니다.

5년이라는 시간이 지난 후에 또 다시 기사가 실렸다. 흡연인구의 감소로 폐암이 감소하고 있다는 내용이었다. 그럼에도 불구하고 다른 암들은 감소형태를 보이지 않는다는 것이었다. 기사는 이렇게 적혀있었다. '그러나 비호지킨 림프종과 같은 새로운 병이 매년 1.8%가 증가하는데 그 이유는 아무도 모른다'[31] 또 다시 '아무도 모른다'였다. 나는 그 이유를 안다. 독자 여러분도 이제 그 이유를 안다.

나는 의학공부를 하지 않았지만 많은 의사들을 알고 있다. 그들은

'아무도 모른다'는 사실에 위협을 느끼지 않는 의사들이다. 말하자면 양심의사들이다. 나는 돈을 포기하고 관습적인 상업의료시스템적 사고에 맞서는 그들이 고마웠다. 나와 수십 년 동안 교류해온 아주 친한 의사친구는 '세포가 미쳐버리는 것을 예방하는 방법'에 대해 어떻게 설명하는 것이 좋은지 내게 물었다. 나는 그에게 '림프시스템에 대한 이해'가 관건이라고 말했다. 림프시스템이 어떻게 작동하는지 먼저 이해하고, 종양을 예방하기 위해서 독소를 청소하는 법에 초점을 맞춰야 한다고 말했다. '림프시스템은 어떻게 작동하는가'에 대한 자연위생학의 관점을 설명했다. 나는 그에게 솔직하게 물었다. "당신을 포함해서 12년 동안 의학공부를 한 사람들이 질병을 예방하는 림프시스템의 중요한 역할을 배우지 못했는가?"라고 물었다. 그는 잠시 골똘히 생각한 후에 "이봐 하비 박사, 나도 그 이유를 모르지만 그것 때문에 고민해본 적은 없다네. 우리도 림프시스템에 대해 기계적으로 습득할 뿐 그것을 실제 적용하지는 않는다네." 그것이 의도되었든 의도되지 않았든 이러한 엄청난 실수(?)가, 미쳐버린 세포를 예방하는 방법에 대해 '아무도 모른다'고 대답하는 이유일 것이다.

 나는 당신에게 말한다. 걱정하지 마시라. 독소를 청소하고 그 곳에 에너지를 채워 넣으면 된다. 그러기 위해서는 림프시스템을 충분히 이해하고 그것을 존중해야 한다. 그것을 기본으로 해서 행동하면 건강을 되찾을 수 있을 뿐 아니라 다시는 질병으로 고통을 받지 않을 수 있다.

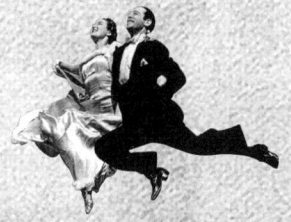

chapter 06

유방절제는 미친 짓이다

나는 지금 유방암 얘기를 하고 있다. 당신은 이런 말을 할 수 있다. "저는 남자라서 별로 관심없으니까 건너뛰어도 될까요?" 당신은 남자라서 전립선과 관계된 얘기를 해달라고 부탁할 수도 있다. 그렇다면 실망하지 마시고 계속 읽으시라. 여기는 유방암에 국한된 이야기를 하는 장이 아니다. 나는 당신이 '이미 다 알고 있다'고 생각하는 것도 안다. 그러나 이처럼 질병에 대한 새로운 관점(그러나 상업적이지 않고 진실된 관점)에 대해서는 비난을 무릅쓰고 되풀이 하는 것이 나의 주특기다.

되풀이 하지만 유방암과 전립선암은 다른 병이 아니다. 전립선암은 남자의 몸에서만 발견되고, 유방암은 주로 여성의 몸에서만 발생한다는 점이 다르다. 그것을 제외하고는 똑같다. 같은 모습이 다른 위치에 발생할 뿐이라는 말이다. 만일 당신의 승용차를 차고에서 몰고 나와 마트 주차장에 세워놓는다면, 그것은 오토바이일까? 당신의 차고에서 다른 곳으로 이동했다고 해서, 트럭으로 불리지도 않고 버스로 불리지도 않는다는 말이다.

당신은 너무도 오랫동안 몸이 전해주는 신호음을 무시했고, 그로 인해 몸의 어떤 곳에서 세포가 미쳐버렸다. 그런 일이 발생하면 바로 그 장소 이름을 따서 병명이 붙여진다. 우리는 그 장소 뒤에 암을 넣어 유방암, 전립선암이라고 부를 뿐이다. 암은 결과물이다. 당신이 항상 몸을 청소하고 있는 림프시스템의 활동을 무시하고 더럽힌 마지막 결과가 암이다. 림프시스템은 아무리 미쳐버린 세포일지라도 모두 방어할 수 있다. 림프시스템은 미친 세포로 인한 통증과 질병을 수년 동안이라도 방어할 수 있다는 말이다.

어떠한 현상을 하나의 실례로 선택해서 깊이 있게 들여다보는 것은 매우 의미 있는 일이다. 나는 그 예로 유방암을 선택했을 뿐이다. 그 첫 번째 이유는, 유방암이 림프절, 그러니까 림프주머니와 가장 깊이 연관되어 있는데 림프주머니는 림프시스템을 이해하는 핵심이기 때문이다.

그 두 번째 이유는 이렇다. 지나가는 여성들을 붙들고 가장 두려워하는 병이 무엇이냐고 물어보시라. 놀라지 마시라. 10명 중의 10명이 주저하지 않고 유방암이라고 대답했다. 유방암은 이 시대 모든 여성들의 건강에 대한 이슈다. 그것은 마치 유행병과 같은 것으로 여겨지고 있다. 유방암으로 인한 사망자가 그리 많은 것은 아니다. 물론 미국에서 유방암 및 각종 암에 에이즈나 당뇨병으로 인한 사망자를 다 합쳐도, 심장병 하나로 인한 사망자에 미치지 못한다. 그러나 유방암은 모든 여성들의 가장 큰 두려움이다. 왜 그럴까? 이유는 그리 어렵지 않다. 유방암의 후유증과 심장병의 후유증을 비교해보면 쉽게 답이 나온다. 그것은 마치 모기에 물린 상처와 회색 곰에 물린 상처를 비교하는 것과 같기 때문이다.

유방암이라는 유령

만일 당신이 의사로부터 '혈관에 지방질의 플라크가 많아서 콜레스테롤 수치가 높으시군요'라는 말을 듣는다면 어떨까? 심장병의 위험이 높다는 말이고 그리 좋은 소식은 아닐 것이다. 일종의 경고성 진단이라고 생각하게 된다. 그러나 만일 '암으로 판명되었다'는 말과 비교할 때, 암이 지진이라면 콜레스테롤 수치는 '메뚜기의 점프' 정도밖에 되지 않을 것이다. 심장병을 피하기 위한 처방은 그리 복잡하지 않다. 심장혈관 속으로 지방과 콜레스테롤을 집어넣지 않으면 된다. 과일과 채소를 많이 먹고, 염분과 튀긴 음식을 줄이고, 술과 담배를 끊고, 매일 매일 걷는 등의 유산소운동을 생활 속에서 실천하는 것이다. 그것이 기본이다. 그러나 암은 다르다.

암을 처리하는 방식이 그 고약한 이름처럼 고통스럽기 때문이다. 고통스러운데다가 무언가 불명확한 수술이 계속되기 때문이다. 방사선수술은 피부를 태워 구멍을 낼 수 있고 어떤 질병보다 그 치료법이 극심하게 고통스럽다. 암을 선고받는 것은 정신적 고통도 수반된다. 그것은 마치 돈을 내고 지옥에 가서 쇠꼬챙이에 끼워져서 불타고 있는 악마로 살아가라는 명령과 같이 느껴진다. 그것이 일반적이다. 여자에게 유방암선고는 더 고통스럽다. 뼈를 깎는 고통스런 치료와 함께 가슴까지 제거해야 하는 시련을 주기 때문이다.

나는 지금 별로 특징 없는 신체의 장기를 주제로 얘기하고 있는 것이 아니다. 쓸개나 비장이나 맹장을 제거하는 수술도 매우 고통스럽다. 아니 모든 수술이 두렵고 고통스럽다. 그러나 이러한 수술은 충분히 휴식을 취해서 회복을 하면 수술흔적은 크게 남지 않는다. 얼마 후에는 일상생활로 복귀할 수 있다. 그러나 여성의 가슴을 제거하는 것은 여자로서의 존재감마저 제거하기 때문에 문제가 된다. 몸이 회복되고 난 후에도 심리적이고 감성적인 상처의 흔적이 커다랗게 남는다. 여자로서의 자존감마저 제거되기 때문이다.

솔직히 말해보자. 미국뿐만 아니라 전 세계 어느 나라에서도 여자의 가슴에 대한 집착은 남아있다. 이것을 모른다면 지구인이 아니라 외계인이다. 여성의 가슴은 가장 중요한 여성성을 상징한다. 그래서 역사적으로도 많은 예술이 여자의 가슴을 묘사하고 찬양해왔다. 여성의 가슴은 여성성과 성적 이미지의 상징이기 때문이다. 여자를 여자답게 하고 자존감을 높여주는 상징이기 때문이다. 많은 여성들이 '수술을 받고 나면 남편이 나를 외면할 것'이라고 두려움을 호소해왔다. 본인 스스로도 매력적으로 못 느끼게 될 것이라고 말했다. 남자들은 전혀 이해하기 힘든 여자들만의 두려움이다.

인생을 바꾼
한통의 전화

아주 오래 전, 그러니까 내가 아직도 젊었던 시절에 내 인생을 바꾼 사건이 발생했다. 유방암과 관련된 사건이었다. 그 경험 이후로 나는 언젠가는 유방암을 주제로 한 책을 쓰기로 결심했었다. 나는 그 당시 자연위생학에 대한 공부에 빠져있었다. 나는 그때 사람들에게 자연위생학의 원리를 이해시키고 실천하는데 일생을 바치기로 결심했었다. 관습적이고 상업적인 의료시스템에서 벗어나 스스로 고통없고 질병없는 삶을 사는데 도움이 되는 인생을 살 것을 결심했다는 말이다.

나는 자연위생학의 단순한 이론에 공감하는 수백 명의 사람들에게 1대1 카운슬링 프로그램을 진행했다. 나는 내 열정에 공감해서 듣기 원하는 누구에게나 건강에 대해 상담했다. 건강과 질병에 관련된 것이라면 주제의 한계는 없었다. 나는 상담자들의 모든 도전을 받아들였다. 다른 곳에서 수술을 한 후에 죽음 직전에 간 사람이 '나를 살려내라'고 울며 멱살을 잡아도 나는 그들과 같이 했다. 내가 제안하는 아주 간단한 충고만으로 중병이 치료되는 놀라운 경험도 했다. 나는 지금까지 인간의 몸은 끊임없이 자가치료를 하기 위해서 노력한다는 신념에는 변함이 없다. 그것이 치명적이어서 도저히 회복할 수 없는 상황이 아니라면, 알맞은 환경만 마련해 주면 모두 치료될 수 있다는 확신 말이다.

그런 일을 하고 있던 어느 날 한 여자로부터 전화가 걸려왔다. 그녀는 나와 함께 신체의 위대한 복구능력과 그 아름다움에 대해서 오랫동안 상담을 했던 여자였다. 그녀가 병원에서 전화를 한 것으로 미루어, 나의 얘기에 깊은 인상을 받았었음이 틀림없었다. 조금 불안한 목소리였지만 그녀가 누구인지 나는 알아차릴 수 있었다. 그러나 그녀가 너무 떨리는 목소리로 말하는 바람에 처음엔 무슨 말을 하는지 잘 몰랐다. 엑스레이를 찍어봤는데 가슴에서 호두알만한 멍울이 발견되있다는 것이나.

전화기를 들고 통화하는 그녀 옆에 의사가 서있었다는 것이 문제의 발단이었다. 의사는 그녀에게 '영양학 나부랭이를 공부한 친구'에게 상담하는 것은 어리석은 일이라고 질책했다. 의사는 그녀에게 암진단을 내린 후 '가능한 빨리 가슴을 절제하는 수술을 해야 하니, 지금 접수를 하고 수술날짜를 잡지 않으면 곧 죽는다'고 말했다는 것이다.

CCTV를 한 번 뒤로 돌려보자. 그녀는 의사를 찾아간다. 의사는 무언가 이상한 것을 엑스레이를 통해서 발견한다. 의사는 무시무시하게 큰(?) 멍울을 보여주며 오금이 저리도록 위협을 시작한다. 유방절제술만이 살길입니다. 그렇지 않으면 곧 죽습니다…

의사는 생체검사법Biopsy같은 어떤 테스트도 하지 않았다. 그는 암이 존재하는지 아닌지도 몰랐다. 그는 그녀가 '멍울이 커지면 암이 될 수도 있다'거나 그것이 악화되면 '사망할 수도 있다'는 식으로 말하지 않았다. 그는 단도직입적으로 말했다. "유방을 잘라내지 않으면 죽습니다…"

그녀는 '영양학 나부랭이를 공부한 친구'를 아는데 그에게 먼저 전화를 해도 되겠냐고 묻자 의사는 화를 냈다. "이보세요! 지금 당신 목숨이 달랑달랑하고 있는 순간에 말이 됩니까? 영양학 나부랭이가 아니라 수술을 해야 된다고 내가 말하지 않았습니까? 내가 당신 의사인 것을 잊었습니까?" 내게 자초지종을 전화로 설명하느라 혼이 빠진 그녀 옆에서 의사가 초등학생을 다루듯 그녀에게 준엄하게 훈계했다. 이 영화는 모두 실제 장면, 그러니까 실화를 바탕으로 재구성한 다큐멘터리다. 그녀가 나중에 그 방에서 일어난 일을 세세하게 설명했기 때문이다. 나는 수화기를 통해서 그녀에게 '만일 설명하신 것과 같은 크기로 멍울이 발견되었다면 약 10~15년 동안 자란 멍울이다'라고 말했다. 그리고 '설사 수술을 하더라도 하루나 이틀 정도 여유가 있으니 마음을 진정시키시라'고 말했다. 자기 말을 듣거나 죽거나 둘 중에서 하나를 선택하라고 면전에서 어명을 내리시는 황제의 사를 잠시 피해서 혼자만의 시간을 가져보라고 전했다. 나는 그렇게 전했고 전화는 끊겼다. 그녀는 의사에게 하루나 이틀 후에 전화를 드리겠다고 말하고 바로 내 사무실로 왔다. 나는 그녀에게 황제의사에게서는 한 번도 들을 수 없었던 이야기를 해주었다.

한 시간도 채 지나지 않아서 그녀는 내 사무실로 찾아왔다. 그녀는 혼비백산한 표정이었다. 그녀의 눈빛은 테러를 당한 듯했고 얼굴은 새파랗게 질려있었다. 그녀의 목소리는 떨렸고 울음이 섞인 목소리는 제어할 수 없을 정도였다. 나는 그녀가 암선고를 받았다고 생각해서 울고 있다고 생각했다. 화학요법과 수술을 받아야 한다고 생각해서 두려워하고 있다는 느낌이었다. 어쩌면 암선고와 암수술 때문에 떨고 있는 것이 아닌지도 몰랐다. 그것은 예리한 칼로 몸의 일부분을 잘라내야 한다는 두려움이었다. 나는 지금 일반적인 두려움, 그러니까 수술에 대한 두려움을 얘기하고 있는 것이 아니다. 수술과 동반되는 어떤 것에 대한 공포심이 더 큰 것처럼 느껴졌다.

나는 그녀에게 자연위생학, 그러니까 가슴에 생긴 멍울을 대하는 관습적인 상업의학과 전혀 다른 관점에 대해 얘기해주었다. 나는 그녀에게 림프시스템이 무엇인지 자세히 설명해주었고 멍울을 제거할 수 있는 자연위생학의 치료법을 설명해주었다. 당신이 이 치료법을 그대로 따라만 준다면 4~5주 후에 성공할지 못할지 확실한 증거가 나올 거라고 말해주었다. 그러니까 그때쯤이면 멍울이 커졌는지 작아졌는지, 혹은 그대로인지 확인할 수 있다고 말해주었다. 그녀는 수술을 해서 가슴을 잘라내지 않는다면 어떤 일이라도 하겠노라고 대답했다.

내가 할 수 있는 첫 번째 임무는, 그녀에게 우리 몸이 가지고 있는 자연치유의 능력에 대한 긍정적인 마음을 심어주는 것이었다. 그녀의 의사가 그녀에게 준 메시지는 자연치유와 아주 정반대의 것, 그러니까 죽을 수도 있다는 공포감이었다. 나는 그녀에게 치료의 성공은 전적으로 '몸이 스스로 치료하도록 림프시스템을 도와주는 식생활에 달려있다'고 설명했다. 그녀는 본인이 자제력이 좋은 여자이기 때문에 한 치의 오차도 없이 내 조언에 따르겠다고 약속했다.

그녀는 밝은 얼굴과 희망을 품고 내 사무실을 떠났다. 나는 내 제안을 엄격하게 실천하려면 어떻게 해야 하는지 실제적인 방법도 설명해주었다. 10일이 지나자 멍울이 조금 작아졌고 손으로 만져도 아픈 느낌이 없이 부드러워졌다. 다시 3~4주가 지나자 멍울이 호두알 크기에서 땅콩 크기로 줄어들었다. 그리고 다시 4주가 지나자 멍울이 사라졌다. 완전히 사라졌다는 말이다! 그녀는 다시 진단을 받았고 가슴에 멍울의 흔적조차 발견되지 않았다.

그녀는 뛸 듯이 기뻐했다. 누가 총을 겨누었어도 웃음을 멈추게 하지 못할 정도였다. 그녀에게는 새로운 또 하나의 삶이 탄생한 것이다. 그녀가 맨 먼저 한 일은 이 기쁜 소식을 그때 그 의사에게 전하는 일이었다. 멍울이 발견된 첫 번째 유방촬영사진과 아무것도 없는 두 번째 유방촬영사진(다른 의사에게서 확인된)을 보냈다.

이 장면에서 우리는 이런 장면을 떠올릴 것이다. 환자가 가슴을 잘라내지도 않고 멍울을 완전히 제거했으니, 환자를 너무도 사랑하는 의사는 '깨진 유리조각과 뜨거운 석탄밭을 맨발로 걸어서'라도 그 이유가 궁금해서 달려와야 맞다. 환자의 목숨을 살리기 위해 밤낮을 고민하는 그 의사는 높은 산에 올라 트럼펫을 불어주어야 맞다. 그러나 그는 그렇게 하지 않았다. 심지어 그 이후로 그녀에게 전화 한 통도 걸지 않았다. 그는 자기 충고를 무시한 그녀에게 화가 났음이 틀림없다. 그 의사는 그녀의 전화도 받지 않았다. 의사의 비서는 대신 받은 전화에서 '다른 의사라도 찾아가서 치료를 하는 것이 더 좋은 방법이었다'고 말하더라는 것이다. 하지만 그녀는 한 번도 다른 의사를 만나지 않고 멍울을 없앴다. 그것도 약 한 알을 먹지 않고도 말이다.

그 이후 그녀를 잘 보지 못했다가 7년 후에 다시 만났다. 그녀는 계속 웃고 있었고 표정도 맑고 밝았다. 그녀는 나를 다시 만나 2달 동안 카운슬링을 받았다. 나는 그녀와 프로그램을 함께했다. 그녀는 15kg을 감량했고 그 이후로 다시 살이 찌지 않았다. 당연히 다시는 그녀의 가슴에서 멍울이 발견되지 않았다. 그녀는 또한 내게 평소에 가장 듣고 싶었던 이야기를 해주었다. 살이 빠지고 나서부터는 '남의 몸 같았던 몸이 내 몸처럼 느껴지더라'는 것이었다. 자기 몸을 자기가 스스로 조정할 수 있는 힘이 생겼다고도 했다. 살이 조금만 찌더라도 몸이 불편함을 스스로 느꼈고, 날씬하게 하는 방법을 스스로 찾아가게 되더라는 말이었다. 그녀는 내게 충분한 고마움을 표현해주었다. 나 또한 내가 한 일에 대한 뿌듯함과, 그 뿌듯함을 느끼게 해준 그녀에게 감사했다. 돈을 벌기 위해서가 아니라 사람을 살리기 위해 선택한 나의 직업에 대해서도 무한 감사했다.

장면을 바꾸어서 다른 여성에 대한 얘기도 해보자. 과거에 알고 지내던 그분은 유방암 진단을 받고 수술을 받았다. 오른쪽 가슴에 작은 멍울이 생겼는데 그 멍울 안에서 암세포가 발견되었다. 가슴을 그대로 둔 채 멍울만 제거하고 싶었다. 그러나 의사는 가슴 전체를 도려내지 않으면 죽을 수도 있다고 말했다. 그녀가 동의하자 의사는 또 다른 제안을 했다. 오른쪽 가슴을 제거하면 왼쪽 가슴도 계속해서 제거하는 것이 좋겠다고 했다는 것이다. 이유는 이렇다. 한 쪽에 암이 발견되면 다른 쪽 가슴에도 유사한 상황이 생기기 너무 쉽다는 것이었다. "수술을 한 번 하면 다음에 또 해야 할 필요가 없습니다. 그러면 다시는 유방암 걱정을 하지 않아도 되기 때문이죠. 저희에게 맡겨주세요. 가슴에 있는 림프주머니를 다 없애는 것이 가장 좋은 예방법입니다."

그녀는 허락했고 림프선까지 모두 도려내는 근치유방절제술Radical Mastectomy을 포함해서 총 7번의 수술을 받았다. 그녀는 모든 것을 잃었다. 그녀는 의료보험이 없었으므로 사촌언니 빈 지갑의 동전까지 털어야 했다. 그녀의 몸은 만신창이가 되었고 경제적으로도 파산했다. 이 모든 것은 가슴에 숨어있는 콩알만 한 멍울 하나 때문이었다.

당신은 이렇게 말할지도 모른다. "선생님, 크기가 작든 크든 암은 암이지요. 결국 전이되기도 하니까 싹부터 잘라내야 하는 것 아닌가요?" 싹부터 잘라내야 한다? 언뜻 들으면 맞는 말 같기도 하다. 그러나 좀 더 분별있고 현명한 방법이 있다. 공격을 가해서 싹을 잘라내거나 죽여 없애는 극단적인 방법이 관습적으로 정답행세를 해온 것이 사실이다. 가슴에 생긴 멍울은 땅콩 크기든 호두알 크기든 상관없이 없애는 것이 당연히 좋다. 그러나 생명에 치명적인 위협을 초래하는 방사선수술로 원자폭탄을 투하하고, 화학요법으로 독가스를 쏟아 부어 몸을 만신창이로 만들 필요가 전혀 없다는 말을 하고 싶다. 의료분야의 전문가들조차 암이 무엇인지를 잘 모른다는 사실을 고려해야 한다. 그들은 암의 원인도 모르고 치료법도 모르고 예방법도 모른다. 암에 대한 이런 무지를 보상하기라도 하듯 기존의 암치료법은 우리 몸에 복수를 가한다. 그 치료법은 환자를 죽이지 않고 암만 쏙 골라내서 죽이기를 희망하지만 사실은 다르다. 이런 무지막지한 치료법은 범인 한명을 잡기 위해 도시 전체를 모두 폭격하는 것과 다를 바 없다.

나는 이 두 가지 경험을 하면서 많은 고민에 빠졌다. 도대체 얼마나 많은 여성들이 두려움에 벌벌 떨며 가슴을 밀어내야 이 전쟁이 끝날 수 있을까? '방사선수술과 화학요법이 유일한 치료법이라는 통념에 사로잡힌 의사들에 의해 얼마나 많은 여성들의 삶이 갈래갈래 찢겨야 이 전쟁이 끝날 수 있을까? 그 이후 나는 유방암에 대해 할 수 있는 모든 연구를 했고 모을 수 있는 모든 자료를 모아 분석했다. 그 결과물을 당신은 지금 읽고 있는 것이다.

사람들은 특히 모든 여성들은 유방암에 관련된 많은 내용들을 알고 있다. 그러나 그것은 모두가 사후처방들이다. 그러나 최선의 방법은 예방이다. 유방암을 예방할 수 있는 법을 안다면 모든 여성이 실천할 것이라고 말한다. 그러나 지금까지 유방암 예방에 대한 정보는 거의 알려져 있지 않다. 거기에다 너무 복잡한 이론만 시중에 떠돌 뿐이다. 의심할 여지도 없이 이러한 복잡한 이론을 주장하는 사람들은 모두가 시중에서 '전문가'로 인정받고 지명을 받은 사람들이라는 데에 문제가 있다. 당사자인 여성은 이야기의 일부분에 불과할 뿐이다. 그러나 아직도 물이 새어나오지 못하는 구멍 하나가 엄연히 존재한다. 당신은 매일 매일 암이 얼마나 잔인하며 얼마나 많은 사람들이 죽어나가는가 하는 통계들을 들으며 살고 있다. 그렇다. 두려움이다. 사업적으로 완전히 무장된 어떤 세력은 당신의 두려움을 무기로 잔인한 비즈니스를 하고 있다는 말이다. 그것은 불필요할 뿐더러 자연의 법칙에 위배되므로 사라져야 한다. 바꾸어야 한다는 강한 의지가 있어야 한다. 자연의 법칙이 얼마나 위대하고 정밀한 것인가에 대한 인식의 전환이 있어야 한다. 건강하다는 것은 인간의 기본적이고 상식적인 권리다. 그러한 인식의 전환만 있으면 인간은 모두 건강한 상태로 평생을 살 수 있다.

지식을 뿌리치고
원리를 찾아라

　변화라는 것은 아주 재미있는 현상이다. 한 쪽에서는 변화를 원한다. 우리는 모두 변화를 필요로 하고 변화를 소중히 여긴다. 전기, 비행기, 전화기, 컴퓨터와 인터넷, 텔레비전과 자동차, 스마트폰 등이 없는 세상을 상상해보시라. 물론 우리 인생에서 큰 변화가 아니더라도 작은 변화조차 없다면 무척 따분할 것이다. 그러나 다른 한편으로는 적들도 있다. 작은 변화라도 소중히 만들어내려는 우리의 노력은 너무 자주 저항에 직면하게 된다. 이 변화에 가장 저항이 많은 분야가 과학이라면 당신은 놀랄 것이다. 일반적으로 변화를 가장 잘 받아들이는 분야라고 생각하기 때문이다. 여기 가장 대표적인 것 몇 가지를 소개해본다.

- 갈릴레오는 우주의 중심이 지구가 아니라 태양이라고 주장했다고 엄청난 비난과 저항에 직면했고, 이그나즈 박사Dr. Ignaz Semmelweis는 '의사는 수술 후 반드시 손을 씻어야 한다'고 주장했다가 각종 비난을 받아야 했다.
- 의사들이 일주일에 한 번 이상 목욕을 하는 것은 해가 되므로 금지되었던 때가 있었고, 결핵을 치료하려면 환자들이 동물의 대변냄새를 맡을 수 있는 안정된 장소에서 시간을 보내야 한다고 주장하는 때가 있었다.
- 열이 있는 환자에게는 위험하므로 물을 주지 말아야 하는 시절이 있었고, 침대에 누워있는 중병환자에게 신선한 공기는 위험하므로 금지시키던 시절이 있었다.
- 신선한 음식은 환자에게 해로우므로 반드시 요리된 음식만 먹어야 된다고 주장하던 때가 있었고, 바나나는 성질이 강한 약품과 같으므로 반드시 의사의 처방에 의해서만 먹어야 한다고 주장하던 때가 있었다.
- 위의 내용보다 훨씬 더 오래 전 호랑이 담배피던 시절엔 환자를 치료하기 위해서는 몸속에서 피를 뽑아내야 하는 것이 권위 있는 의료법으로 위세를 떨치던 때가 있었다.

위에 언급된 '확실히 증명된' 의술들은 모두 의료역사의 폐차장에 던져졌다. 그러나 새로운 진실이 자리를 잡기 전까지, 새로운 진실들은 막가파식 폭력과 저항을 받아야 했다. 우리가 배웠던 내용의 98%가 새로운 진실로 대체되었고, 그 새로운 진실들도 현재 헛되고 어리석은 것이라고 비난받고 있는 실정이다.

오늘날 여성을 상대로 멍울을 제거하려는 야만적인 의술은 쓰레기통에 던져져야 할 필요가 있다. 그러나 이러한 변화에 대해 강한 저항이 있다는 것도 우리는 잘 알고 있다. 이러한 변화는 필연적이기 때문에 우리는 걱정할 필요가 없다. 지난 수백 년 동안 유방암에 대해 작은 변화들이 있었지만, 모두가 우리 건강을 악화시키고 생명을 뺏어가는 것들뿐이었다. 그러나 이제 변화에 대한 함성이 더 크게 들리고 있는 것도 사실이다. 유행병이라고 알려진 이 유방암으로부터 우리 아름다운 여성들을 구조하는 유일한 방법은, 조기진단과 무자비한 치료를 멈추고 예방에 초점을 맞추는 일이다.

수많은 여성들이 두려움에 떨고 있다. 절망의 나락에서 숨죽이며 시간을 보내고 있다. 몸에 대한 두려움과 몸의 변화가 가져오는 정신적인 두려움에 떨고 있다. 바로 암이다. 유방엑스선 사진에 무엇이 나타날지 기다리며 공포에 떨고 있다. 검진을 받기 몇 주 전부터 신경쇠약에 걸린 수많은 여성들을 나는 알고 있다. 검사를 받고 결과를 기다리는 그 시간 동안 그녀들이 할 일은, 공포에 떨다가 양쪽 가슴이 새알만큼 작아지지 않기를 바라는 일 뿐이다. 그러나 결과가 부정적으로 나오기라도 하면 사형선고를 받은 것처럼 몸과 마음이 오그라들게 된다. 아닌 척하고 있던 공포감이라도 진단서가 나오게 되면, 그런 일이 없기를 바랐지만 가슴 한 쪽에 콩알만 한 멍울이라도 발견된다면, 희망은 절망으로 떨어져 부서진다. 이처럼 어처구니없는 현상은 반드시 바뀌어야 한다. 나는 할 것이다. 무슨 일이 되었든지 이 변화를 이끌어 갈 것이고 동참할 것이다.

여성들은 불필요한 걱정과 근심과 두려움으로 고통을 받는다. 절대 그럴 필요가 없다는 것이 나의 주장이다. 그것은 진실에 대한 오해 때문이다. 위협마케팅에 희생양이 되었기 때문이다. 가슴에 생긴 멍울에 대한 진실을 이해하지 못했기 때문이다. 멍울이 생기는 것을 예방하는 방법과 그것을 빨리 없애는 방법들이 잘 알려지지 않았다. 여성들을 두려움의 도가니로 몰아넣은 것은 무엇인가? 바로 유방암 진단이다. 이 말 한마디가 불필요하게 공포심으로 떨게 했고 '칼 밑에 드러눕게' 만들었다. 어처구니없는 공포는 거품을 물고 커진 다음 암이라는 진단을 받기도 전에, 멍울이 발견되기도 전에 스스로 가슴을 수술 칼 밑에 자진해서 눕게 만드는 경향을 증가시키고 있다. 그것은 마치 아무 죄도 없는 어린아이에게 '네 죄를 고백하라'고 강요함으로써 선 채로 엉엉 울게 만드는 강압적인 행태와 무엇이 다르단 말인가?

수술과 화학요법과 방사선치료 외에 진실된 치료법이 있다는 사실을 여성들은 듣지 못했다. 나는 이 책을 통해서 그 고정관념을 바꾸려한다. 만일 당신이 진실된 치료법을 배웠음에도 불구하고 관습적인 의료행위에 몸을 맡기겠다면 그렇게 하시라. 나는 당신에게 진실된 방법을 알렸다는 사실만으로도 충분히 만족하겠다. 그러나 진실의 목소리에 귀를 기울일 기회조차 박탈당한 채 고통 속에서 가슴을 밀어버리는 수술을 받는 것은 너무도 억울하고 터무니없는 일이다. 그로 인해 유방암 환자의 사망률이 현저히 감소한다면 나도 그 뜻에 따를 것이다. 그러나 정반대의 현상이 진실로 밝혀지고 있지 않은가 말이다. 지난 50여 년 동안 상황은 악화일로를 치닫고 있다. 유방암 환자의 사망률뿐만이 아니다. 의학계는 아직도 암이 발생하는 원인조차 규명하지 못하고 있다. 그저 방치한 채로 돈이 되는 수술에만 열을 올리고 있을 뿐이다. 처참하게 실패해온 치료법을 대신해서 새로운 사고와 행동을 요구하겠다는 것이다. 마음의 문을 열기만 하면 된다. 초등학생처럼 열린 마음으로 진실에 귀를 기울이기만 하면 된다. 그것이면 충분하다.

아주 단순하고 확고하게 유방암으로 진행될 기회를 차단시키는 방법이 있다. 가슴에 생긴 멍울을 수술로 잘라낼 필요가 전혀 없다. 그러나 가장 먼저 알아야 할 것은 수술이나 방사선치료나 화학요법과 같은 일이 발생하기 전에 1차 방어선에서 문제를 제거해야할 필요가 있다. 우리 호모 사피엔스는 모두 건강하게 살다가 죽도록 창조되었고 진화되었다. 질병에 걸리는 것이 비정상이라는 말이다. 이처럼 아주 상식적인 논리가 당신을 위험에서 구해낼 것이다. 그동안 믿도록 강요받았던 지식을 뿌리치고 '봄의 원리'를 찾아서 행동하기만 하면 된다.

나는 지금, 당신은 더 이상 유방암으로 상처받을 필요가 없다는 말을 하고 있다. 질병으로 인한 여성의 사망률은 혁신적으로 감소될 수 있다. 유방절제술과 같은 끔찍한 일은 더 이상 필요가 없다. 암으로 발전하는 멍울을 치료하거나 미리 예방하는 방법이 있다. 언젠가 유방암에 걸릴지도 모른다는 공포심에서 해방시켜줄 몸의 원리가 있다는 말이다.

제도권 밖에서는 나와 같이 주장하는 사람들이 속속 생겨나고 있다. 우리가 생각했던 것보다 유방암(전립선암 및 대장암 등을 모두 포함해서)은 그리 복잡하지도 않고 예방하기도 쉽다고 주장하는 사람들 말이다. 이러한 주장들은 나의 신념을 더욱 더 강화시켜주었다. 어떤 이는 내게 이런 질문을 할 것이다. 당신은 의사인가요? 공부는 어느 대학에서 하셨나요? 직책은 무엇이죠?

나는 내가 원하지 않아서 의사가 되지 않았다. 나는 사후처방보다는 사전예방에 대한 공부에 관심이 있었다. 내가 정통의학을 공부하지 않았다고 해서 의학공부를 하지 않았다는 것은 아니다. 나는 여기에서 마크 트웨인의 충고를 인용하고 싶다. '나는 한 번도 학교교육이 나의 공부를 방해하도록 방치한 적이 없다(I have never let my schooling to interfere with my education)' 나도 그랬다. 나는 학위나 졸업장으로 나를 정당화시킬 필요를 느낀 적이 없다. 나는 내가 원하는 모든 것을 마음껏 공부했으며 그 결과물이 나를 정당화시켰다. 제도권의 관습적인 공부도 중요하지만 내가 겪어온 수십 년 동안의 관찰과 경험 또한 소중한 공부라고 생각한다.

사실 내가 무엇을 공부했고 무엇을 공부하지 않았느냐는 것은 상관없는 일이다. 중요한 것은 이 책에서 내가 주장하는 것이 당신의 '질병을 예방하고 건강한 삶에 결정적인 역할을 하느냐'가 아니던가? 바로 그것이 내 경험을 지금 당신에게 전달하려는 이유다. 바로 그것이 제도권 밖에서 수없이 많은 환자를 치료하고 있는 양심의사들의 경험과 원리를 설명하려는 이유다.

언젠가 나의 주장은 증명될 것이지만, 어쩌면 사라질지도 모른다. 한 쪽에서 세상의 많은 전문가들이 찬양했던 치료법이 다른 쪽에서는 실패로 돌아갔다. 또한 많은 사람들에게서 조롱받았던 치료법이 다른 쪽에서는 정답으로 여겨지기도 했다. 그런 일은 항상 일어나는 법이다. 그러나 여기 몸에 아무런 위험이 되지 않는 방법이 있다. 이것은 인간이 만든 치료법이 아니다. 신이 만든 치료법이고 자연이 만들어서 진화해온 방법이다. 진실은 돈을 요구하지 않는다. 당신이 따르지 않을 이유가 전혀 없다는 말이다.

조기검진의 함정

　나는 당신에게 힘이 되기 위해 이 책을 쓰고 있다. 나는 당신에게 자유를 주기 위해 이 책을 쓰고 있다. 나는 당신이 의학적 통계에 의존하지 않기를 바라며 이 책을 쓰고 있다. 걱정과 두려움을 내던지길 바란다. 나는 그릇된 희망을 주기 위해 이 책을 쓰고 있는 것이 아니다. 당신은 질병으로부터 자유로워질 수 있다.

　나는 당신이 확신을 가지길 바란다. 당신이 누구에겐가 해답을 구했는데도 아무런 소득이 없다고 해서, 진정한 해답이 없는 것은 절대 아니다. 항상 해답은 있어왔다. 스스로 그 해답을 찾아낸 사람들은 지구상에 차고도 넘친다. 당신은 문을 닫은 식당 앞에서 돌아서는 굶주린 사람이 절대 아니다. 당신이 마음을 열기만 하면 얼마든지 문을 연 식당을 찾을 수 있다. 문을 닫은 식당 옆 골목 저 안쪽에 당신을 기다리며 불을 밝히고 있는 무료식당이 너무도 많다는 사실을 당신은 알아야 한다. 질병에 대한 두려움을 떨쳐 버리고 자유를 얻지 못하는 이유는 정보의 부족이고 당신의 신념부족이다. 내가 이 책을 통해서 당신에게 가장 바라는 것은 당신이 변화해야 한다는 것이다.

당신은 매일같이 쏟아지는 뉴스를 통해서 유방암과 싸워 이길 수 있는 유일한 방법은 조기진단이라고 들어왔다. 그러나 조기진단으로는 유방암뿐만 아니라 어떤 암과의 싸움에서도 승리할 수 없다. 조기진단은 패배의 지름길일 뿐이다. 조금만 곰곰이 생각해보면 알 수 있다. 상식으로 판단하라는 말이다. 조기진단만이 승리의 지름길이라는 말은, 질병에 걸릴 때까지 기다리는 것 외에 당신이 할 일이 아무것도 없다는 것과 무엇이 다르단 말인가? 만일 조기진단으로 유방암이 발견되면 당신의 운명 앞에는 무엇이 기다리고 있을까? 숫자를 알 수 없는 계속되는 수술과 당신의 몸을 빈사상태로 만들어줄 화학요법과 방사선치료가 기다리고 있지 않는가 말이다. 질병이 시작되는 맨 처음 그 자리에서 예방하는 것이 최선의 길이다. 이 책은 그 예방을 목적으로 써졌다. 당신의 몸은 언제나 두려움을 웃음으로 바꾸어주기 위해서 준비하고 있다. 인간의 몸이 얼마나 위대한 것인가를 깨닫는 것이 질병치료의 핵심이다.

새로운 유행병

언제나 그렇듯이 문제를 극복하는 첫 걸음은 '거기에 문제가 있다'는 것을 아는 것이다. 그런 측면에서 나는 현재 유방암에 대한 세상의 관점에 대해 차례로 설명해보고자 한다. 당신이 감기에 대해서 전문가들에게 질문을 할 때 의사들의 대답이 각양각색인 것처럼, 유방암 또한 대답들이 주먹구구식이어서 사람들을 곤란에 빠트리게 한다. 당신이 믿지 않을지도 모르겠지만, 의사들은 당신이 유방암에 대해 아는 것 이상으로 많이 알지 못한다. 물론 그들도 알고 싶어 하고 실제 노력하고 있지만, 당신이 간절하게 원하는 대답을 줄 수 있는 능력이 거의 없다는 사실을 알아야 한다. 물론 전문가들은 절대 나의 주장을 받아들이지 않는다. 그렇게 되면 그들이 이제까지 배워온 이론과 치료법이 모두 '제로'가 되기 때문이다. 그러나 입증된 사실이 중요하다. 내가 주장하는 것들은 모두 입증된 사실이며 금방 알 수 있는 증명된 진실이기 때문이다.

지난 50여 년 동안 우리를 괴롭혀온 소식이 있다. 유방암이 계속해서 증가하고 있다는 사실이다. 미국뿐만 아니다. 가난한 나라든 부자 나라든, 시골이든 도시든 유방암은 꾸준히 증가하고 있다. 여성에게 있어 유방암은 가장 흔한 질병이 되어버렸다. 매년 미국에서만 해도 약 18만 5천명이 유방암 진단을 받고 약 4만 6천명이 사망한다.[32] (전립선암의 숫자도 이와 유사하다) 12분마다 한명의 여성이 미국에서 이 질병으로 사망한다.

1950년 이후로 유방암 발생은 60%가 증가했다. 이것은 미국내 질병사망자 증가율 1위를 의미한다.[33] 1960년 이후 미국에서 유방암으로 사망한 여성의 숫자는 5개의 전쟁(1차 세계대전, 2차 세계대전, 한국전쟁, 베트남전쟁, 걸프전쟁)으로 사망한 미국인의 두 배가 넘는다. 그런데 이 사망률은 매년 증가하고 있다.[34] 유방암에 걸린 여성이 1962년에는 20명중 1명이었다가, 1982년에는 11명중 1명,[35] 1993년에는 8명중 1명,[36] 2000년에는 7명중 1명으로 증가했다.[37]

ABC방송의 건강 및 과학담당 PD인 신디 피어슨Cindy Pearson은 한 프로그램에서 '미국에서 유방암은 유행병이냐'는 질문에 다음과 같이 대답했다. "약 40년 동안 아무런 설명도 없었고 효과적인 치료법도 없이 유방암이 계속해서 증가하고 있는데 뭐라고 달리 설명할 수가 없습니다. 원인을 모를 때 우리는 흔히 이것을 유행병이라 부릅니다."[38]

암에 대한 설왕설래

나는 당신과 함께 '세상이 암을 어떻게 생각하고 있나'에 대해 대화를 해보고자 한다. 나는 항상 서류와 기사들을 모은다. 신문의 인터뷰기사나 잡지기사도 모으고 과학전문지의 논문도 체크한다. 그러나 솔직히 말하면 지나치게 세분화된 과학논문은 잘 읽지 않는 편이다. 너무 어려운 과학용어들이 난무하기 때문이다. 나는 가능하면 당신도 쉽게 접할 수 있는 TV나 신문 및 잡지를 인용하고자 한다. 또한 과학저널의 경우 '과학적으로 완전히 증명되었다'고 알려진 논문들을 참고했다. 연구비를 누가 지원했는지도 고려했으며 증명되었지만 정반대의 결론을 내린 논문들도 참고했다.

의학전문지 중에서 가장 명망이 높은 것으로 알려진 뉴잉글랜드저널에서 발견된 서로 다른 견해(그러나 모두 증명된)를 살펴보자. 심장병이라는 주제에 대해 두 논문이 서로 다른 견해를 밝히고 있다. A논문은 '여성호르몬은 폐경기의 여성을 심장병으로부터 꾸준히 보호해준다'는 것을 증명해보였다. B논문은 '폐경기의 여성에게 호르몬을 주입하면 심장병을 증가시킨다'는 것을 증명해보였다. 이 두 가지 상반된 결론을 내린 논문들은 다른 날 같은 저널에 실린 것이 아니다. 2년의 시차를 두고 실린 것이다. 물론 모두 심장병이라는 주제를 놓고서 말이다.

당신은 얼마나 자주 과학저널과 같은 학문적인 글을 읽는가? 일반인들은 신문이나 잡지를 읽을지언정 과학저널은 거의 읽지 않을 것이다. 나는 일반인이 평소에 즐겨 보는 TV나 잡지에서, 그들이 놓치고 있는 것을 끄집어내기를 좋아한다. 우리들은 일반적으로 '이 연구만 성공하면 앞으로 암이 완전히 정복될 것이다'라는 기사를 읽곤 한다.

신문에는 다음과 같은 기사들로 가득 차 있다. 앞으로는 이런 일이 벌어질 것이므로 우리는 희망을 잃으면 안 된다, 연구원들이 밤을 새워 원인을 추적하고 있으므로 곧 해답이 나올 것이다, 결과물이 문 앞에 기다리고 있다, 걱정마시라…

이렇게 희망에 찬 기사 밑 저 깊숙한 곳에는, 실제 무슨 일이 벌어지는지 알 수 있는 한 두 문장이 은밀하게 숨어 있다. 대부분의 사람들은 그 문장들을 눈치 채지 못한다. 그 문장들은 강조되지 않았고 새의 솜털처럼 작아서 보이지 않는다. 사람들은 숨어있는 보석을 찾아내도록 훈련받지 않았다. 그러나 사실 이 솜털 같은 보석이 전체

상황을 파악하는데 진실을 말해준다. 아주 면밀하게 이 문장들을 살펴보면 무엇이 거짓인지 알 수 있다. 이처럼 짧은 문장을 찾아내는 것은, 네온사인 현란한 밤의 도시를 자동차로 달리면서 원했던 상점의 간판을 찾아내는 것처럼 짜릿하다.

의사도 암을 모른다

 암의 실체가 무엇인지 몰라 방황하는 전문가들을 설명하기 위해서 몇 개의 예들을 아래에 뽑아보았다. 여기에 언급된 전문가들은 유방암과의 싸움에 관한 최고의 권위자로 알려진 사람들임을 밝혀둔다.(여기 언급된 예들은 유방암에 관련된 것들이지만 전립선암이나 대장암 등 모든 종류의 암에도 공통적으로 적용된다는 점을 다시 한 번 강조한다.)

- 우리가 유방암에 대해 모르고 있는 두 가지가 있다. 하나는 유방암의 원인이고 다른 하나는 유방암의 치료법이다.[39]

  낸시 브링커(유방암특별위원회 의장)

- 아무도 유방암의 원인을 알지 못하고, 아무도 유방암 예방법을 모르며, 아무도 그 치료법을 모른다.[40]

  린다 엘러비(ABC TV 유방암 특별프로그램에서)

- 우리는 그 원인을 알지 못한다… 물론 예방법도 알 수 없다.41

　　　　　　　　　　　　　제인 폴리(PBS TV 유방암 특별프로그램에서)

- 아무도 예방법을 모르고, 유방암이 증가하는 원인은 수십 년 동안 밝혀지지 않았다. 전문가들도 그 원인을 알지 못해서 당황스럽다고 말한다.42

　　　　　　　　　　　　　뉴욕타임즈

- 수많은 질문에 대한 대답은 한 가지다. 알지 못한다는 것이다. 유방암은 많은 논란에도 불구하고 해결책이 거의 없는 것은 사실이다.43

　　　　　　　　　　　　　코키 로버트(ABC TV Nightline 프로그램에서)

- 빈부의 차이에 관계없이 도시와 농촌의 차이에 관계없이 유방암은 미 전역에 걸쳐 그 발생률이 증가하고 있다. 증가원인은 밝혀진바 없다.44

　　　　　　　　　　　　　사이언스 뉴스

- 유방암의 이러한 계속적인 증가를 설명할 수 있는 방법은 없다. 원인이 무엇인지 약간 짐작할 수는 있지만, 근본원인을 알 수 없고 그 치료법도 알 수 없다.45

　　　　　　　　　　　　　신디 피어슨(미여성건강연맹 디렉터)

- 솔직히 유방암의 원인을 모른다. 더욱이 유방암의 원인을 규명할 단서조차 갖고 있지 않다.46

　　　　　　　　　　　　　수잔 러브 박사(하버드 의대 교수)

- 여성들은 공포감으로 유방암을 대한다. 그러나 예방할 수 있는 대비책은 없다.47

　　　　　　　　　　　　　마리앤느 나폴리(뉴욕 의료소비자원 국장)

- 만일 우리가 유방암 예방법을 알았다면 당장 실행에 옮겼을 것이다. 우리는 알지 못한다.[48]

존 라스즐로 박사(미암학회 부위원장)

- 우리는 이 질병의 역사에 대해 아는 바가 없다. 또한 어떤 치료법이 필요한지에 대해서도 알지 못한다.[49]

길버트 웰시 박사(미퇴역군인청 상임위원)

- 우리가 그 원인을 알았더라면 예방법도 찾아낼 수 있을 것이다. 그러나 우리는 아직도 알지 못한다.[50]

자넷 오슈아 박사(미시간주립대 유방암 연구원)

- 과학자들은 유방암의 원인을 완전히 밝혀내지 못했다. 당연히 치료법도 모르고, 당연히 예방법도 모른다.[51]

로버트 바젤(NBC TV 과학국장)

위 발췌문들을 통해서 가장 중요한 점이 무엇인지 파악했을 것이다. 모든 전문가들이 한결같이 '우리는 모르고 아무도 알 수 없다'고 고백했다. 그들은 솔직히 이런 고백을 하기 힘들었을 것이다. 이 분야의 전문가들은 정확히 언제 이 문제를 정복할 수 있을지 예측하지도 못했다. 위에 언급된 문장들을 심각하게 따져보는 것은 매우 중요하다. 그래야만 당신의 몸을 스스로 보호할 수 있기 때문이다. 유방암에 대해 알려진 사실이 거의 없다는 것을 알면 당신 또한 어리둥절할 것이다. 당신은 겨우 눈꼽만한 이야기를 들었을 뿐이다. 전문가들은 한결같이 어깨를 살짝 들어 올리고 손바닥을 위로 향한 채 '죄송한데요, 우리는 모릅니다'라고 말했을 뿐이다. 당신이 그들에게 직접 질문을 한다고 해도 확실한 대답을 들을 수 없다. 많은 사람들이 그 원인을 알고 싶어 하는데도 불구하고 그들은 전문가라는 타이틀에 갇혀서 위엄을 내세울 뿐이다.

그렇다면 가장 중요한 문제 세 가지(원인과 치료법과 예방법을 모른다는 것)에 대해 살펴보기로 하자.

1. **그들은 원인을 모른다**: 모든 현상 뒤에는 그 현상을 일으키는 위험인자라는 것들이 있다. 당신은 이러한 용어들을 많이 들어봤을 것이다. 유방암을 일으키는 위험인자들 말이다. 여성호르몬 에스트로겐, 빠른 초경, 늦은 폐경, 늦은 임신, 불임, 피임약, 유전, 환경적 요인(농약, 화학제품, 과도한 다이어트 등) 등이 그것이다. 그러나 이것은 추측에 불과하다는 사실을 꼭 기억하기 바란다. 아무것도 암을 일으키는 요인으로 증명된 바가 없다. 암을 일으키는 요인일 수도 있고 아닐 수도 있다는 말이다. 유방암 토론 TV 프로그램에서 제인 폴리Jane Pauley는 '유방암 진단을 받은 대부분의 여성들은 위험인자의 영향을 받지 않았다. 누가 유방암에 걸리는지 예상할 수 있는 방법은 없다'[52] 고 밝혔다. 유방암 전문의사이자 작가인 수잔 러브는 '유방암 진단을 받은 여성의 80%가 위험인자에 노출되지 않았다. 원인은 그들이 여성이라는 것뿐이었다'[53]고 발표했다. 그들은 모두 여성이라는 사실 그 자체가 가장 위험한 요인이라고 말하고 있다.

또한 가족력을 가장 위험한 요소라고 생각하는 여성들이 너무도 많다는 것은 참으로 안타까운 일이다. 그럼에도 불과하고 가족력과 연관되어 유방암 진단을 받은 사람이 겨우 5% 밖에 되지 않는다는 것은 더 흥미로운 일이다.[54] 치명적인 위험인자 중에서 가족력은 평균이하이거나 우연의 일치에 가깝다고 보는 것이 옳다. 또한 다른 나라로 이민 간 여성들의 유방암으로 사망할 위험률이, 그 나라에 살던 여성들보다 더 높다거나 또는 더 낮다거나 하는 연구들도 발표되고 있다. 음식습관의 변화와 같은 환경적 변화가 가족력보다 더 큰 영향을 줄 수 있다는 것이다. 이러한 연구들은 유방암 위험인자는 빈곤이나 조기성숙과 연관이 있다는 연구들과 충돌하는 것이다. 시애틀에 있는 워싱턴대학의 역학 교수인 노엘 바이스 박사(Dr. Noel S. Weiss)에 의하면 '이러한 연구들을 종합해 봤을 때, 가족 중에 유방암에 걸린 환자가 있기 때문에 유방암에 걸릴 확률이 높다는 견해는 의미가 없다'고 강조해서 밝히고 있다.[55]

  2. **그들은 치료법을 모른다**: 너무도 많은 연구비가 유방암 치료에 투자되고 있는데도 불구하고 치료법은 발견되지 않고 있다. 우리는 그 연구비가 질병을 사라시게 할 것이라고 믿고 있다. 그러나 애석하게도 우리는 유방암 환자에 대한 '진짜 치료율의 실상'에 대해 잘 알고 있다. 암치료가 끝나고 5년이 지나 그녀가 살아있다면 '완치판정'을 받게 되는데 이것은 참으로 잘못된 판단이다. 5년 동안 생존한 것을 치료라고 볼 수 없다는 말이다. 특히 암진단 후 20년까지를 생각해볼 때, 그 사이에 질병으로 사망한 여성의 무려 88%가 유방암 때문인 것으로 판명이 났다.[56] 그러니까 질병으로 사망한 100명 중에서 88명이 완치판정을 받은 여성이라는 말이다.

'5년 후 생존하면 완치'로 판정하는 것은 지극히 독단적인 통계다. 그것은 바닷가 모래사장 위에 금을 긋는 것과 다름이 없다. 환자가 5년 동안 아슬아슬하게 생명을 지켜가는 것을 어찌 완치라고 말할 수 있다는 말인가? 나는 5년 후 생존을 완치로 판정한다는 말을 들을 때마다 옛날에 보았던 영화 한 장면이 생각난다. 한 부족의 전사들이 적들을 생포해서 적들에게 '우리(죽창과 몽둥이를 들고 일렬로 서 있는)를 뚫고 지나가면 목숨만은 살려주겠다'고 했다. 모두 시도했지만 대부분 죽었다. 몇몇은 살았지만 불구자 신세가 되었다. 유방암 진단을 받은 여성들은 질병 그 자체의 힘겨움뿐만 아니라 모두가 알고 있는 끔찍한 치료과정을 거쳐야 한다. 미유방암재단의 담당국장인 안드레아 마틴Andrea Martin은 '수술과 방사선치료와 화학요법 등으로 몸을 찢고 태우고 독약을 주입하는 것이 암치료의 정석으로 자리 잡고 있는데 그것들은 단지 암을 키울 뿐이다'라고 비판을 멈추지 않고 있다. 그 여성은 5년 동안의 치료를 받으면서 머리는 모두 빠지고 몸은 만신창이가 되며 마음은 쪼그라들게 되어 있다. 거기에다 계속되는 고통으로 약을 계속 먹어야 하는데 바로 이때 '완치'라고 판정을 받는다. 그러나 나의 생각은 너무 다르다.

3. 그들은 예방법을 모른다: 세 가지 중에서 이것은 따로 증명할 필요도 없이 자명하다. 만일 유방암을 예방할 수 있는 수단이 있다면 이렇게 매년 악화되지 않을 것이다. 유방암에서 가장 중요한 예방법이 거의 알려지지 않았다는 것은 참으로 아이러니다. 치료보다 예방이 우선이라고 말들을 하지만 그때뿐이다. 매년 엄청난 양의 자금이

유방암 연구에 투자되고 있지만 거의 대부분 사후처방, 즉 조기진단과 치료에 소비되고 있다.

메릴랜드 베데스타에 있는 미국립암연구소는 18억 달러를 정부로부터 연구비로 지원받는데 겨우 5%만이 예방분야에 사용될 뿐이다. 그 5% 중에서 5%(전체 연구비 중에서 0.25%)만이 유방암예방의 예산이다.[57] 그것은 땅콩만한 무게가 아니라 땅콩껍질만한 무게에 불과하다. 왜 이처럼 유방암예방이 천대받는 것일까? 왜 아무도 고통스런 유방암을 끝내는 지름길이 예방이라는 사실에 주목하지 않는 것일까? 질문이나 대답이나 껄끄러울 수 있고, 경우에 따라선 생각하는 것도 유쾌하지 않을 수 있다. 나도 이 주제가 좀 냉소적일 수 있다고 생각하지만, 솔직히 말해서 가장 큰 이유는 돈이다. 암을 예방하려면 생활습관을 바꾸라고 마이크를 잡고 목이 쉬도록 외친다고 해서 돈이 되지 않기 때문이다. 가녀린 여성의 몸에 칼을 대고 화학약품을 쏟아 부어야 돈이 된다는 아주 원초적인 이유 때문이다. 그것을 연구한다고 해야 정부가 돈을 주기 때문이다. 모두가 좋아하는 돈 말이다!!!

이런 이야기를 듣는 것이 껄끄러운 일이라는 것을 나도 알고 있다. 그러나 돈을 거절하는 것이 어리석은 일이라는 것쯤은 당신도 동의할 것이다. 나는 지금 회전의자에 앉아서 정책을 결정하는 사람들에게 수줍게 제안하자는 것이 아니다. '예방으로는 돈을 못 버니 돈이 되는 일에 집중하자'는 관리들에게 플래카드를 들고 찾아가 시위하자는 말도 아니다. 서구시장에서 의료사업은 돈을 찍는 기계처럼 많은 돈을 끌어 모은다는 점에 집중해보자.

  미국인들은 대부분 미국이 가장 많은 돈을 방위비에 쓴다고 생각한다. 사실 미국은 3천억 달러라는 막대한 예산을 방위비에 쓴다. 그러나 그 방위비의 3배에 달하는 돈을 미국인은 의료비로 지출한다. 비슷한 것도 아니고 3배, 무려 1조 달러가 소비되고 있다는 말이다. 지옥에서 들리는 고통의 외침처럼 들리지 않은가? 만일 당신이 암을 예방해서 너무도 건강하게 살게 되었을 때 손해를 보는 자는 누구일까? 그렇다. 암과 관련된 사업단체와 제약회사와 병원들과 의사들이다. 시카고대학 메디컬센터 공공의료학부 직업환경의학과 교수인 사무엘 엡스타인 박사Dr. Samuel Epstein는 '국립암연구소, 미국암학회 등 암 관련 단체와 이와 관련된 제약회사들은 암예방 문제에 무관심하거나 적대적이다'[58]라고 말하고 있다. 당신은 왜 암 관련 단체와 제약회사들이 암예방에 '적대적'인지 그 이유를 아는가? 나 또한 알 수가 없는 일이다.

조기검진은
매우 위험하다

　유방암의 원인과 치료와 예방에 관련된 각종 지식으로 무장한 사람들이 전문가들에게 공격할 것을 대비해서, 전문가들은 새로운 대비책을 마련했다. 무언가 자신들의 위치를 공고히 할 수 있고 누구도 노서히 거부할 수 없는 묘책 말이다. 우리가 시냇물을 건너 유유히 자유를 찾아 사라지는 것을 본 그들은 강물로 우리의 앞길을 막았다. 그들은 희망을 절대 포기하지 않았다. 그들은 우리에게 체포명령장을 보여주었는데 거기에는 '조기검진'이라고 써져 있었다. 우리는 그 단어 하나에 온 몸이 얼어붙었고 모두가 꼼짝 못하고 체포되었다.

　오래 전 클린턴 대통령은 모든 국민에게 혜택이 골고루 돌아가는 보편적 의료보장제도를 구축하기 위해서, 관계기관에게 '유방암 발생률과 사망률의 증가에 대한 대책을 세워보라'고 지시한 적이 있다.

대책을 세우기 위해서 세미나가 열렸다. 이 세미나에서 미국립보건원의 보건복지국장인 도나 샬랄라Donna E. Shalala는 '유방암 발생률이 계속 증가하는 원인을 먼저 찾은 다음, 유방암을 초기에 예방하는 행동에 들어가야 한다'59고 의견을 피력했다. 그러자 ABC방송의 의학전문기자인 티모시 존슨 박사Dr. Timothy Johnson는 '그러나 자가진단 테스트나 유방촬영술 등이 여성들이 당장 할 수 있는 유일한 방법입니다'60라고 말했다. 수잔 러브 박사 또한 유방암 위험을 줄일 수 있는 방법을 알려달라는 질문에 '유방암에 관련된 유일한 방법은 초음파검사를 통한 유방촬영술 외에는 없다'61고 밝혔다.

유일한 방법이라… 단언컨대 조기검진은 절대로 유일한 방법이 아니다. 그것이 유일한 희망도 아니다. 당신이 유일한 희망으로 조기진단에 몸을 맡기는 순간 당신은 패배자가 될 것이다. 조기진단이 암을 부른다. 절대로 받아들이지 마시라.

나는 유방암 환자를 지원하는 단체들과 유방암의 심각성을 알기 위해 노력하는 많은 공공단체들로부터 수없이 많은 자료들을 받아서 읽고 있다. 그들은 한결같이 여성의 가슴을 보호하자며 외치고 있다. 그들은 여성들이 스스로 소리를 내서 싸워야 하며, 화를 내야하며, 해결책을 요구해야 한다고 외치고 있다. 나 또한 여기에 동의한다. 그러나 진정으로 우리가 화를 내야 하는 것은 역설적이게도 바로 그 '유일한 희망'이다. 불안에 떨며 의자에 앉아서 암이 당신을 살해하기 전에 반드시 검진을 받아야 한다는 그 헛된 희망 말이다. 왜냐하면 당신이 들어온 것은 그것뿐이기 때문이다. 수없이 많은 자금이 그 연구에 써진 후에, 세상에서 가장 최첨단의 검진장비들이 당신에게 이런 말을 할 것이다. 죄송합니다. 효과가 별로 없었습니다… 당신의 마지막 희망이자 당신의 마지막 피난처는 동전던지기 정도의 정확성 밖에 보여주지 못하는 유방촬영술이란 말인가? 한 번 따져보기로 하자.

유방촬영술은
희망이 아니다

유방암에 관해 이야기할 때 결국 왜 항상 유방촬영술에 초점을 맞추는 것일까? 그것 외에는 딱히 해줄 수 있는 것이 없기 때문이다. 유방촬영술에 대해 이러쿵저러쿵 얘기하는 것만으로도, 유방암과 관련된 어떤 일이 일어나고 있다는 것을 느끼게 해주기 때문이다. 최근 뉴욕타임즈에는 '의료계에서 가장 논쟁거리가 되는 일들'[62]이라는 기사가 올랐다. 타임지에서는 '한 쪽에서는 열광하지만 다른 한 쪽에서는 말도 안 되는 방법으로 여겨져 전문가들 사이에서 논쟁거리가 된다'[63]는 기사가 나왔다. 그리고 많은 매체들도 '50세 이하의 여성부터 유방촬영술을 해야 하나?'라는 주제의 헤드라인들을 올렸다.

'50세가 넘어서 1년이나 2년마다 유방촬영술을 받으면 유방암 사망률이 1/3로 줄어든다'[64]는 연구결과가 발표되었다. 그러나 40대 여성들에게도 똑같은 결과가 있다고 증명하는 연구결과는 없다. 70세 이상의 여성들을 대상으로 한 연구에서는 반대되는 결과가 나왔다.[65] 미국에서는 일반적으로 40대 여성에게 유방촬영술을 권장한다.[66] 그러나 유럽유방암연합에 속해 있는 8개국은 '유방촬영술이 유익하다고 발표할 수 없는 것이 기본입장'[67]이라고 밝히고 있다. 미국내에서는 의견이 찬반으로 나뉘어 논쟁거리가 되고 있다. 반대의견을 가진 전문가들은, 유방촬영술이 40대 여성에게 유익하다는 증거는 전혀 없다고 주장한다. 여성의 유방은 어릴수록 민감하기 때문에 조기에 불필요한 검진을 받는 것은 위험하다는 것이고, 실패할 확률은 어릴수록 높아진다는 것이다.

내과학회보의 편집장 수잔 플레쳐 박사Dr. Suzanne W. Fletcher와 그의 남편 로버트 플레쳐 박사Dr. Robert H. Fletcher에 의하면 '의사들과 의료과학자들은 여러 번의 시도에도 불구하고 입증할 수 없었던 검사실행의 결과를 현대여성에게 널리 공표하지 않았다'고 발표했다.[68] 처음에 40대 여성에게도 테스트를 해야 한다는 의견에 지지했던 많은 사람들도, 유방촬영술이 유익하다고 증명된 과학적 연구가 없었음을 알게 되었다.

논쟁은 끊임없이 계속되고 있다. 아무도 믿고 싶지 않은 이유로 인해, 50세 이하의 여성에게 유방촬영술을 반강제로 실시하는 결정을 내린다는 것은 참으로 슬픈 일이 아닐 수 없다. 무엇 때문일까? 참으로 무시할 수 없는 것, 그렇다. 바로 돈 때문이다.

나는 앞서 계속해서 이 엄청난 수입을 올리는 이 시장에서 관련사

업가들이 노리는 것은 돈이라고 주장해왔다. 노스캐롤라이나의대 혈액종양학과 교수인 하워드 오제르 박사Dr. Howard Ozer의 솔직한 고백은 참으로 의미가 깊다. 그는 신체를 촬영하는 가이드라인을 40세로 낮추는 문제에 대한 질문을 받고 '유방촬영술 비즈니스는 수익성이 엄청난 사업이다. 그 대상을 낮추면 낮출수록 수익은 기하급수적으로 늘어난다'69고 고백했다. 나는 너무도 장황하게 이 문제를 길게 늘어놓았음을 반성한다. 그가 옳다. 그는 나보다 더 짧은 문장으로 문제의 정곡을 찔렀다.

그럼에도 불구하고 더 나쁜 일들이 벌어지고 있다. 중요한 이슈에 뿌연 안개를 채워 초점을 흐리게 만드는 행위들이다. 유방촬영술을 통해 '조기검진을 하는 것이 좋은가 나쁜가'를 가지고 계속해서 논쟁하는 것은 의료 비즈니스를 키워주는 셈이 된다. 정작 중요한 것은 바로 예방이 아니던가? '가슴 속의 암종양을 발견하기 위해서 유방촬영술을 일찍 받는 것이 좋을까 나쁠까?'라는 생각을 마음속에서 아예 지워버리라는 말이다. 관점을 흐려서는 안 된다. 가슴 속의 종양을 확인하는 것이 목적이 아니라 '종양이 전혀 생기지 않은 삶'에 목적을 두라는 말이다.

사실 유방촬영술은 '그럴 가능성이 있다'는 사실에 초점을 맞추어서 그 쪽으로 몰아가기 위해 최선을 다하는 서비스다. 거기에는 많은 문제가 발생하는데 대표적인 아이러니가 있다. 한편에서는 아주 확신에 차서 이런 말을 한다. "유방암을 치료하거나 예방할 수 있는 방법은 없으니 당신은 조기진단을 위해 유방촬영술을 믿고 따라야 합니다. 이것만이 희망의 마지막 보루입니다." 그러나 다른 한편에서는 다른 이야기를 한다. 유방촬영술의 확인결과를 신뢰하는 것은 매우 잘못되었다고 말한다. 유방촬영술은 모든 유방암의 20%, 50세 이하 여성의 40%까지 예측에 실패한다고 말이다.[70] 이 실패율은 모든 환경이 완비된 가장 효율적인 테스트에서 실시되었을 때를 예로 든 것이다.

나는 그 실패에 관한 예를 드는 것만으로도 책 한권을 쓸 수 있다. 여기에 몇 가지만 소개해본다.

- TV쇼 프라임타임 라이브는 한 여자의 가슴 쓰린 경험을 소개했다. 그녀는 유방촬영술을 받은 후 '모든 것이 정상이다'는 말을 들었다. 그러나 8달도 되지 않아서, 사진에서 발견되지 않은 암이 자라서 전이되었다. 그녀는 가슴을 잘라내야만 했다.[71]
- 또 다른 TV쇼 굿모닝 아메리카는 암진단을 받은 한 여성의 끔찍한 이야기를 소개했다. 30년 경력의 병리학사가 그녀의 가슴에서 한 조직을 꺼내어 검사를 했다. 그녀는 그 후 양쪽 가슴을 모두 절제했는데 그 이유는 '나중에라도 암이 발생할 씨앗을 없애기 위해서'였다.[72]
- 플로리다에 사는 한 여성이 왼쪽 가슴을 잘라냈는데, 잘못된 암진단으로 밝혀져 2천7백만 달러의 보상을 받았다. 판사는 그녀의 잘못된 진단에 연루된 4명의 의사 모두 업무태만이라는 판결을 내렸다. 왜냐하면 그녀의 유방절제술이 시행되기 2주 전에 진단이 잘못되었다는 사실을 알았음에도 불구하고 4명 모두 '수술을 멈추라'고 얘기하지 않았기 때

문이다.73

　조기진단을 위한 유방촬영술의 문제점은 거기에 다양한 변수가 발생할 수 있다는 점이다. 유방촬영술은 한 번 만에 이루어지는데 반해서 그것이 최종결과로 판정된다는 문제가 있다. 1심, 2심, 3심에 가서 최종판정을 내리는 것이 아니라 1심에서 사형선고를 받을 수 있다는 말이다. 만일 그 변수 중에 하나가 잘못 진단될 가능성이 있다면 어떻게 될까? 그 변수로는 대략 세 가지가 있는데 첫째가 엑스레이 사진을 뽑아내는 기계, 둘째가 기계를 작동하는 기술자, 셋째가 필름에 대한 해석 등을 꼽을 수 있다.

　ABC 방송의 프라임타임 라이브에서는 4개월에 걸쳐 미전역의 의사, 방사선 기사 및 의사, 암환자, 암 관련 전문가들을 대상으로 인터뷰를 실시했다. 그들이 발견한 결과는 '미국 유방촬영술의 수준에 심각한 문제가 있음이 발견되었다'는 것이다.74 유방촬영술에 엄격한 규제가 실행되는 서구유럽과는 달리 미국은 거의 규제가 없어 중구난방으로 확산되고 있는 실정이다. 미시간주에서만 해도 35~50% 정도의 유방촬영술 시설이 불량한 것으로 판명되었다. 미시간주는 불량한 시설을 엄격히 단속해서 지금은 미국에서 가장 엄격한 법을 가진 주가 되었다. 미국내 9개 주만이 유방촬영술에 엄격한 법을 적용하고 있는데, 이를 달리 말하면 나머지 41개주는 자체적으로 느슨한 상태의 법과 함께 달콤한 돈의 맛을 즐기고 있다는 말이다.

　유방촬영시스템을 작동하는 기술자는 기본적으로 엑스레이 기술에 대한 공부를 최소한 2년은 해야 한다. 내가 그냥 하는 말이 아니다. 콜로라도 대학의 교수이자 미영상전문의학회의 최고권위자인 헨드릭 박사Dr. Ed Hendrick의 주장이다. 유방촬영술의 전 과정 중에서 가장 복잡하고 조심스러운 것은 '유방의 어느 부분을 촬영하느냐'이다. 환자가 모두 다른 사람이므로 기술자들은 어떻게 가슴을 눌러야 하는지 확실히 알아야 하고 기계를 테스트한다거나 필름을 체크하는 일에 관여하지 말아야 한다. 위에서 말한 프라임타임 라이브에서는 간호사를 이틀 동안 교육시켜 기술자로 둔갑시키는 현장을 몰래 카메라로 찍었다. 다른 병원도 카운터 안내원에게 유방촬영술을 맡겼는데 교육기간은 겨우 이틀이었다. 미국내 21개주에서는 그 기술자에게 자격증을 요구하지 않고 있다. 프라임타임의 앵커인 다이안 소이어Diane Sawyer는 '그러나 아직까지 미국의 피자가게 매니저 숫자가 유방촬영 기술자의 숫자보다 많은 것은 다행이다'고 웃었다.

조기검진이 유방암을 피하는 유일한 길이라는 약속이 오히려 더 큰 문제를 일으킨다는 사실에 대해 반기를 드는 여성이 거의 없다는 것은 참으로 충격적이다. 암세포는 아주 천천히 성장한다는 점을 반드시 기억하기 바란다. 유방촬영술로 암세포가 발견되기까지는 10년이 걸린다는 사실 말이다.[75] 콩알 크기로 성장하기까지 10년이 걸린다는 말이다. 당신은 나의 주장을 확신해도 좋다. 당신은 매년 유방촬영술에 의존해도 좋다. 그러나 암세포가 당신의 가슴에서 10년에 걸쳐 자라나는 동안에는 그것을 발견할 수 없다.

'결과를 어떻게 해석하느냐'의 문제 또한 심각한 이슈다. 많은 연구결과들이 방사선 기사들의 신뢰성에 심각한 의문을 제기했다. 과연 그들이 가슴에서 의심스러운 흔적을 발견했을 때 '그 사진을 제대로 읽고 해결책을 내놓을 수 있느냐'하는 것도 문제다. 예일대 의대의 연구소에서는 뉴잉글랜드저널에 논문을 발표했는데, 결과물에 대한 해결책이 너무도 다양하다는 내용의 논문이었다. 한 유방촬영기사는 즉각적인 생체검사를 주장했으며, 다른 기사는 3개월 동안 계속해서 엑스레이 검사를 해야 한다고 주장했고, 또 다른 기사는 1년 후에 다시 유방촬영술을 해야 한다고 주장했다.[76]

역사상 유례가 없을 정도로 대규모(9만 명의 여성을 참여시킨)의 유방촬영술에 대한 연구결과는 마지막 KO펀치를 날려주었다. '40세 이하의 여성에게 끼치는 유리함은 전혀 없고, 50~60세 여성의 유방암 사망률을 줄여준다는 결과를 얻어내는데 실패했다'고 밝히고 있다.[77] 〈살 안찌고 사는 법〉과 〈어느 채식의사의 고백〉을 발표해서 세상을 떠들썩하게 했던 베스트셀러 저자이자 양심의사인 존 맥두걸 박사 Dr. John McDougall의 이야기를 들어보자. "매년 암증가율은 현미경을 사용해야 보일 정도로 숨겨져 있다. 그들은 조기검진이 사람의 생명을 살리는데 성공하지 못했다는 사실을 숨기고 있다."[78] "솔직히 말해서 조기검진으로 이익을 얻는 대부분의 사람들은 의사들이고 병원들이다. 조기검진은 당신에게 더 빨리 더 자주 병원과 의사를 찾아가도록 유인한다. 당신은 선한 뜻으로 가면을 쓴 이 시스템을 통해서 더 짧은 삶을 살게 될 것이고 더 고통스런 삶을 지탱할 뿐이다."[79]

점점 더 작은 암세포를 추적해내는 기술이 발전하면서, 한편에선 진심을 가진 연구자들이 그들의 목소리를 높이기 시작했다. 암세포를 의사가 조기검진으로 발견해서 위협을 가하지만 않으면, 암세포는 크게 자라지도 않고 위험하지도 않다는 수많은 연구결과에 대해 사람들이 눈을 크게 뜨고 바라보기 시작했다. 중년이나 노인들의 시체를 부검해보아도 모든 사람의 몸에서는 암세포가 발견된다. 초기의 어떤 암세포가 위험하고 어떤 암세포는 위험하지 않다고 단언할 수 있는 사람은 없다. 아주 작은 종양이 점점 커져서 목숨을 위협하는 암으로 발전한다고 단언할 수 있는 사람은 아무도 없다. 그것은 참으로 위험한 일이다. 미국립암연구소에서 조기검진 및 종양학을 담당하고 있는 배리 크래머 박사Dr. Barry Kramer가 일침을 놓았다. 그는 '조기검진만이 문제의 유일한 해답이라고 단언하는 경향을 단호히 배제해야 한다'고 갈파했다.[80] 플래카드를 들고 거리에 뛰쳐나와 조기검진만이 살길이라던 전문가들이, 이제 조기검진을 하는 것과 하지 않는 것이 그리 큰 차이가 없다고 슬그머니 뒤로 빠지고 있는 실정이다.

조기검진만이 암으로 인한 죽음으로부터 우리를 살릴 수 있다고 주장하는 사람들을 볼 때마다 한 장면이 생각난다. 두 청년이 바위를 오르는 중에 한 청년이 미끄러져 밑으로 떨어졌으나 다행히 작은 바위 위에 두 발을 디뎌 살았다. 바위 밑은 500미터 낭떠러지다. 위에 있는 청년이 밧줄을 던졌다. 그런데 그 밧줄은 1차 세계대전에서 사용하고 남은 것이어서 매우 낡았다. 밑에 있는 청년은 밧줄이 너무 낡아서 잡고 오르는 중에 끊어질 수 있다고 말했다. 그러자 위에 있는 청년이 '이 줄 밖에 없으니 꼭 잡고 올라오면서 희망을 걸어보자'고 말했다. 바로 이런 상황이다. 이것이 유방촬영술과 조기검진을 우리가 요구받고 있는 상황이라는 말이다. MSNBC 방송의 투데이 인 아메리카에 참석한 하버드 의대 방사선학과 교수인 다니엘 코팡 박사Dr. Daniel Kopans는 이러한 현상에 대한 질문을 받고 '유방촬영술은 미국이나 세계 어느 나라에서도 문제의 진정한 해결책은 아닙니다. 그러나 현재로서는 최선입니다'라고 말했다.[81] 다행스럽게도 이 책의 목적은 최소한 유방촬영술과는 큰 관련이 없다. 우리의 목적은 검사하는 것이 아니라 예방하는 것이다. 유방촬영술은 유방암의 예방과 아무런 관련이 없다는 것을 말하고 싶다. 그냥 없는 것이 아니라 절대로 없다!

유방촬영술은 길을 걸어가는 아무 여성이나 붙잡고, 앞으로 물에 빠질 때를 대비해서 황금으로 만든 지푸라기를 사라고 강요하는 것과 다를 것이 없다. 앞으로 유방촬영술은 '유방암이 성공적으로 완치되었음을 판명하는 도구'에 한해서만 사용해야 한다고 나는 주장한다.

나는 당신이 이번 장의 이야기를 들으면서 마음이 불편했으리라는 점을 이해한다. 당신이 믿고 의지하는 의사들이 당신을 유방암의 늪에 빠져들게 한다는 사실에 당혹스러워할 수 있다. 그러나 지금 나는 당신에게 경고하기 위해서 폭로성 발언을 하는 것이 아니라는 점을 분명하게 말할 수 있다. 나는 지금 권위를 뽐내는 의사에게 의존하는 것 때문에 당신이 위험할 수도 있다는 점에 대해 경각심을 일깨

워주고 싶을 뿐이다.

나는 지금 플로리다에 살고 있다. 이곳은 나를 단번에 쓸어버릴 수도 있는 허리케인이 빈번한 지역이다. 허리케인에 대한 기상예보를 들을 때, 우리는 이것이 우리의 마음을 불편하게 하고 겁주기 위해서가 아니라는 점을 알고 있다. 그 기상예보는 '위험하니까 생명을 지키기 위해서 조심하라'는 일종의 경고로 받아들여야 한다. 그렇다. 내가 당신에게 마음을 불편하게 한 것은 사실이지만 '위험하니까 조심하시라'는 경고의 의미로 글을 쓰고 있다는 말이다.

우리는 지금 무절제한 약품의 홍수 속에 살고 있다. 적절한 약품을 몸속에 집어넣는 것만이 우리를 구원할 수 있다는 위험한 '약물문화' 속에 살고 있다. 바로 그것이 질병예방의 진정한 의미를 찾으려는 우리의 시선을 가리고 있다. 얼마 후에 누군가 홀연히 안개를 뚫고 나타나, 유방암을 완전히 예방할 수 있는 약품이나 주사가 나타나길 우리는 기다리고 있다. 그러나 당신은 그 허연 수염의 도사가 두 손에 들고 나타난 약물을 구입하는 순간 비싼 대가를 치르고 후회하게 될 것이다. 어떤 약품이나 주사제도, 나쁜 생활습관 때문에 생긴 피할 수 없는 결과물을 예방하거나 치료할 수 없다. 설령 몇 십 년 후에 그런 기적(불가능하지만)이 나타난다 해도 지금 당장 당신이 취할 행동은 없다. 확고부동한 지식과 지혜로 무장하시고 그 신념이 당신의 몸을 지배하도록 하시라. 당신의 주머니를 노리는 제약산업으로 하여금 당신의 몸을 지배하지 못하게 하시라.

미국립암연구소의 마이클 스폰Michael Sporn 국장은 새로운 치료법이 개발되면 25년 후 쯤에는 암이 발생하기 전에 완전히 사라지게 할 수 있다고 말했다.[82] 웃는 고양이를 본 적이 없는 것처럼, 앞으로는 암도 못 보게 될 거라고 말했다. 단언하건데 유방암은 절대로 사라지지 않을 것이다. 신기루는 절대 없다. 지금부터 여성들이 스스로 몸을 보호하고 그 질병을 예방하면 된다.

   암을 쓸어 없앨 수 있다고 말하기 위해 나는 이 책을 쓴 것이 아니다. 누구도 그런 말을 당당히 할 수는 없다. 어떤 사람들이 아주 위대한 일을 하고 양심적으로 인생을 산다고 해도, 그 중 몇몇은 암에 걸릴 것이고 몇몇은 죽음을 맞이할 것이다. 부정할 수 없이 엄연한 사실이다. 그러나 나는 이 책이 주장하는 해결책을 따르기만 하면 많은 사람들이, 아주 많은 사람들이 그런 운명을 피할 수 있다고 장담한다.

   캘리포니아 대학의 종양학과장이며 유방암 전문의인 크레이그 헨더슨 박사Dr. I. Craig Henderson는 뉴욕타임즈와의 인터뷰에서 이렇게 밝혔다. "과학은 종종 기대하지 않은 방향으로 튀어나가게 하는 경향이 있습니다. 유방암 분야에서 우리가 진보해야 할 방향은 유방암 연구가 아닙니다. 그 실마리를 찾는 것도 중요하지만, 유방암 지원자금을 통해 해답을 찾을 수 없다는 것을 깨닫는 것이 더 중요합니다."[83]

   헨더슨 박사에게 감사의 말을 전한다. 내가 하고 싶은 말을 그가 해주었다. 이 책이 당신이 옳았음을 증명하는데 공헌하길 바란다.

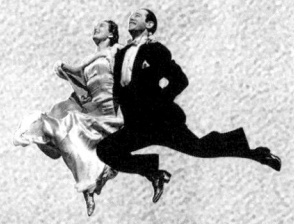

chapter 07

세상의
모든 질병들

이번 7장의 목적은 세포가 미쳐버려 암이 되기 전에 발생할 가능성이 있는 각종 질병에 대해 살펴보는 것이다. 우리 몸속의 세포들은 아주 생명이 강해서 '완전히 제정신이 아닌 상태로 미쳐버리기 전'에는 수년 동안 견뎌내는 생명탄력성이 있다. 그러나 그 세월이 지나면 마침내 건강상의 어려움에 빠지게 되는데, 그 세월 동안 몸이 보내는 수많은 경고를 무시했기 때문이다. 몸을 건강한 상태로 유지하기 위해 노력하는 림프시스템에 과부하가 걸렸다는 경고 말이다. 그런 경고가 아주 미세하거나 독소의 수위가 좀 낮은 상태의 경우, 적절한 조치를 취하면 불편함은 금방 사라진다. 그러나 당신이 경고를 무시해서 독소의 수위가 높아지면 심각한 문제가 반드시 발생하는데, 털털거리며 아주 천천히 그러나 예외가 없이 질병으로 발전한다.

나는 당신이 이 대목에서 기존의 사고를 버리고 새로운 사고로 무장하길 다시 한 번 부탁드린다. 우리는 질병이 한여름 땡볕 아래 소나기처럼 아무 이유도 없이 갑자기 들이닥치는 것이라고 생각한다. 우리는 거의 유사한 환경에 살고 있다. 비슷한 장소에서 살며 같은 음식을 먹고 같은 물을 먹는다. 모든 것이 비슷한데도 어째서 질병은 각각 다르게 발생하는 것일까? 어떤 사람은 당뇨병에 걸리고 어떤 사람은 편두통에 시달리며, 다른 사람은 피부질환에 걸리거나 매일 복통을 호소한다. 그래서 사람들은 질병을 '예상할 수 없이 갑자기 들이닥치는 것'이라고 생각해버린다. 그러나 그렇지 않다. 신체의 여러 부분이 하나의 몸으로 연결되어 있는 것처럼, 질병들도 모두 연결되어 있다는 점을 강조하고 싶다. 인간의 몸에서 일어나는 어떠한 현상도 우연히 일어나는 일은 절대 없다. '밧줄은 제일 약한 부분이 끊어지면 그 전체도 끊어진다'라는 오랜 격언이 있다. 우리 몸도 이와 똑같다. 지구상에 살고 있는 70억 이상의 인구 모두, 각자 약한 부분을 한 가지씩 가지고 있다. 자신의 림프시스템에 독소가 너무 많아서 과부하가 걸린 사람들은 모두 통증과 불편함을 겪게 된다. 그것은 일종의 경고메시지다. 인간의 몸이 통증과 불편함을 통해 당신에게 경고메시지를 보내고 있다는 말이다. 사람마다 다르지만 각자의 가장 약한 곳에 통증과 불편함이 온다. 따라서 신체의 어디에 발생했느냐에 대해 고민하지 마시라. 그 통증이 일어났다는 사실이 중요하기 때문이다. 이해하시는가? 그 동안 계속 말해왔던 '세포가 미쳐가는 현상'을 말하는 것이다. 어디에 발생했느냐가 아니라, 그것이 발생했다는 사실 말이다. 암도 마찬가지다. 내가 계속 강조해온 '암이 발생한 장소가 중요하지 않고 모든 암은 같은 암이다'라는 말은 다른 질병에도 모두 적용된다.

물론 신체의 모든 심각한 질병에 다 해당된다는 말은 아니다. 한사람은 납중독에 걸릴 수도 있고 석면 때문에 숨쉬기가 불편할 수도 있다. 또한 황사나 미세먼지로 호흡기와 피부에 문제가 생길 수도 있다. 그러나 약간의 예외를 제외하고는 일반적으로, 몸에 이상이 생긴 것들은 독성물질로 인한 인체시스템의 분열이 원인이다. 그 결과물이 통증과 질병이다.

당신은 의심이 가득한 눈초리로 나를 쏘아보며 '당신 말대로라면 당뇨병과 습진이 같은 원인이라는 말인가요?'라고 물을 수도 있다. 나의 대답은 '예스'다. 예를 들어보자. 내부 장기인 췌장에 문제가 생겨 인슐린을 적절히 공급하지 못하는 사람이 있다고 가정해보자. 그런데 다른 사람은 외부 장기인 피부에 진물이 생기고 가려움에 시달리고 있다고 해보자. 표면적으로는 확실하게 서로 다른 질병이다. 그러나 그것은 다른 결과물에 불과할 뿐이다. 원인은 하나인데 결과물만 둘이라는 말이다. 그렇다. 독소 때문이다. 림프시스템이 잘게 부수어서 배출하지 못할 정도로 독소가 다량 생성되기 때문이다.

만일 당신이 해변의 한 마을에 살고 있는데 바로 옆에 산이 있다고 생각해보자. 해변을 따라 집들이 줄지어서 마을을 이루고 있고 산들이 둘러싸고 있다. 먼 바다 깊은 곳에서 지진이 일어났고 엄청난 해일이 밀려들어와 바닷가 마을을 덮쳤다. 해일이 집들을 집어삼켰고 산에 있던 바위들이 떨어져 내리면서 다른 집들을 박살냈다. 전기시스템에 불이 붙으면서 불이나기 시작해서 남은 집마저 태워 없앴다. 우리는 해일에 의해서, 바위에 의해서, 불에 의해서 집이 파괴되는 것을 목격했다. 집들은 세 가지 원인으로 파괴되었지만 그 원인은 한 가지 아니던가? 지진이 없었더라면 해일이 일어나지도 않았으며 바위가 떨어져 내릴 필요도 없고 불도 나지 않았다. 만일 독소가 없다면 당뇨병은 없다. 당뇨병도 습진도 없고 열병도 없고 암도 없다. 거의 모든 질병은 발생하지 않는다. 독소가 없다면 말이다.

    통증이나 질병이 어디에 발생하더라도, 그것은 제거되지 못한 독소가 그 곳에 계속 머무를 수 없을 정도로 넘치기 때문이다. 그 장소의 독소배출능력, 그 한계를 벗어났기 때문이다. 나는 당신에게 하나의 질병에 대해 장황하게 이야기 했지만 사실 모든 종류의 질병에 대해 다 말한 셈이다. 질병을 예방하거나 질병을 완치하려면 림프시스템을 통해서 독소를 제거해야 한다. 아주 단순하지 않은가? 거듭 말하지만 진리는 단순한 법이다. 그러나 많은 전문가들은 칸막이 속에서 무어라 중얼거리거나 어렵고 현학적인 용어로 알쏭달쏭하게 말한다. 알쏭달쏭하게 말하다가 '우리는 모른다'거나 '아무도 모른다'거나 '원인이 알려지지 않았다'고 말한다. 그들은 질병들이 하나의 공통성을 가지고 움직인다는 사실을 알지 못하고, 그것에 대해 배운 적도 없고 고민해본 적도 없다. 그들은 질병이 아무런 계획도 없이 갑자기 일어난다고 생각한다. 그래서 당연히 신체의 각 부분에서 나타나는 각양각색의 현상을 연구하고 원인을 캐내느라 밤을 지새우고 있는 것이다. 10개의 병명이 1백 개로 늘었다가 지금은 1만여 개를 훌쩍 초과한다. 오직 하나의 원인이 있는데도 말이다. 바로 독소 말이다.

당신은 이러한 '거의 모든 질병의 원인은 같다'는 생각을 받아들이는데 어려움을 겪을 수도 있다. 그러나 당신은 혼자가 아니다. 나는 구태의연하고 관습적인 것에 반대하여 새로운 생각을 받아들이는데 즐거움을 느끼는 사람이다. 그러나 당신은 지금까지 가져온 관습적인 생각과 다르다고 느끼고 있다. 우리 앞에 사과가 있다고 생각해보자. 빨갛고 아삭아삭하고 달콤한 이 과일이 무엇인지 알고 싶다면 과일가게 주인에게 물어보면 된다. 만일 내일부터 당신이 사과라고 알고 있던 과일이 '고양이'로 불린다고 가정해보자. 그러면 과일가게에 가서 '아저씨, 오렌지 한 상자와 고양이 한 상자만 주세요'라고 말하면 된다. 쉽지 않은가? 이름이 바뀌었으니 사과 대신에 고양이로 부르는 것을 받아들이면 된다. 몸에서 일어나는 대부분의 질병들의 차이점은 장소만 다르다는 점을 받아들이면 된다. 그 질병의 뿌리가 되는 원인은 똑같다는 말이다.

당신이 알아주었으면 하는 것이 한 가지 더 있다. 통증처럼 질병으로 인한 몸의 이상변화는 시간이 오래 걸리지 않는다는 것이다. 통증은 순간이라는 말이다. 그것은 아주 자연스러운 반응이고 색다른 초기반응으로 생각하시길 바란다. 조금만 통증을 참아내면 왜 그랬는지 저절로 알게 될 것이다. 나는 30년 넘게 무수히 많은 사람들이 내 주장이 타당하다고 확신하는 것을 지켜보았다. 림프시스템을 통해 몸을 정화시켜서 고통을 끝낸 예를 들면 이 책을 가득 채우고도 남는다. 그러한 예들을 지켜보면서 나의 신념은 더욱 굳어지고 자신감을 갖게 되었다.

그 환자들 중에는 많은 의사들도 있었다. 한 의사는 이렇게 말했다. "독성물질이 림프시스템 내에서 점점 더 쌓여 가면 림프액의 흐름이 점점 느려집니다. 림프액은 마침내 끈적거리게 되고 면역시스템의 임파구와 대식세포는 힘을 잃어 더 이상 움직일 수 없게 됩니다. 나는 셀 수도 없이 많은 환자들이 림프시스템 내의 독성물질을 식이요법으로 청소해서 치료되는 것을 보아왔습니다. 자가면역 질환, 암, 관절염과 같은 퇴행성 질환에서 그들은 모두 해방되었습니다. 특별히 19년 동안 고통을 받던 암환자가 살아나는 모습도 경험했습니다. 우리는 그에게 림프시스템을 열어주고 면역시스템이 제 기능을 하도록 했을 뿐이었습니다. 음식으로 말입니다."

많은 사람들이 무너진 탄광에서 살아나온 것처럼 건강을 되찾았다. 그 한 가지가 해결되지 않으면 어떤 질병도 물리칠 수 없다. 당신이 몸의 원리 즉, 자연위생학의 원리를 깨닫기만 하면 된다. 그렇게만 되면 어느 순간 아주 갑자기 당신을 어둠 속에 가두어 놓았던 탄광의 돌덩이들은 모두 사라질 것이다.

림프시스템의 파워

　림프시스템이 얼마나 조목조목 작동하는지 설명하기 위해 약간의 예를 들어보겠다. 그러나 '어떤 질병을 선택할 것인가'하는 것도 고민사항이 아닐 수 없다. 현대의학의 병명은 이미 수천가지를 넘어 세분화되었기 때문에 모두 적는다면 이 책이 넘치게 될 것이다. 그러나 사람들은 자기가 관심을 가지고 있는 질병에 대해서만 읽고 싶어 할 것이다.

　내가 여기서 어떤 종류의 질병에 대해서 이야기를 늘어놓는다고 해도 처방은 오직 한 가지다. 림프시스템을 청소해서 그 곳에 에너지를 채워 넣으면 된다. 나는 그 이야기를 하기 위해 이 책을 쓰고 있다. 당신의 관심을 끌고 주의를 집중시키기 위해서 '우리 몸속에는 건강을 되살리기 위해 설계된 메커니즘이 있다'는 사실을 설명하고 있을 뿐이다. 당신이 그 시스템을 잘 조절하기만 하면 몸이 저절로 회복되는 메커니즘 말이다. 여기에서 열거하게 될 질병에 관심이 없다면 앞으로 겪게 될지 모르는(겪지 않을 것을 희망하지만) 이 질병들을 그냥 살펴보기만 해도 좋다. 림프시스템을 청소하는 것만으로 열거하는 질병들 모두 퇴치할 수 있다는 사실 말이다.

이야기를 시작하기 전에 앞에서 읽은 4장을 다시 한 번 읽어보길 권한다. 림프시스템에 문제가 생겼을 경우에 발생하는 '질병진행의 7가지 단계' 말이다. 나는 앞에서도 7가지 단계의 증상에 대해 여러 번 읽어주길 권한 바 있다. 바로 지금이 다시 한 번 읽어볼 좋은 기회다.

증상이 처음 시작되는 단계부터 세포가 미쳐버리는 단계까지 7단계를 언급했었다. 피로와 피곤함이 밀려오는 단계가 시작이다. 그 이후로 불면, 식욕부진, 가려움증과 같은 피부질환, 통증, 고열, 임파선이 부풀어 오르는 현상, 두통과 같은 통증현상, 여성들의 생리불순, 각종 과민현상, 각종 염증 등이 수반된다. 위의 모든 증상들은, 몸이 당신에게 관심을 좀 가져달라는 요구사항이다. 독성물질이 제거되지 않아 고통스러우니, 독소를 제거해서 몸을 좀 보호해달라고 경고방송을 하고 있다는 말이다. 림프시스템을 청소해서 증상을 약화시켜 달라는 요구사항을 들어주면 문제는 저절로 해결된다. 젖을 달라고 우는 아이에게 젖을 주라는 말이다. 배고파 우는 아이에게 시끄럽다고 진통제와 수면제를 먹이면 어떻게 되는지 알고 있지 않은가?

각종 면역계 질환들

에이즈(AIDS: 후천성면역결핍증)가 세상을 시끄럽게 하기 전까지, 당신은 얼마나 자주 면역시스템이라는 말을 들어봤는가? 아마도 거의 없을 것이다. 에이즈는 면역시스템이 정말로 중요하다는 사실을 세상에 널리 알린 일등공신이다. 어찌되었든 면역시스템은 우리 건강의 모든 면에 관여한다. 앞서 말했던 것처럼 림프시스템은 우리 인간 면역시스템의 심장이자 영혼이다. 면역시스템이 고장나면 어떤 일들이 생기는지 살펴보자. 내가 만나본 수많은 환자들이 겪었던 불편함의 증상들을 적어보았다.

1. **만성피로 증후군:** 집중력 저하, 기억력감퇴, 수면장애, 근골격계 통증 등을 동반하며 6개월 이상 지속되는 심각한 피로감이 주

된 증상인 복합적인 질환. 여기에서 증후군이라는 말은 원인이 알려지지 않았으나 설명할 수 있는 확실한 증상들의 복합체를 말한다.

증상 : 만성피로, 고열, 복통, 수면장애, 두통, 과민증상

원인 : 알려지지 않았음

치료법 : 약물

2. **루푸스**: 주로 가임기 여성을 포함한 젊은 나이에 발병하는 만성 자가면역질환으로 피부에 발진이 발생하는 것이 일반적이다.

증상 : 만성통증, 발열, 류마티스 관절염과 유사한 불편함, 식욕부진, 림프주머니가 부풀어 오르는 현상, 두통, 생리불순 등

원인 : 알려지지 않았음

치료법 : 약물

3. **섬유근육통**: 근육, 관절, 인내, 힘줄 등 연부조직에 만성적인 통증을 일으키는 증후군으로 루푸스와 유사하다.(섬유근육통 환자의 55%가 루푸스를 앓는다.)[84]

증상 : 전신에 통증이 생기지만 특별히 연부조직에 통증을 일으킨다. 염증을 동반하므로 피부염으로 불리기도 한다.

원인 : 알려지지 않았음

치료법 : 약물

4. **류마티스 관절염:** 관절 주위를 둘러싸고 있는 활막이라는 조직의 염증 때문에 일어나는 질환. 이 활막이 존재하는 모든 관절, 즉 움직일 수 있는 거의 모든 관절을 침범하는 질환

   증상 : 피로, 식욕부진, 염증, 지속적인 발열증상, 림프주머니가 붓는 현상

   원인 : 알려지지 않았음

   치료법 : 약물

5. **아토피성 피부염:** 주로 유아기 혹은 소아기에 시작되는 만성적이고 재발성이 있는 염증성 피부질환으로 가려움증과 피부건조증, 습진 등을 동반한다.

   증상 : 가려움증, 피부건조증, 습진

   원인 : 알려지지 않았음

   치료법 : 약물

6. **피부경화증** : 피부 안쪽에 아교질의 과다한 축적으로 인해 피부의 일부분 또는 전신의 피부가 딱딱해지고 두꺼워지는 현상

   증상 : 통증, 피부착색, 손가락 끝이 부패하여 썩는 현상

   원인 : 알려지지 않았음

   치료법 : 약물

7. **혈관염:** 혈관벽에 염증이 생기고 이에 따른 조직 손상이 발생하

는 질환.

증상 : 발열, 피로감, 식욕부진, 관절통, 근육통, 자색반증, 두통, 뇌경색, 손발 저림, 감각소실, 호흡곤란

원인 : 알려지지 않았음

치료법 : 약물

8. **라이터 증후군:** 요도에 생기는 고통스러운 염증

    증상 : 불편한 소변, 소변의 혈뇨 및 고름, 성기 끝에 작은 궤양 발생, 발열, 식욕부진

    원인 : 알려지지 않았음

    치료법 : 약물

9. **강직성 척추염:** 척추에 염증이 생기고 움직임이 둔해지는 질병

    증상 : 허리통증, 어깨와 엉덩이와 무릎의 염증, 피로, 발열, 식욕부진

    원인 : 알려지지 않았음

    치료법 : 약물

10. **다발성근염 및 피부근염:** 염증성 근육병증에 속하며 몸통 가까운 쪽(어깨, 목, 골반) 근육의 근력저하 증상이 나타나는 질환

    증상 : 의자에서 일어서거나 계단을 올라갈 때, 물건을 들어 올릴 때, 머리를 빗을 때 등 몸통에 가까운 사지 근육(어깨, 엉

덩이 관절 등)을 사용하는 동작이 어려워짐을 호소하게 된다. 눈 주위와 눈꺼풀이 부어오르기도 함

원인 : 알려지지 않았음

치료법 : 약물

몸을 쇠약하게 하고 통증을 유발하는 면역계 질환들을 나열해보았다. 이 질병들의 뚜렷한 차이점들을 당신은 발견할 수 있나? 집 안에서 키우는 캥거루가 도망간 것을 확인하는 것보다 더 쉬운 일이 아니던가? 나는 10개의 질병을 나열했지만 결국은 한 가지다. 비, 얼음, 눈, 진눈개비, 우박 등이 이름은 다르지만 모두 물이다. 루푸스, 섬유근육통, 류마티스 피부염 등도 모두 동일한 질병이다. 림프시스템이 처리하기 힘들 정도로 독소가 많이 차 있기 때문에 발생할 질병일 뿐이다.

림프시스템이 고통을 받을 때 나타나는 5가지 일반적인 증상이 무엇인지 아시는가? 바로 통증, 피로, 수면장애, 식욕부진, 고열이다. 이 증상 모두 여기에 있지 않은가? 당신은 질병의 7가지 단계 중 4단계(염증)를 기억할 것이다. 염증에는 통증과 불편함이 따라온다. 그리고 그것은 독소를 청소하려는 림프시스템의 안간힘을 보여주는 것이다. 도와달라고 당신에게 간청하는 몸짓이다. 위에 열거한 10개의 증상 모두 염증을 수반한다. 10개 중에서 반 이상에 항염제가 처방된다. 항염제를 처방해도 언제나 재발할 수밖에 없다. 항염제는 골다공증 및 복부궤양과 같은 부작용을 초래하는 것이 일반적이다. 한 질병

을 다른 질병으로 막을 뿐이다.

당신이 만일 림프시스템의 자연법칙이 무엇이고, 어떻게 작동하는지 알고 있다면 이 사실들은 너무 명약관화한 일이 아니던가? 그러나 아직까지도 전문가들은 그 이유를 설명하지 못하고 있다. 10가지 질병의 원인은 모두 '알려지지 않았음'이다. 당신이 통증을 가면으로 가리기 위해서 약을 먹는다면 질병은 1단계부터 차곡차곡 7단계까지, 적군이 아군의 마을을 하나씩 접수하듯이 진군해 나갈 것은 불을 보듯 뻔하다.

나는 지금 면역계 질환들의 심각성을 축소하려고 하는 것이 아니다. 너무도 많은 사람들이 지금까지 이 질병들로부터 고통받고 있다. 위에 열거한 질병뿐만 아니라, 에이즈, 천식, 알레르기, 두드러기 등을 비롯한 모든 면역계 질환들은 모두 '독소를 청소하고 에너지를 채워 넣는 작업'만 열심히 하면 된다. 현재 앓고 있는 사람은 치료할 수 있다. 그들의 인생을 극적으로 전환시킬 수 있다는 말이다.

심장질환 및
혈관질환

심혈관질환은 미국에서 가장 사망률이 높은 질병이다. 다른 모든 질병을 더해도 이 질병의 사망률을 넘지 못한다. 당신이 적극적으로 노력한다면 심혈관질환은 확실하게 예방할 수 있다. 네이슨 프리티킨Nathan Pritikin, 줄리안 휘태커Julian Whitaker, 딘 오니시Dean Ornish를 비롯한 무수한 석학들이 이것을 증명해보였다. 나는 이 질병의 중요한 두 가지 측면(고혈압 및 심장병)에만 초점을 맞추고자 한다. 림프시스템만 잘 관리하면 고혈압과 심장병이 어떻게 치유되는지 살펴보자.

고혈압

고혈압은 혈관벽에 압력을 지나치게 가하는 병으로 알려져 있다. 고혈압은 심장에 타격을 가해서 심장병을 일으킨다. 뇌에 타격을 가해 뇌졸중(중풍)을 일으키고, 망막에 타격을 가해 실명의 원인이 되고, 콩팥에 타격을 가하기까지 한다. 그런데도 사람들은 원인을 모른다고 말한다. 그리고 약물을 처방한다. 자연위생학의 아버지로 불리는 허버트 셸턴 박사Dr. Herbert Shelton는 '고혈압의 가장 큰 원인은 완벽하게 배출되지 못한 독소'라고 말했다. 림프시스템이 배출할 수 있는 능력의 한계를 넘어서는 독소가 몸에 쌓이면 문제가 생기는데, 장기내부와 피부와 혈관시스템 등의 압력을 높이는 원인이 된다. 어디에 고혈압이 생기는지가 문제가 아니라, 문제가 발생한다는 사실이 중요하다.

나는 고혈압치료에 관해서 아주 풍부한 경험을 해왔다. 직접 셀 수도 없이 많은 사람들이 림프시스템을 청소하고 관리해서 고혈압을 치료하는 것을 나는 보아왔다. 나의 큰형의 경우 10년이 넘게 고혈압으로 고생했고 치료를 받았었다. 나와 함께 열심히 '독소를 청소하고 그 곳에 에너지를 채운 결과' 처음으로 완벽한 건강체로 다시 태어났다. 그는 아무런 약도 쓰지 않았지만 다시는 혈압이 오르지 않았다. 큰형은 12년째 고혈압이 없는 인생을 살고 있다.

한 가지 당부를 드린다. 당신이 '독소를 청소하고 그 곳에 에너지를 채우는 작업'을 해서 혈압을 낮추더라도 갑자기 혈압약을 끊지 않길 바란다. 독소를 청소하고 림프시스템이 깨끗해져서 혈관의 압력이 안정된 수준으로 내려갈 때까지, 약물은 점차적으로 줄여야 하며 혈압도 정기적으로 체크하길 부탁드린다.

심장병

 심장병은 심장혈관에 문제가 생겨 심장근육으로 피를 보내지 못하는 경우에 발생한다. 나는 다행하게도 경험해보지 못했지만 많은 사람들이 지속적인 가슴통증을 호소한다. 피부에 피아노 건반을 두드리는 것과 같은 지속적인 통증이 가슴에서 왼쪽 어깨, 턱, 목, 어깨뼈 쪽으로 퍼져간다고 말한다.
 심장병의 첫 번째 원인은 동맥경화증이다. 혈관내벽이 두꺼워지고 딱딱해져서 혈관이 탄력성을 잃게 되기 때문에 발생한다. 두 번째 원인은 죽상동맥경화증이다. 혈관에 지방과 콜레스테롤이 쌓여있어 피의 흐름이 원활하지 못해서 발생한다. 나는 5장에서 림프시스템의 주요기능 중 하나가, 지방이 동맥에 쌓이기 전에 소화기관에서 지방을 제거하는 것이라고 말한 바 있다. 그러니까 림프시스템의 주요기능 중 첫째로 꼽는 것은, 우리 몸속의 동맥에 생명의 강물이 흐르도록 청소하는 일이라는 말이다.

  림프시스템이 처리할 수 없을 정도로 쓰레기가 쌓이지만 않는다면 시스템은 효율적으로 작동된다. 그렇게 되면 어떤 종류의 혈관질환도 발생하기 힘들어진다. 심장혈관의 벽이 두꺼워지는 심장병과 세포가 미쳐버리는 암은 가장 많이 발생하는 질병이다. 과거에 비해 현저하게 많이 발생하는 질병이 되었다. 미국에서 이 두 가지 질병으로 매일 4천여 명이 목숨을 잃는다. 믿어지는가? 나는 지금 허풍을 떨고 있는 것이 아니다. 한 달이 아니고 일 년도 아니고 매일 4천 명이 죽는다. 2001년 9·11사태의 사망자가 3천 명인데 매일 그보다 많은 미국인이 이 두 가지 질병으로 사망한다는 말이다. 그러나 이 두 가지 질병은 모두 예방이 가능하다. 이 새로운 지식으로 무장하기만 하면 당신은 죽을 때까지 평생 이 병에 걸리지 않고 쌩쌩하게 살 수 있다. 돈이 전혀 들지 않는 이 새로운 지식은 당신이 진심을 가지고 원하기만 하면 주어진다. 당신의 몸에 그 기회를 불어넣어주면 당신의 몸은 자유가 된다.

소화불량

 우리 인간은 평균적으로 평생 동안 70톤 정도의 음식을 먹는다. 나는 음식이 우리 몸에 끼지는 영향, 특별히 소화기관에 끼치는 영향에 관해서 30년 넘게 연구해왔다. 음식에 대해 얘기할 때마다 나는 조금 흥분하는 경향이 있음을 솔직히 인정한다. 이 주제만 가지고도 몇 권의 책을 쓸 자신이 있다. 소화관은 15m 정도로 길다. 우리의 입에서 시작해서 음식물 쓰레기가 바깥세상으로 나가는 곳, 바로 항문에서 끝난다. 활처럼 굽은 곳도 있고, 주름지거나 접혀진 곳도 있고, 갈라진 곳도 있고, 작은 구멍도 있으며, 주머니가 많은 곳도 있다. 그 중에 어느 곳이 깨끗하지 않으면, 그러니까 청소되지 못한 쓰레기가 쌓여서 썩으면 그 곳에 염증이 생긴다. 소화불량과 관련된 병명을 찾아보면 많은 이름들이 염(炎)^{itis}으로 끝나는 것을 볼 수 있다. 바로 어디

어디에 생긴 염증이라는 말이다. 4장에서 우리가 공부했듯이 염증은 많은 통증과 불편함을 동반할뿐더러, 계속되면 더 심각한 질병으로 발전한다. 염증은 이제 솜이불이 오리털이불로 바뀐 것처럼 어디에서나 볼 수 있는 상품이 되어버렸다.

염증이라는 것의 본래 성질을 관습적인 전통의학으로 이해할 수 없다는 것은 슬픈 일이다. 제거되지 못한 독소의 결과가 염증의 원인이라는 인식 대신에, 바이러스나 박테리아의 감염이라는 희생양으로 적대시 되어온 것이 사실이다. 우리가 눈으로 볼 수 없는 적을 만들어서 적대시하는 것은 사실 쉬운 일이다. 염증이 우리가 잘못해서 생긴 것이 아니라고 책임을 돌리는 것은 참으로 뻔뻔한 일이다. 물론 소화기관에 수많은 박테리아가 살고 있는 것은 사실이다. 그러나 박테리아는 문제의 핵심이 아니다. 쓰레기통에 파리가 꼬인다고 해서 파리를 범인으로 모는 일을 더 이상 해서는 안 된다. 쓰레기통에 파리들이 몰려들 때 당신은 '파리들이 쓰레기를 몰고 왔다'고 불평할 것인가? 염증의 원인이 되는 독소들에게 먹이를 공급해준다고 해서 박테리아에게 책임을 물을 것인가? 그것은 마치 쓰레기 대신에 파리에게 책임을 묻는 것과 똑같다. 염증의 원인은 독소이고 파리의 원인은 쓰레기 아니던가?

나는 림프시스템의 역할을 설명하기 위해서 우리가 일반적으로 알고 있는 4가지 소화기관의 질병에 대해서만 말해보겠다. 사실 여기에는 4가지 외에도 너무도 많은 병명이 있다. 식도염, 게실염, 장염, 위염, 과민성 대장증후군, 췌장염, 복막염 등등이 그것이다.

대장염

　대장은 소장 다음에 위치해 있으며 항문과 연결되어 있다. 소화된 음식물의 찌꺼기를 보관하고 있다가 몸 밖으로 배출하는 역할을 한다. 대장염이란 대장에 염증이 생기는 것이지만, 이제 당신은 그 이유를 알게 되었다. 관습적이고 상업적인 의학계가 대장염을 어떤 관점에서 바라보는지 살펴보자. 대장염은 보통 대장의 아래쪽 내벽에 염증이 생기는 질병이다. 보통 아래쪽(대변이 밖으로 나가기 전에 머무는 곳)에서 출발해서 대장의 위쪽으로 확산되는데 붓기도 하고 빨개지면서 헐기도 한다. 헐어서 따끔거리면 대장성 궤양염으로 의심받는다. 첫 번째 증상은 강한 통증인데, 염증이 확산되면서 다양한 증상으로 나타난다. 과민증상, 혈변, 식욕부진, 구역질 등이 그것이다. 대장염의 원인은 '알려지지 않았다'고 알려졌지만 사실 박테리아와 관련성이 전혀 없는 것은 아니다. 물론 이때도 당연히 항생제가 처방된다. 항생제는 통증에다 마스크를 씌우는 행위다. 원인이 제거되지 않고 증상에 마스크만 씌움으로써 질병은 계속되고 마침내 세포가 미쳐버리는 결과를 맞이한다는 말이다.

  100여명의 명망 높은 의사들과 전문가들이 쓴 〈당신이 알아야 할 모든 질병〉Everything You Need to Know About Diseases이라는 책에서는 '대장염은 암으로 발전할 확률이 평균보다 훨씬 높은데, 이 질병이 10년 이상 지속되면 그 확률은 획기적으로 높아진다'[85]고 언급하고 있다. 나는 아주 오랜 경험에 의해서 확신을 가지고 다시 한 번 주장한다. 통증을 없애려고 염증에 약물을 사용하는 것은, 그렇지 않아도 독성을 가져서 약해진 세포에 공격을 가하는 행위로서, 세포를 혼비백산 미쳐버리게 하는 행위다. 림프시스템을 부드럽게 청소해주기만 하면 통증과 염증은 자연스럽게 멈춘다. 질병은 멈추고, 세포는 헝클어진 머리를 단정히 하고 원래의 정결한 여인으로 되돌아온다. 이처럼 간단하다.

크론병

크론병Crohn's disease은 소화기계통의 일부분에 염증이 생긴 질병으로 묘사되는 것이 일반적이다. 만일 그렇다면 왜 크론병은 대장염으로 불리지 않는 것일까? 대장염은 대장 아래쪽에 생긴 염증이 아니던가? 대장의 아래쪽은 소화기계통의 일부가 아니던가? 왜 거기에 두 가지 이름이 생겨야만 할까? 대장염의 다른 이름인 장염 또한 특별히 대장의 아래쪽에 생긴 염증으로 규정하기 때문이다. 왜 장염은 대장염과 크론병과 다른 이름으로 불려야만 하는가 말이다. 차이점은 아무것도 없다. 크론병의 증상은 통증, 피로감, 발열, 설사 등이다. 처방은 항생제 투여다. 크론병이 시작되는 초기일 경우 '흉내 낸 맹장염'으로 말해지기도 한다. 맹장염에 관해서는 잠시 후에 설명하겠다.

의사들은 이렇게 말한다. "대장염, 크론병, 장염 등은 모두 장기 내벽이 손상을 받아서 염증을 일으킨 질병이다. 장기 아래쪽에 염증이 있을 경우 크론병 또는 장염으로 불리고 1.5cm 떨어진 곳에 염증이 생긴 경우 대장염으로 불린다. 특히 크론병의 경우 원인은 알려지지 않았다."

위궤양

　음식물이 입을 거쳐 들어오면 위에서 소화가 되고 소장에서 영양분을 흡수하며 대장을 통해 배설된다. 그런데 맨 처음 음식이 소화되는 위의 내벽이 헐어서 상처가 생기는 현상을 위궤양이라고 한다. 궤양은 앞에서 언급한 실병의 7가지 단계 중에서 4단계에 해당한다. 지속되는 독소와 염증의 장기적인 공격에 몸이 더 이상 견딜 수 없을 때, 위 내부에 상처가 생기면서 위궤양이 발생한다. 증상은 계속되는 통증이고 원인은 역시 알려지지 않았으며 처방은 역시 항생제다.(내가 귀찮아도 계속 되풀이하는 것처럼 당신도 다시 한 번 7장을 읽어주시기 바란다.)

맹장염

 나는 맹장염에 대해 이야기하고 싶어서 7장을 썼는지도 모른다. 나는 염증에 대한 이야기를 여기에서 마무리하겠다. 맹장염은 관습적이고 상업적인 의학에 의해 무시되고 있는 대표적인 질병이다. 그들은 염증이 몸을 스스로 치유하려는 자연치유의 증거라는 점을 철저하게 무시해왔다.

 우리는 다시 한 번 우리 스스로에게 우스꽝스런 질문을 던질 때가 왔다. 어찌하여 전지전능하신 신께서는 아무 쓸모없는 맹장을 만드셨을까? 어찌하여 신께서는 우리 몸의 가장 복잡한 기관인 장기 속에 슬픔의 원인이 되는 맹장을 대충 넣어 꿰매셨을까? 과거의 엘리트 의사들은 이 질문 속에 편도선까지 포함시켰을 것이다. 그들은 과거에 편도선과 맹장을 쓸모없는 신체의 일부분이므로 잘라 없애야 한다고 주장했기 때문이다.

　100여 년 동안 우리 자연위생학자들은 편도선과 맹장을 쓸모없다고 주장하는 완강한 믿음과 싸움을 계속해왔다. 그러한 싸움의 결과 편도선만큼은 '전능하신 신의 전능한 계획에 의해 만들어졌다'는 인식을 갖게 되었다. 호모 사피엔스 700만 년 진화의 완벽한 결과물로 인정하게 되었다. 모두가 그렇게 생각하게 된 만큼 편도선을 자르겠다고 칼을 잡는 의사에게 우리는 '돌팔이'라는 이름을 만들어 줄 수 있게 된 것이다. 그러나 맹장은 아직도 긴가민가한 상태로 '용서함'을 받고 있는 실정이다. 맹장을 아무 생각없이 만든 신이라면 그따위 엉터리 신은 믿지 말라고 나는 다시 한 번 주장한다. 그따위 신을 믿고 십일조를 바칠 바에는 '부뚜막 위에 정한수'를 떠놓고 마음을 가다듬는 것이 더 진실된 일일 것이다. 호모 사피엔스의 진화 700만 년은 인간의 시각으로 냉큼 판단할 수 있는 단순한 시간이 아니라는 말이다. 장구한 시간에 걸쳐 맹장은 오늘날 반드시 필요한 장기로 자리를 잡았다는 말이다.

　맹장은 소장이 끝나고 대장이 시작되는 부분에 위치한 주머니 모양으로 생긴 5~6cm의 기관이다. 맹장염은 그 맹장에 염증이 생겨 림프시스템이 막혀버린 것으로, 긴급하게 수술을 해야만 하는 것으로 알아왔다. 맹장염은 제거되지 못한 독성물질과 바이러스 감염이 원인으로 알려졌다. 증상은 오른쪽 아랫배의 통증, 식욕부진, 구역질, 변비, 설사, 발열 등이다. 일반적인 의학에서는 항생제를 처방하고 장기휴식을 권고한다. 그러나 염증이 심할 경우 속시원하게(?) 잘라서 없애버릴 것을 권하고 환자가 '네'라고 허락을 하기도 전에 수술에 들어간다. 한 양심적인 의사는 이렇게 말했다. "맹장염은 진단도 하기 전에 수술이 시행되던 때가 있었다. 그러나 지금은 그런 일은 많이 사라졌다. 많은 치료요법이 알려졌기 때문이다. 효소요법과 같은 각종 음식요법만으로도 충분히 맹장염을 예방할 수도 있고 약화시킬 수 있다."

내가 옛날에 읽었던 수많은 생리학 책에서도 맹장염은 알 수 없는 수수께끼로 묘사되고 있었다. '맹장의 기능은 무엇일까?'라는 연구를 거듭한 결과는 한결같이 '현재까지 아무것도 알려진 것이 없음'이었다.[86]

소화관(입에서 항문까지)의 총 길이는 9m정도다 소장의 길이는 6.5m인데 여기서 소(작다)라는 의미는 길이가 작다는 것이 아니라 둘레, 즉 지름이 좁다는 의미다. 소장은 위에서 내려와 뚫린 곳 없이 대장과 직접 연결되어 있다. 대장은 1.5m 정도이며 소장에 비해 둘레가 넓다. 대장Colon은 종종 큰창자Large Intestine로 불리기도 한다.

소화에 관련된 순환과정이 끝나고 음식에서 필요한 모든 것이 흡수되고 나면, 쓰레기는 밖으로 나가기 전에 대장에서 머무른다. 대변에는 독성물질이 아주 많으므로 신속하고 효율적으로 몸 밖으로 배출되는 것이 좋다. 몸속에 남아 있는 그 마지막 독성물질 때문에 바로 그 곳에서 염증이 생기게 된다. 독성물질이 그 곳에 오래 머무르게 되면 대장의 내벽에 충격을 가하게 되고 메스꺼움과 불편함이 시작된다. 크론병, 대장염, 과민성 대장증후군 등은 모두 제거되지 못한 쓰레기로 인한 염증과 상처가 원인이다. 맹장은 소장이 끝나고 대장이 시작되는 맨 첫 부분에 정확하게 자리를 잡고 있다. 대부분의 사람들은 맹장의 비밀스럽고도 놀라운 기능에 대해 잘 모르고 있다. 맹장은 대장으로 들어가 문제가 발생할지 모르는 물질들을 미리 없애거나 중화시키는 필터 역할을 한다. 우리 호모 사피엔스의 몸은 놀라운 지능을 가진 존재다. 맹장이 '신의 실수'라고 말하는 것은 얼마나 근거가 없고 무지한 말인가 말이다.

당신은 이것이 나 혼자만의 주장이라고 생각할 수도 있다. 그래서 나는 노먼 워커 박사Dr. Norman W. Walker를 당신에게 소개하고자 한다. 그는 현재까지 알려진 최고의 영양학자이며 가장 존경받는 과학자로 나는 그로부터 많은 영감을 받았고 진실을 탐구할 수 있었다. 그는 이 분야에서 6권의 책을 집필했고 106세에 평화롭고 건강하게 생을 마감했다. 병원에게 몸과 영혼을 팔지 않고 평화롭게 자연사했다는 말이다. 그는 어떻게 하면 건강하게 살 수 있는지 스스로 아바타가 되어 보범을 보여주었다. 그는 누구보다도 맹장에 대해 잘 알고 있는 사람이었다. 그는 인간의 몸에 속해 있는 모든 것들이 반드시 목적을 가지고 있으며 바로 그 목적을 수행하기 위해서 '바로 그 장소'에 존재한다는 사실을 파악하고 있었다.

나는 아주 젊은 시절에 그로부터 맹장의 기능에 대해 가르침을 받았다. 그 이후로 '맹장에 나쁜 짓을 해서 살이 심하게 빠지는 현상'을 경험한 사람들로부터 상담요청을 받았다. 살이 심하게 빠진 사람들과 맹장을 떼어낸 사람들 모두, 맹장을 잘라낸 직후부터 살이 과도하게 빠지기 시작했다고 고백했다.

　만일 당신이 그런 경우일 수도 있겠다. 그러나 걱정은 하지 마시라. 하나를 잃는다고 모두를 잃는 것은 아니다. 인간의 몸은 그렇게 허접한 것이 아니다. 맹장을 잘라내더라도 거기에는 아직도 손상되지 않는 맹장의 일부분이 남아있다. 당신이 아주 열심히 '독소를 제거하고 에너지를 채워 넣는' 일을 하기만 하면 된다는 말이다.

　현대의학(관습적이고 상업적인)은 염증을 적으로 만들어 공격하고 싶어 한다. 원인이 잘 알려지지 않았을 뿐만 아니라 모든 수단을 동원해서 공격하고 증상을 가라앉혀야만 돈이 되기 때문이다. 그러나 자연위생학(돈이 되지 않지만 진실된)에서는 염증을 우리의 친구로 본다. 제거되지 못한 독소가 치명적인 수준까지 올라가지 못하게 하는 경고의 메시지로 본다는 말이다.

　염증이 질병으로 치닫는 단계(4단계)에서 가장 치명적인 행동은, 약물을 신성한 몸속에 퍼부으며 질병과의 전쟁을 불사하겠다는 생각으로 불구덩이에 뛰어드는 일이다. 그것은 염증이 악화되기 전에 쓰레기를 처리하려는 림프시스템의 노력을 무력화시키는 일이다. 또한 그것은 독소로 약해진 장소에 부작용을 초래하는 새로운 독성물질을 퍼부어서 더 강력한 부작용을 만들어내는 행위다. 약물은 그 장소에 마스크를 씌워 증상을 가릴 뿐 근본적인 치료를 더 어렵게 만들 뿐이다. 도둑이 집안에 들어서 경보기가 울린다고 경보스위치를 내리고 다시 침대로 향하는 어리석은 행위다.

　CNN 방송의 뉴스에서는 루푸스에 처방되는 항염증제(소염제)가

뼈의 노화를 빠르게 진행시켜서 관절염의 주요원인이 된다고 밝혔고, ABC 방송의 뉴스프로그램 '20/20'에서는 항염증제가 복부궤양의 원인이 된다고 밝힌 바 있다. 하나의 질병을 위한 치료가 다른 질병을 유발시킨다면 그것은 진실된 치료가 아니다. 다시 한 번 말하지만 약물은 결코 당신을 건강했던 시절로 되돌릴 수 없다. 상업적인 의료시스템에 휘둘리지 마시라. 관습적인 사고를 버리고 새롭고 진실된 사고로 무장하시라. 진실된 몸의 원리에는 진실된 행동으로 대처하라. 거짓은 결코 진실을 이길 수 없다.

이 시대의 가장 치명적인 첫 번째 살인자는 심혈관계 질환이다. 이 말썽꾼으로부터 당신을 보호해주기 위해서는, 림프시스템에 알맞은 처방을 내리는 길 뿐이라고 말한 바 있다. 두 번째 살인자는 암이다. 이 역시 림프시스템을 청소하는 노력만으로도 예방하고 치료할 수 있다고 말한 바 있다. 면역계 질환과 소화기계통의 질환도 처방은 똑같다. '림프시스템을 청소하고 그 곳에 에너지를 충전'시키기만 하면 된다.

심혈관계 질환, 암, 면역계 질환, 소화기 질환 등은 서로 다른 4가지 질병으로 보인다. 그럼에도 불구하고 예방과 처방은 모두 하나다. 폐 및 호흡기 질환, 신경계통 질환, 근육 및 뼈 질환, 간 및 담낭 질환, 신장 및 비뇨기계통 질환, 피부질환 등 예방과 치료는 똑같다. 당신은 이제 '원인이 알려지지 않았다'는 말을 더 이상 들을 필요가 없다. 증상을 약이라는 가면으로 숨길 필요도 없다.

당신이 매우 관심있는 어떤 질병에 대해 내가 아무런 언급도 없이 지나쳤을 지도 모른다. 그러나 나의 대답은 한결같이 하나다. '림프시스템을 청소하라'는 것이다. 사람들은 '어떻게 그처럼 간단할 수 있나요?'라고 궁금해 한다. 그것은 우리 인간들의 오해에서 시작했고 그 오해를 상업적으로 이용하려는 시스템 때문에 발생했다. '알려지지 않았다'고 말하는 사람들은 진짜로 알지 못하는 사람들도 있지만 그것을 아주 복잡하게 만들어서 이득을 취하려는 사람들도 많다. 진실은 항상 단순한 법이다.

몸속의 림프시스템이 당신을 건강한 상태로 오래 살아있게 하기 위해 특별히 설계된 메커니즘이라는 사실은 아무도 부인할 수 없는 사실이다. 이 책을 읽고 있는 당신 이전에 수많은 자연위생학자들과 대체의학자들이 이미 밝혀낸 사실이다. 인간의 몸은 몸이 좋아하는 처방을 내려주면 아주 즉각적이고 신속하게 반응해서 개선한다.

당신은 그동안 어떻게 해왔는가? 몸의 기능을 효율적으로 지원하기 위해 당신이 한 일은 무엇인가? 아마도 제약산업의 거미줄에 걸려 온몸을 파닥이며 허둥댔을 뿐이다.

미국에서는 매년 2백만 명 이상의 사람들이 병원에 가서 약처방을 받지만 무려 10만 명 이상이 죽음을 맞이한다. 몸을 살린다는 바로 그 약처방을 받고 10만 명이 매년 죽는다는 말이다. 그러나 우리를 더욱 놀랍게 하는 것은 매년 그 상황이 더욱 더 악화되고 있다는 사실이다. 무엇 때문일까? 인간을 더욱 안전하게 보호하는데 총력을 쏟아야 할 미식품의약국이 오히려 매년 기록적인 속도로 신약을 승인해주는 위험한 일을 하기 때문이다.[87]

미퇴역군인청 건강본부의 케네스 카이저 박사Dr. Kenneth Kizer는 다음과 같이 이 문제의 심각성을 제기했다. "너무도 많은 신약들이 시장에 나오고 있습니다. 그러나 그 약품들에 관한 정보를 확인하는 것은 거의 불가능합니다."[88] 이들을 규제하는 정부기관조차 이 약품들의 부작용과 독성을 거의 예상할 수 없다고 밝히고 있다. 뉴욕타임즈도 '문제의 진실을 밝히는 것은 불가능한데, 아무도 병원과 의사들에게 그것을 밝혀달라는 요청을 하지 않기 때문이다'라고 한탄한 바 있다.[89]

이로 인한 피해와 사망이 끊임없이 증가하고 있음에도 불구하고 관계된 사람들은 모두 입을 닫고 있다. 그들은 이유를 알고 있다. 하버드 대학의 건강정책연구원인 루시안 리프 박사Dr. Lucian Leape는 '의학이 계속 진보하는데도 불구하고 약물축제로 인한 피해사례는 가속도로 증가하고 있고, 그것은 일종의 유행병과도 같다'[90]고 경고하고 있다. 당신의 남편, 아내, 자식, 부모님들은 모두 약처방을 통해 서서히 죽어가고 있다. 우리는 모두 약물축제의 희생자인 셈이다.

약물피해사례를 조사하는 비영리 소비자보호단체인 식품안전연구소의 마이클 코헨Michael Cohen 소장은 '환자의 약물피해를 예방하는 첨단기술은 전혀 발전이 없고 그 자금도 전혀 투자되고 있지 않은 실정이다'[91]라고 한탄했다. 왜 그럴까? 그렇다. 돈은 많이 드는데 수입은 전혀 없기 때문이다. 그런 연구로는 당신의 주머니에서 돈을 빼앗아 갈 수 없기 때문이다.

의사의 처방에 의해 약사가 약물을 조제해주는 비용이 1992에 약

20억 달러였다가 1998년에는 약 30억 달러, 2005년에는 약 40억 달러로 치솟고 있다. 이 비용은 고삐 풀린 망아지처럼 통제불능이 되어 버렸다. 약물이 왜 부작용을 유발하는지, 그 원인을 파악하고 결정을 내리는 수단이 없기 때문이다. 이제 당신을 보호해줄 보디가드는 없다. 10만 명 이상이 매년 목숨을 잃고 있다. 오직 확실한 것은 신약의 승인이 엄청난 속도로 증가하고 있다는 소식뿐이다. 이것은 참으로 미친 짓이다. 수영장에서 살려달라고 허우적거리는 당신의 친구를 위해서 당신은 물을 더 채워 넣고 싶은가?

당신에게도 책임이 있다. 지금 귀를 쫑긋하며 내 말을 듣고 계신 당신에게도 책임이 있다는 말이다. 스스로를 보호하시라. 약국 근처에도 가지 마시라. 누군가 '약 안 먹고 뭐해?'라고 속삭일 때 림프시스템을 청소해서 병을 치유하시라. 약물로 인한 부작용으로 고생할 일은 평생 없을 것이다.

모든 질병의 원인도 하나고 해결책도 하나라는 나의 주장은 때로 받아들이기 힘든 일일 수도 있다. 나도 그 점을 잘 알고 있다. 힘을 가진 기존의 세력과 권력, 그리고 지속되어온 관습에 도전하는 것이 얼마나 힘든 일인지 나도 잘 알고 있다. 그러나 처음으로 하늘을 날게 한 라이트 형제도 그런 말을 하지 않았던가? "그래? 하지만 우리는 날 수 있어!"

어떤 철학이 기존의 힘과 사고에 저항해서 새로운 선언을 할 때마다, 권력과 자본을 지속시키려는 구세력은 신세력의 약점을 캐내려고 노력하기 마련이다. 특별히 약점이 있는 예외적인 것을 공격하는 경향이 있다. 내가 당신에게 주장하는 것들에도 물론 예외가 없는 것이 아니다. 림프시스템을 청소한다고 모든 질병을 예방하고 치유할 수 있는 것이 아니라는 말이다. 예를 들어 골다공증과 같은 경우다. 단백질을 지나치게 많이 먹는 사람은 골다공증에 걸리기 쉽다. 단백질에는 식이섬유가 거의 없고, 소화 및 배출되는 과정에서 다량의 칼슘이 빠져나가기 때문이다. 따라서 이런 질병의 경우 림프시스템을 효율적으로 청소한다고 해서 효과를 보지 못하는 것이 사실이다.

인간이 왜 아픈지, 어떻게 하면 낫는지, 거기에는 다양한 의견이 있을 수 있다. 그러나 인간의 몸이 어떻게 작동하는지에 대해서는 아는 것보다 모르는 것이 더 많은 것이 사실이다. 자연친화적인 환경에서 살고 림프시스템을 아주 깨끗하게 관리하는데도 불구하고 아픈 사람이 생기기도 한다. 조상으로부터 물려받은 유전적인 결점이 문제를 일으키기도 한다. 또한 아무도 알 수 없는 이유로 집단적으로 질병에 걸리는 경우도 있다. 나는 지금까지 인간의 몸이라는 아주 복잡한 주제를 단순화시켜서 얘기한 것을 인정한다. 우리는 인간의 몸을 이해하기 시작한 거의 초창기 세대다. 나를 포함해서 어느 누구도 '인간의 몸이 어떻게 작동하는가'에 대한 완벽한 해답을 내릴 수 없다. 솔직히 말해서 증명된 사실들에 근거해서 교육받은 사실을 가지고 예상하는 것이 현재로서는 최선의 방책이다.

당연히 내가 이 책에서 주장하는 것들이 모든 사람들에게 건강을 회복하는 100% 완벽한 방법이라고 주장할 수는 없다. 미국에서는 매년 약 2백만 명이 질병으로 죽음을 맞이한다. 나의 의견을 따라 실천해서 1/3만 질병을 예방할 수 있다면 얼마나 좋을까 생각해본다. 그것이 가능하다면 인류가 일찍이 발견한 역사상 최고의 업적이 될 수 있을 것이다. 나는 이미 이 방법을 실천해서 수없이 많은 감동적인 경험을 수십 년 동안 맛보고 있다. 그리고 앞으로 10년, 20년이 흘러 이 책에서 주장하는 대로 열심히 실천하기만 한다면 80% 이상은 나와 같은 감동을 맛보리라고 장담한다. 어느 의사는 이렇게 말했다. "독소를 제거하기만 하면 성인병과 같은 만성질환으로 인한 사망률을 혁신적으로 낮춘다는 사실은 의심할 여지가 없다. 독성물질은 인체의 흐름을 차단시키고 마비시킨다. 세포의 에너지 순환을 조절하는 효소를 독성화시키고, 면역력과 노안방지 호르몬을 차단시키며 우리 몸의 모든 순환기능을 약화시킨다."[92]

나는 우리 인간이 건강해지거나 나빠지거나를 떠나서, 양심과 진실에 기반이 된 원리에 따라 살아야 한다고 생각한다. 내가 당신에게 한 치의 망설임도 없이 보장할 수 있는 원리가 있다. 그 원리에 따라 살기만 하면 신문의 부고란에 당신의 이름은 절대 올라가지 않을 것이다. 당신의 림프시스템을 독소가 없는 무공해 상태로 유지시키는 것, 바로 그것이다.

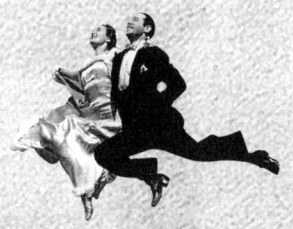

chapter 08

쓰레기를 만드는 음식
쓰레기를 청소하는 음식

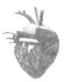

　나는 먹는 것을 좋아한다. 이 책 앞부분에 내가 먹보였다고 밝힌 바 있다. 나는 음식에 관련된 것은 무엇이든 좋아한다. 음식을 생각하고 음식을 바라보고 음식에 대해 말하는 것도 좋아한다. 요리한 다음 냄새를 맡는 것도 좋아하고 맛을 보는 것도 좋아한다. 물론 먹는 것을 가장 좋아한다. 사람들이 스포츠에 열광하는 것처럼 나는 음식에 관해서는 매니아층에 속한다. 어디에 맛있는 집이 있는지 사람들과 대화하는 것을 좋아하고 직접 찾아갈 때는 첫사랑처럼 설레기도 한다. 이처럼 음식을 좋아하는 천성 때문에, '음식은 인간의 몸에 어떤 영향을 미치나'라는 주제로 공부도 하고 가르치기도 하는 인생을 살고 있는지도 모른다. 나는 음식이 건강에 가장 밀접한 영향을 준다는 사실을 아주 오래 전에 깨달았다. 내 몸을 실험대상으로 숱한 실험도 해보았다. 솔직히 내가 이런 주제로 인생을 살지 않았다면 나는 아마 지금쯤 무덤 속에 있었을 것이다. 아니면 2백kg 쯤 되는 살덩어리를 침대에 겨우 지탱하고 헐떡거리며 마지막 목숨을 움켜잡고 있었을 것이다.

내 인생의 첫 25년과 나중 25년을 비교하는 것은 황량한 노천채굴 탄광과 폭우가 내리는 밀림을 비교하는 것과 같으리라. 첫 25년은 통증과, 비만과, 무기력 속에서 살아온 인생이었다. 매일처럼 극심한 복통을 앓았고, 두통도 자주 찾아왔으며, 감기와 무기력증, 그리고 결정적으로 90kg이 넘는 비만으로 고통의 나날을 보내고 있었다. 이 모든 현상들은 음식에 대한 멈출 수 없는 탐욕 때문이었음은 물론이다. 나는 그때까지 음식이 건강에 미치는 영향에 대해서 누구에게서도 배운 바가 없었다. 나는 그저 '어떻게 하면 저 음식을 목구멍 밑으로 집어넣을까'하는 생각만 하며 살아왔다.

25살이 되던 해 나는 자연위생학이라는 이론을 알게 되는 행운을 얻었다. 그 이후로 나는 난 한 번도 복통이나 두통 문제로 고생해본 적이 없다. 또한 징글징글하게 달라붙어 있던 쓸데없는 살덩어리를 25kg이나 떼어냈다. 그 이후로 나는 단 한 번도 살이 찌지 않았다. 더 좋은 일도 생겼다. 나는 진정한 음식을 먹는 진실된 즐거움을 알게 된 것이다. 진정한 음식과 진실된 즐거움, 당연히 팔팔한 건강이 무엇인지도 깨닫게 되었다.

건강에는
음식이 전부다

 가벼운 감기에서 암까지 모든 질병에는 수많은 원인들이 서로 연관되어 있다. 음식, 공기, 물, 운동, 휴식과 수면, 햇빛, 인간관계, 자존감과 내적 평화, 그리고 정신적인 면까지 모두 관련되어 있다. 이 모든 요소들이 서로 얽혀서 질병으로 작용하기도 하고 팔팔한 건강으로 작용하기도 한다. 그러나 여기서 가장 중요한 것은 의심할 여지없이 마시는 물과 먹는 음식이다. 이것은 내 경험에서 나오는 신념이다. 다른 사람들의 경험에서 나오는 신념도 다르지 않을 것이다.
 아주 명성이 높은 생화학자이자 영양학자이며 만성치료 전문기관의 디렉터가 학문적으로 밝힌 아래 내용은 시사하는 바가 아주 크다.
 "중합효소 연쇄반응(PCR)을 사용한 최근의 연구결과, 알츠하이머에서 심장병과 암에 이르기까지, 만성질병의 원인은 알려지지 않은 감염인자가 중요한 역할을 한다는 확실한 증거를 확보할 수 있었다. 그런데 이 감염인자는 심각한 영양부족일 경우에만 활성화된다.

이 감염인자는 다음과 같은 요인 때문에 더 악성화 되는데, 오염된 물과 음식과 공기, 방사능과 전자레인지에 노출된 음식, 유전자 변형 씨앗과 같은 것이 혼합되면 더 큰 문제가 발생한다. 우리 몸은 이 독성물질을 정화시키기 위해 영양학적으로 완벽한 무언가를 계속 요구하게 된다. 이 독성물질에 매일 매일 노출되면 영양학적인 불균형을 바로잡기 위해 축적된 쓰레기를 몸 밖으로 배출하기 위해 몸이 신속히 움직인다.

몸에 어떤 성분이 부족하게 되면 감염인자가 활성화된다. 영양부족이 장기간 지속되면 배양된 감염인자가 결국 만성질환이 된다. 영양이 균형을 맞추지 못하면 감염인자를 밖으로 배출할 힘을 잃게 되는데 결국, 만성질병의 감염인자는 호르몬부족과 면역시스템의 불균형을 초래한다. 결국 감염인자에 자물쇠를 채운 꼴이 되어 면역계에 과부히를 주고, 이것이 피로감과 노화를 족진시킨다."

우리는 우리가 먹는 음식에 등급을 매길 수 있다. 어떤 음식은 건강에 가장 좋은 A급에 오를 수 있고, 어떤 음식은 건강에 가장 나쁜 C급 음식이 될 수 있으며, 중간에 있는 음식은 B급이 될 것이다. 나는 뒷부분에 림프시스템을 청소하는 A급 음식에 대해 언급하겠지만 우선 먹지 말아야 할 C급부터 언급해보자. 이 음식들은 당신의 건강한 몸을 악화시키며, 아픈 몸을 더 악화시킬 수 있다.

육식은 어떻게
몸을 파괴하는가

당신이 몸을 파괴하고 싶다면 동물성 음식을 과도하게 섭취하시라. 여기에서 말하는 동물성 음식에는 모든 고기, 생선, 계란, 우유 및 유제품 등이 모두 포함된다. 나는 전문가들의 이론에 의해서가 아니라 내가 스스로 아바타가 되어 실천해본 결과 확신을 갖게 되었다. 동물성 음식을 과도하게 먹으면 림프시스템이 막히는 것은 물론, 비만, 통증, 질병, 그리고 사망이 순서대로 플래카드를 펄럭이며 당신을 맞이할 것이다.

물론 이런 말을 하면 목축업자나 유제품회사는 단체로 항의할 것이 뻔하다. 동물성 식품회사들은 매년 엄청난 수입을 올리는 대기업들이다. 그들은 진실이 파헤쳐지기를 원하지 않는다. 그들이 할 수 있는 유일한 일은 소위 말하는 '전문가'를 불러내는 일이다. 그들은 전문가들에게 엄청난 연구비를 지급해서 '동물성 식품을 먹지 않는 것이 몸에 좋다'는 주장이 허구라는 사실을 이끌어내는 결과를 유도한다. 엄청난 돈을 버는 대기업들은 서로 연합해서, '동물성 식품을 먹지 않으면 영양이 부족하다'는 결론을 만들어내서 3대가 믿게 하도록 유도한다. 나는 지금 과장해서 말하고 있는 것이 아니다. 그들은 우리가 동물성 식품에 대해 조금만 의심을 해도 손해가 난다는 사실을 잘 알고 있다.

그러나 그들의 힘이 아무리 막강하다고 해도 진실은 피해갈 수 없다. 너무도 엄청난 분량의 새로운 데이터들이 '동물성 식품은 질병에 치명적이다'라는 사실을 계속 증명해내고 있기 때문이다. '고기를 먹어야 힘이 난다'고 주장하는 뚱보아저씨 아줌마들을 믿었던 시절이 우리에게도 있었다. 그들이 매일 당뇨약과 혈압약을 한 움큼씩 털어넣으면서 고혈압과 심근경색으로 젊은 나이에 사망한 후, 이제서야 우리는 진실을 깨닫게 된 것이다. 시간이 너무 오래 걸렸다.

채식은 어떻게
몸을 살리나

　채식이 몸에 가장 좋은 방법이라는 것은 내 경험상 의심할 여지가 없는 사실이다. 그러나 모든 사람에게 해당되는 것은 아니다. 고기와 유제품을 멀리하고 생명을 구한 수없이 많은 사람을 보아왔다. 그러나 채식주의자였지만 건강에 문제가 생겨 다시 동물성 식품을 먹기 시작한 사람도 많이 보아왔다. 채식주의만이 가장 올바른 방법이라고 주장하는 것은, 채식주의는 절대 건강에 좋은 방법이 아니라고 주장하는 것과 같다고 나는 생각한다.

　채식주의는 개인적인 선택이다. 개인적인 성격과 나름대로의 환경에 따라 먹는 방식은 다양할 수 있다. 어떤 사람에게 채식이 옳은 방법이라고 해서 모두에게 옳다고 볼 수는 없다. 채식을 강요하는 것은 종교를 강요하는 것처럼 옳은 일이 아니다. 동물성 식품과 유제품을 단번에 끊는 사람들이 있는 반면에, 오랫동안의 식성을 바꾸는 데에 신체적으로나 감정적으로 저항하는 사람들도 있다.

그러나 채식을 통해서 엄청난 건강의 변화를 가져왔다는 최신의 연구결과를 믿고 채식을 전격적으로 실천하고 있는 사람들이 많다는 점은 부인할 수 없다. 우리는 수십 년 동안 동물성식품을 지나치게 섭취해왔다. 과도한 동물성 식품의 섭취가 인간의 몸에 해롭다는 사실을 증명한 연구결과는 너무도 많다. 우리의 목숨을 뺏어가는 것은 피하자.

나는 첫 번째 책 〈다이어트 불변의 법칙〉에서 동물성 식품이 모든 질병의 가장 큰 원인이라는 점을 자세하게 묘사한 바 있다. 나는 이 책에서 우리가 잘못 알았던 '음식에 대한 4가지 고정관념'을 부수자고 주장했다. 매일 단백질을 많이 섭취해야 한다는 고정관념, 고기가 가장 좋은 단백질이라는 고정관념, 우유를 통해서 칼슘을 섭취해야 한다는 고정관념, 골다공증에 우유가 좋다는 고정관념 등이 그것이다.

오늘날 동물성 식품을 줄여야 한다는 것은 더 이상 논쟁거리가 아니다. 육식을 줄여서 날씬한 몸과 건강을 되찾은 사람들이 너무나 많이 그 실상을 공개했기 때문이다. 아주 보수적으로 잡아도 15~20% 정도의 육식만으로도 충분하다는 것이 일반적인 의견이다. 당신이 건강을 되찾고 싶은 당사자라면, 당신의 몸에 어느 정도의 육식이 좋은지 스스로 결정해야 한다. 한 가지는 확실하다. 당신이 동물성 식품을 줄이면 줄일수록 건강에 유익한 보상이 뒤따른다는 사실이다. 왜 그런지 살펴보자.

콜레스테롤과 지방은
왜 살인자인가

 콜레스테롤과 포화지방이라는 말을 들어보지 못한 사람은 없다. 그러나 불과 20~30년 전까지만 해도 이런 단어는 거의 시중에서 사용되지 않았다. 그러나 오늘날 이런 단어를 듣지 않고 하루를 보내는 것은 거의 불가능할 정도로 사용이 빈번해졌다. 단도직입적으로 말하겠다. 이것들은 살인자들이다. 그것도 많은 사람들을 죽인다. 미국의 경우 콜레스테롤과 지방은, 어떤 종류의 사망원인보다 더 많은 사람을 죽인다.
 이 살인자들은 어디에서 왔을까? 말할 필요도 없이 모든 콜레스테롤은 동물성 식품에서 나온다. 콜레스테롤은 간과 동물의 세포(인간도 포함)에서 생산된다. 자연상태의 어떤 식물성 식품에도 콜레스테롤은 존재하지 않는다.

당신이 만일 콜레스테롤 때문에 건강에 문제가 생겼다면 그것은 반드시 음식 속의 동물성 식품 때문이다. 동물성 식품을 줄이면 콜레스테롤 수치는 저절로 떨어진다. 아주 단순하다. 아직도 사람들이 궁금하게 생각하는 것이 있는데 바로 아보카도와 견과류, 그리고 식물성 기름이다. 사람들은 여기에도 콜레스테롤이 있냐고 묻는다. 이 식물성 식품들에게는 간이 없다. 따라서 콜레스테롤은 없다.

많은 사람들이 콜레스테롤과 지방을 혼동하고 있다. 거의 대부분의 지방은, 포화지방을 포함해서 동물성 식품에서 나온다. 콜레스테롤이 질병에 매우 큰 영향을 끼친다는 것은 사실이지만, 이제는 지방이 더 큰 문제라는 인식이 확산되어가고 있다.

포화지방과 심장병은
무슨 관계인가

    심장병, 죽상동맥경화증, 뇌졸중 등이 포함된 심혈관계 질환은 미국내 다른 모든 질병을 합친 것보다 사망률이 높다.[93] 1년에 1백만 명이 심장병으로 사망하는데 이것은 하루에 2천5백여 명이 사망하는 셈이다. 911테러로 사망한 사람에 가까운 숫자가 불과 하루에 심장병으로 사망한다는 말이다. 놀랍지 않은가? 911테러가 매일 미국 땅에서 일어나는 셈이다. 나는 이 엄청나게 놀라운 일을 외면하고 매일 매일 천연덕스럽게 살아가는 미국이라는 나라가 더 놀랍다.

    혈관이 좁아지거나 막혀서 심장으로 피를 보내지 못할 때 심장마비가 온다. 혈관이 좁아지거나 막혀서 뇌로 피를 보내지 못할 때 뇌에 생긴 심장마비, 즉 뇌졸중(중풍)이 발생한다.

    혈관이 막히는 이유는 무엇인가. 그렇다. 플라크^{Plaque} 때문이다.

플라크란 무엇인가? 몸의 자체정화작용으로는 제거할 수 없을 정도로, 지방과 콜레스테롤 때문에 두꺼워진 끈끈하고 투명한 혈관내막이라고 생각하면 된다. 혈관에 때가 껴서 붙어버렸다고 생각해도 좋다. 이러한 물질들이 심혈관시스템에 장해물이 되어 부담을 주게 되면, 림프시스템의 정화작용에 문제가 생기는 것과 똑같은 현상이 일어난다. 이러한 현상에는 많은 요인들이 작용을 하지만, 동물성 식품의 과잉섭취가 가장 큰 원인으로 지목된다. 많은 연구결과 지방과 콜레스테롤 수치와 심장병이 가장 큰 연관이 있는 것으로 밝혀졌다. 죽상동맥경화증과 심장병이 계속되는 가장 큰 이유이며, 이 수치의 높고 낮음이 심장병을 예상하는 지표로 삼기에 충분하다.[94]

유타주에 있는 미체육대학의 창립자이자 유명저술가인 마크 소렌손 박사Dr. Marc Sorenson는 다음과 같이 밝혔다.

"심장병은 동물성 지방과 포화지방의 섭취가 불러오는 불필요한 질병으로 아주 천천히 온몸을 장악한다. 심장병은 예측가능하고 예방할 수도 있으며 완전히 치유할 수도 있다. 그러나 이것은 완전히 불필요한 질병이다."[95]

약 50% 정도의 미국인은 결국 심장병으로 죽는다.[96] 이것은 거의 유행병과 같은 것이다. 미국인의 음식습관을 따라가는 많은 나라들은 예외없이 미국인의 심장병 사망률을 따라갈 것이다. 서구의 국가는 물론이고 일본, 한국, 중국 등의 나라가 미국의 심장병 사망률을 쫓아갈 것이다. 미국에서 매년 혈관을 확장하는 바이패스시술에 약 120억 달러가 소비되는데,[97] 이 시술은 상태를 더 악화시키는 것으로 알려졌다.[98] 당신은 이것만 명심하면 된다. 동물성 단백질은 콜레스테롤 수치를 높이고 식물성 단백질은 그 수치를 낮춘다는 사실 말이다.[99]

- 우리가 앞에서 공부했듯이 세포가 미치는 병(암)의 사망률이 두 번째로 많고 그 중에서 폐암이 가장 높다. 폐암의 가장 큰 원인은 흡연이다. 내 경험에 의하면 흡연자들이 음식에 더 탐닉하는 경향이 있고 당연히 질병 발생률을 배가시킨다. 60만 명의 여성을 대상으로 한 미국암협회의 연구에 따르면, 흡연은 유방암으로 인한 사망률을 25% 정도 늘리는 것으로 밝혀졌다. 흡연횟수가 많고 흡연기간이 길수록 사망률은 증가한다. 또한 금연 후 사망위험률은 급격히 떨어지는 것으로 밝혀졌다.[100]

동물성 식품이
위험한 이유

나는 사람들이 조금 생소하다고 느끼는 새로운 정보를 줄 때마다, 과학적인 증거라고 불리는 것들이 얼마나 상식에 기반을 둔 것인지 항상 확인하라고 부탁한다. 왜냐하면 솔직히 말해서 과학자들은 그들이 원하는 것만을 증명하기 때문이다. 과학자들은 그 연구에 자금을 지원한 회사와 단체의 이익을 절대로 배신할 수가 없다. 그들이 만들어 낸 논문들이 거의 대부분 '증명된 연구결과'라고 주장하는데도, 다른 연구결과들은 정반대의 것들을 '증명된 연구결과'라고 또 다시 주장하기 때문이다.

나는 앞에서 '증명되었다'고 소리 높여 외치는 두 가지 서로 다른 연구결과가 똑같은 잡지에 실렸던 예에 대해 언급한 바 있다. 에스트로겐이 심장병을 예방한다는 연구와 에스트로겐이 심장병의 원인이 된다는 연구결과 말이다. 에스트로겐 말고 또 하나의 예가 있다. 바로 '놀라운 음식, 달걀'에 대한 문제다. 가끔씩 달걀을 먹는다고 해서 그리 큰 문제가 되지는 않는다. 그러나 달걀뿐만 아니라 달걀을 가공해서 만든 모든 음식에는 아주 높은 콜레스테롤이 함유되어 있다. 어떤 연구결과에서도 이는 증명된 사실이다. 콜레스테롤 수치에 가장 큰 영향을 미치는 음식으로 달걀이 항상 선택된다.[101] 사실 달걀은 기름에 녹아있는 순수한 콜레스테롤보다 혈중 콜레스테롤 수치를 더 증가시킨다.[102] 그러나 또 다른 5개의 연구에서는 모두가 달걀이 혈중 콜레스테롤 수치를 증가시키지 않는다는 사실을 증명해보였다.[103] 여기에서 말하는 5개의 연구는 양계협회가 자금을 지불해서 의뢰한 연구였음은 자명한 사실이다.[104]

 위 보기들은 과학자들의 연구에 대해 신뢰하기가 힘들다는 사실을 여실히 보여준다. 우리 자신을 위해서 독단적인 결정을 내려야 할 때, 이 보기들은 왜 우리가 상식적인 감각과 관찰에 의지해야 하는지 여실히 보여준다. 어제의 진실이 오늘의 거짓이 되고, 오늘의 진실이 내일엔 거짓이 된다. 위의 보기는 단지 '암의 위험인자로서의 지방'에 대해서만 말했을 뿐이다. 과학계에서 이런 일은 아주 흔하다는 사실을 여러분은 알아야 한다. 옛날에는 '의사한테 물어봐'라고 하던 것이, 이제는 '의사가 뭘 알까?'라는 냉소적인 말까지 나오곤 한다. 의사끼리도 서로 의견이 분분하기 때문이다. 나 또한 100% 확신이 있을 때만 '제 생각이 맞습니다'라고 말한다. 지구가 평평한 것이 아니라 둥글다고 말할 때처럼, 나 또한 의심없이 단호하게 지방이 세포를 미치게 하는 가장 큰 요인이라고 말할 수 있다. 나는 과학적인 데이터와 상식을 기반으로 해서 이 사실을 증명해 보이겠다.

지방을 줄여야 하는
이유는 무엇인가

　지방이 위험한 성분이라고 확신하는 많은 사람들은, 지방섭취를 줄여야할 이유를 증명하는 사례가 너무도 많다고 말한다. 한편 확신을 갖지 못하는 사람들은, 지방이 조금 나쁘기는 하겠지만 100% 나쁘다고 증명할 수 있는 완벽한 증거가 없다고 말한다. 확신을 갖도록 더 많은 증거들을 가져오라고 요구한다. 더 이상 많은 증거가 필요하지 않은 한 사람으로서, 지금 당장 지방을 줄여야 할 이유들을 말해보겠다. 결정은 그 다음에 해도 좋다.
　1988년 10월 〈영양과 건강에 대한 공중위생국의 보고서〉가 미전역의 신문 1면을 강타하면서 미국을 떠들썩하게 했다. 2500여개의 논문을 검토한 결과, 미국 최고의 의사들은 동물성 식품업계가 범죄집단이 아니라는 사실에 동의할 수 없다는 결론을 내리게 되었다. 여기에는 많은 전문가들을 인터뷰한 결과를 실었는데 미군의무성의 견해도 명확했다. "콜레스테롤과 지방(동물성 식품에서 나오는)은 핵폭탄을 투하한 것처럼 미국인의 건강을 파괴하고 있다. 동물성 지방의 섭취를 당장 멈추고 식이섬유가 많은 과일과 채소와 통곡물과 뿌리식물을 먹어라." 그런 식물성 음식이 몸을 청소하는 식품이라는 말은 굳이 하지 않아도 되리라 믿는다.

미국립보건원은 또한 위 내용과 유사한 보고서를 제출했고, 미심장협회, 미국립암연구소, 미국암학회 등에서도 같은 내용의 연구결과를 발표했다. 내가 아는 것만 해도 무려 20여 개가 넘은 미국내 공공 연구기관에서 같은 내용을 발표했다. 이 기관들의 보고서는 양계협회나 목축협회 등으로부터 어떤 자금도 지원받지 않고 독자적으로 연구했고 발표했다는 점을 유의해야 한다. 그들은 모두 한 목소리로 '동물성 식품은 미국인의 건강을 파괴한다'고 외쳤다.

대장암은 폐암 다음으로, 미국인의 암사망률 2위를 차지한다. 1990년에 음식과 대상암의 관계에 대해 녹보적인 2개의 연구결과가 발표되었다. 둘 다 모두 많은 숫자를 참여시켰고 장기간의 실험이었다는 공통점이 있다. 둘 모두 결론은 똑같았다. 육식이 대장암의 주요원인이라는 사실이다.[105] 그 중 하나는 뉴잉글랜드의학저널에 실렸는데 무려 8만8천 명을 대상으로 한 6년간의 대대적인 실험이었다. 결론은 명확했다. 동물성 식품을 많이 먹을수록 대장암에 더욱 잘 걸린다는 사실이다. 동물성 지방을 많이 섭취하는 집단은 그렇지 않은 집단에 비해 대장암 발병률이 두 배 이상이라는 것이다.

이 연구를 주도한 하버드대학의 월터 윌릿 박사Dr. Walter Willet는 '당신이 뒤로 돌아서서 데이터를 확인한다면 당신이 매일 먹어야 할 붉은색의 고기는 0에 가깝다'[106]고 결론을 내렸다. 내가 보아온 많은 논문과는 달리 이 논문은 대장을 깨끗하게 청소하는 방법에 대해서는 언급하지 않았다. 대장을 청소하는 음식은 모든 종류의 암을 예방하는 음식인데도 말이다. 그렇다면 콜레스테롤과 지방이 가득한 동물성 식품에는 대장을 청소해주는 식이섬유가 얼마나 들어 있을까? '제로'다. 오직 대장을 막히게 하고 독성을 뿜어대는 성분뿐이라는 말이다. 식이섬유가 많은 음식(과일, 채소, 통곡물 등)은 대장을 암으로부터 보호해주는 최고의 음식이다. 채소를 많이 먹는 여성들은 채소를 거의 먹지 않는 여성들에 비해 유방암 발생률이 1/10에 불과하다.[107] 채소를 거의 먹지 않는 여성의 유방암 발생률이 10배, 그러니까 1,000%나 더 많다는 말이다.

1989년 미군의무성의 보고서는 미국립과학원의 연구결과와 일치했다. 미국립과학원은 3년 동안 6천여 명을 대상으로 한 연구결과를 발표했는데 '모든 공공연구소가 추천하는 일치된 식습관'[108]으로 불리기도 했다.

미국에서 가장 권위있는 공공기관들이 만장일치로 주장했다면 당신은 이제 확신해도 좋을 것이다. 이제 많은 의료기관에서도 거의 만장일치로 그들의 주장을 따르고 있다. 1980년대까지만 해도 이런 주장은 받아들여지지 않았는데도 말이다. 수없이 많은 증거들이 쏟아져 나오면서 동물성 식품의 섭취는 기하급수적으로 줄어들고 있다.

한편으로 지방의 섭취와 유방암의 상관관계에 대한 수많은 연구 자료들도 쏟아지고 있다.[109] 지방의 섭취와 다른 위험요인에 관련해서 주목할 만한 것이 여성호르몬 에스트로겐이다. 사이언스뉴스는 '과학자들은 에스트로겐이 어떻게 유방암에 관여하는지 잘 이해하고 있지 못한다.[110] 그러나 혈액 속에 에스트로겐이 많을수록 유방암으로 발전될 확률이 높다'고 밝히고 있다. 지방이 많은 음식은 여성의 에스트로겐 호르몬 수치를 높인다.[111] 고기를 먹는 여성과 채식주의 여성을 비교해보면 혈액속의 에스트로겐 수치는 엄청난 차이를 보였다.[112] 그 여성들이 지방을 줄였을 때 에스트로겐 수치도 급격하게 떨어졌음이 증명되었다.[113]

또한 유방암과 관련된 위험요인으로는 늦은 폐경을 꼽을 수 있다. 늦은 폐경과 과도한 지방섭취의 상관관계는 음식습관으로 뚜렷이 구분될 수 있다.[114]

지방의 섭취가 유방암을 증가시킨다는 아주 뚜렷한 증거가 또 하나 있다. 채식을 주로 하던 일본여성이 미국으로 이민 와서 육식중심의 식사로 바꾸었을 때 유방암의 증가가 뚜렷하게 나타났음을 보여주는 연구결과가 그것이다. 미식약청소비자지는 '유방암으로 인한 사망률은 미국과 같은 나라에서 가장 높은데, 바로 동물성 단백질과 지방섭취가 가장 많은 나라다. 일본은 역사적으로 유방암 발생이 가장 적은 나라였으나 서구식 음식습관을 채택하면서 급격히 올랐는데, 원인은 바로 저지방에서 고지방으로 음식을 바꾸었기 때문이다'[115]라고 밝히고 있다. 또 다른 연구에서는 '일본에 살고 있는 여성이든 미국으로 이민 간 여성이든 관계없이 지방을 많이 섭취한 여성들은 모두 유방암이 급격하게 증가했다'116고 밝히고 있다. 뉴욕타임즈에서는 서구식 음식습관(고기, 유제품, 지방이 많은 음식)과 일본여성의 상관관계에 대해서 기사를 썼는데, 그 기사의 제목은 '프라이드치킨은 어떻게 사람을 죽이나'117였다.

일본여성 뿐만이 아니다. 아래 도표는 세계 여러 나라의 지방섭취와 유방암의 관계를 선명하게 보여주고 있다. 지방섭취가 많은 나라 중에서 유방암 발생이 높지 않은 나라가 하나도 없을 정도다.

미국립암연구소의 발표에 따르면, 지방과 칼로리와 암의 관계에 대한 100여 차례의 실험결과, 지방에서 나온 칼로리가 다른 요소에서 나온 칼로리보다 67% 더 위험한 것으로 결론을 내렸

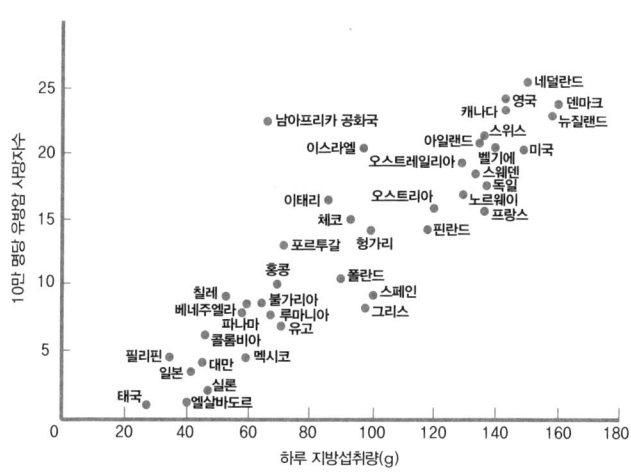

지방섭취와 유방암 사망률의 상관관계도

다. 지방을 많이 섭취하는 핀란드여성의 경우 지방을 평균적으로 섭취하는 여성에 비해 암발병률이 상당할 정도로 높은 것으로 밝혀졌다.[118]

채식은 어떻게
몸을 치유하는가

동물성 식품이 암발생률을 높인다는 사실을 아는 것이 중요한 것처럼, 암을 억제하는 성분이 많은 식품이 무엇인지 아는 것 또한 중요하다. 많은 과학자들이 과일과 채소와 같은 식물성 식품에 이런 성분이 많다는 연구결과를 쏟아내고 있다. 채식음식에는 미쳐버린 암세포를 잘게 분해해서 몸 밖으로 배출하는 성분들이 많다는 것이 그 결론이다. 뉴욕타임즈도 다음과 같은 기사를 내보냈다. "영양학자 및 역학자들의 거듭되는 연구결과, 식물성 식품을 먹는 사람들이 육식 예찬론자들에 비해 현저하게 낮은 암발생률을 보이는 것으로 나타났다."[119]

당신은 오늘 아침 신문이나 인터넷에서 '돼지고기나 햄버거가 암에 좋다'는 기사를 읽어본 적이 있는가? 물론 그렇게 주장하는 의사나 전문가들이 과거에는 많았다. 그러나 이제 증거가 너무나도 넘쳐 그들은 입을 닫고 말았다. 몸에 좋은 것은 모두 식물에서 나온 성분이라는 것이 증명되었기 때문이다. 천연항산화제, 카로틴, 파이토뉴트리션, 산화방지제, 식이섬유, 그 외에 몸에 좋다는 모든 성분들은 식물에서 나온다. 새로 발견되었다는 질병치료성분들은 모두 과일, 채소, 통곡물, 뿌리식물에서 나온다.

활성산소Free Radicals나 항산화제Antioxidants와 같은 단어를 들어봤을 것이다. 아주 쉽게 설명해보겠다. 우리 몸의 모든 세포는 산소를 사용해서 단백질과 지방과 탄수화물을 분해한다. 이 과정에서 활성산소(산소 쓰레기)가 생겨난다. 이 공격성이 강한 산소 쓰레기는 살아남기 위해서 건강한 세포에 폭력을 가한다. 권위있는 과학자들은 한결같이 활성산소가 암의 출발점이라고 주장한다. 나도 동의한다. 활성산소는 위험하다. 시카고에 있는 암연구소 디렉터인 키스 블락 박사Dr. Keith Block는 '고지방 음식의 섭취는 체내에 활성산소를 생산해서 인체의 유전적인 형질에 공격을 가한다'[120]고 밝히고 있다. 세포는 항산화제라 불리는 물질로 스스로를 보호한다. 일종의 경찰과 같은 존재로서, 당신이 원하기만 하면 활성산소를 진압할 수 있다. 과일과 채소는 항산화제로 둘러싸여 있어서 활성산소가 만들어지는 것을 멈추게 할 수도 있고, 설사 만들어졌다고 해도 단번에 무력화시킨다. 고지방 동물성 식품은 활성산소를 만들어내고, 과일과 채소는 활성산소를 공격하는 항산화제를 만들어 이를 물리친다. 이것이 핵심이다.

설포라판Sulforaphane이라는 이름을 들어본 적이 있는가? '브로콜리는 유방암을 차단시키는 물질을 생산한다'121는 제목의 신문기사가 올라왔다. 존홉킨스 대학 연구원들의 연구결과를 각종 미디어가 대서특필했다. 설포라판은 십자화과(4개의 꽃잎이 십자모양으로 생긴) 채소에서 발견된다. 브로콜리, 꽃양배추, 양배추 등이 그런 식물이다. 스테이크에서는 절대 발견될 수 없는 성분이다.

'오렌지가 암을 이긴다'는 헤드라인도 있다. 서온타리오 대학의 연구원들은 이것이 사실임을 밝혀냈다. 그렇다면 오렌지의 어떤 성분이 암을 파괴한다는 것일까? 바로 플라보노이드Flavonoids로 알려진 작은 분자다. 이 성분은 감귤류의 과일에서 발견된다.

캘리포니아 대학의 글래디스 블락 박사Dr. Gladys Block는 비타민C와 암과의 관련에 대한 90개의 논문을 분석했다. 그녀는 '거의 대부분의 논문에서 비타민C와 항산화제가 암을 파괴하는 성분이라는 증거를 발견했다'고 밝히고 있다. 과일과 채소(십자화과 식물, 토마토, 푸른잎 채소)와 감자에는 비타민C와 각종 성분들이 풍부하다. 블락 박사는 17개국의 170여개 논문을 분석한 결과, 채식을 주로 하는 사람들은 육식을 주로 하는 사람에 비해 최소한 50% 이상 암발병률이 낮았다는 사실을 밝혀냈다.122 과일과 채소가 질병을 물리친다는 증거는, 깨끗한 물을 마셔서 콜레라와 같은 유행병을 없앴다는 증거만큼 명확하다.

미국립암연구소의 암예방연구소장인 피터 그린월드 박사Dr. Peter Greenwald는 '과일과 채소를 많이 먹을수록 대장암, 유방암, 폐암과 같은 각종 암에 걸릴 확률은 줄어든다. 과일과 채소를 자주 섭취하는 사람들은 그렇지 않은 사람들에 비해 암발병률이 50% 이상 낮아진다'[123]고 주장했다.

얼마나 많은 논문을 인용해야 할까? 이 많은 논문과 연구결과들은 무슨 얘기들을 하고 있을까? 이 모든 과학자들은 한결같이 지방을 최소한으로 먹고 식물성 식품을 최대한으로 먹는 것이 질병을 예방하고 치료하는 유일한 방법이라고 소리 높여 외치고 있지 않은가 말이다. 모두가 학계의 권위자들이다. 얼마나 많은 권위자들을 동원해야 할까? 당신이 원한다면 오랫동안 창고에 모아둔 논문들을 수십 박스 이상 보여줄 수 있다. 당신이 원한다면 내 컴퓨터에 저장되어있는 수천 개의 논문들도 보여줄 수 있다.

6년 동안 1만4천 명을 대상으로 모니터링한 사람도 있다. 뉴욕대학 메디컬센터의 파올로 토니올로 박사 Dr. Paolo Toniolo는 지방과 단백질이 풍부한 동물성 식품의 섭취에 대한 연구에서 '동물성 식품을 자주 먹을수록 암에 대한 위험은 더 커진다. 그것이 단백질인지 지방인지 혹은 다른 성분 때문이지는 알 수 없다. 그러나 그것이 동물성 식품 때문인 것만은 확실하다'[124]고 밝히고 있다.

나는 이 지루한 증명서들을 당신에게 내보여주는 행위를, TV쇼 나이트라인에 참석한 티모시 존슨 박사 Dr. Timothy Johnson의 이야기로 마감하려 한다. 그는 아주 침착하고 확신에 찬 어조로 다음과 같이 이야기 했다.

"당신이 식사에서 지방을 줄이는 것만으로도 암발생을 혁신적으로 줄일 수 있다. 설사 내가 그 증거를 대지 못한다고 해도, 그렇게 해야 할 이유는 산더미 같이 쌓여 있다. 당신이 실천해야 할 때는 바로 지금부터다."[125]

　나는 당신에게 모든 콜레스테롤과 지방이 몸에 해롭다고 말하는 것이 아니다. 둘 다 모두 삶을 지속하는데 필요하다. 콜레스테롤은 단지 해로운 물질만은 아니다. 콜레스테롤은 우리 몸의 모든 조직에 필요한 물질이다. 뇌와 척추와 피부에도 필요한 물질이다. 콜레스테롤은 담즙염, 성호르몬, 아드레날 호르몬, 그리고 비타민D를 만들어내는 기본적인 물질이다. 콜레스테롤은 단백질과 결합해서 지방을 세포로 운송하는 것을 도와준다. 또한 간이 필요한 것들을 매일 생산해내는 중요한 역할을 한다. 콜레스테롤 자체가 위험한 것이 아니라 동물성 식품을 통해서 섭취한 과도한 콜레스테롤이 위험하다는 말이다.

　지방도 마찬가지다. 지방이 모두 나쁘다는 말이 아니다. 당신은 놀랄지도 모르지만 사실 모든 음식에도 지방이 있다. 수박이나 오이나 사과에도 지방이 있다는 말이다. 일정량의 지방은 반드시 음식으로 섭취해야 한다. 비타민A, D, E ,K 등은 지방을 통하지 않고는 몸에서 합성할 수 없다. 이와 같은 비타민은 기름에 녹는 지용성 비타민이고, 비타민B와 C는 물에 녹는 수용성 비타민이다. 당신이 눈에 보이는 지방(동물성 식품)을 전혀 먹지 않더라도, 우리의 몸이 필요한 지방산을 과일이나 채소에 있는 당분으로부터 알아서 합성해낸다.(지방산은 지방을 통해 섭취되고 아미노산은 단백질을 통해 섭취된다) 그러나 우리 몸이 스스로 합성하지 못하는 2개의 지방산이 있는데 이들은 음식을 통해서 섭취해야만 한다. 바로 오메가6(리놀산)와 오메가3(리놀렌산)다.

오메가6 지방산은 서구식 식단에 풍부하게 함유되어 있지만 과일, 채소, 통곡물, 뿌리식물에도 부족함이 없다. 오메가3 지방산을 우리가 충분하게 섭취하기는 쉽지 않다. 오메가3는 냉수성 물고기(연어, 정어리, 고등어, 청어, 참치, 황새치, 넙치 등)에 풍부하다. 그러나 식물성 음식(콩, 호두, 아마씨, 호박씨, 푸른잎 채소, 브로콜리 등)에서 섭취하더라도 전혀 부족함이 없다. 오메가3가 우리 몸에서 어떤 역할을 하는지에 대해서는 아직 충분히 알려지지 않았다. 따라서 매일 정기적으로 섭취하는 것은 그리 권장할 만하지 않다는 것도 밝혀둔다. 그럼에도 불구하고 오메가3가 풍부한 생선을 정기적으로 먹는 사람들은, 콜레스테롤 수치와 심혈관계 질병의 발생률이 40% 넘게 낮다는 연구결과도 있다.[126] 또한 건선, 관절염, 당뇨병, 편두통, 암 등에 효과적인 것으로 알려졌다. HDL(좋은 콜레스테롤) 수치를 올려주기 때문이다.◆

많은 사람들이 오메가3를 생선기름 캡슐의 형태로 먹기 시작했다. 그러나 이는 매우 위험하다. 이 제품들은 너무도 많은 잠재적인 위험을 안고 있기 때문이다. 지나치면 뇌졸중을 일으키고, 콜레스테롤이 많아 혈중 콜레스테롤 수치를 높인다. 또한 생선오일은 독소축적이 많은 것으로 악명이 높으므로 우리는 이를 추천하지 않는다. 생선오일은 단지 오메가3의 좋은 공급원이라는 사실 외에는 모든 요소들이 건강에 해롭기 때문이다.

지방을 완전히 제거하자는 것이 우리의 목표는 아니다. 지나친 섭취가 문제다. 동물성 식품은 콜레스테롤과 지방이 지나치게 함유되어 있으므로 건강에 치명적인 위협이 된다는 말이다. 오늘은 '동물의 왕국'에서 나온 음식을 많이 먹었는지 '식물의 왕국'에서 나온 음식을 많이 먹었는지, 매일 매일 확인해보자. 이론의 여지가 없는 증거들이 너무도 많다. 생생하게 오래 살고 싶은가? 통증없이 살고 싶은가? 질병없이 살고 싶은가? 식물성 식품에서 해답을 구하시라. 지방이 지나치게 많을수록, 단백질이 지나치게 많을수록, 식이섬유가 없을수록, 죽음과 질병을 재촉할 수 있다는 사실을 명심하시라.

● **감수자 주**: 생선에 풍부한 오메가3도 결국은 바다의 광합성을 하는 식물성플랑크톤과 해초들에서 유래한 것이다. 생선은 스스로 오메가3를 합성하지 못한다. 바다의 식물성세포들에 축적된 오메가3가 먹이사슬을 통해 축적되는 것이다. 단, 이때 오메가3만 축적되는 것이 아니라 각종 중금속과 환경호르몬 등의 독성물질도 함께 축적된다. 최근의 대규모 연구에서는 생선섭취량과 오메가3 섭취량에 비례해 당뇨병 발생위험이 증가한다는 것이 밝혀졌다. 생선을 통해 오메가3를 섭취하는 것은 이득보다 손해가 훨씬 크다. 가장 안전하게 오메가3을 섭취하는 방법은 육지와 바다에서 자라는 스스로 광합성을 하는 식물성 식품을 먹는 것이다. 다시 한 번 말하지만, 지구상에서 스스로 오메가3를 합성할 수 있는 존재는 광합성을 하는 육지와 바다의 식물들뿐이다.

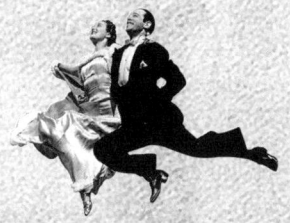

chapter 09

독소를 제거하는 단기간의 실천법
(모노다이어트)

프람여사의
편지 한 장

나는 수십 년 동안 건강이 놀랄 정도로 회복이 된 수천수만의 사람들로부터 꾸준히 감사편지를 받고 있다. 나는 지금 이 불굴의 영혼을 가진 여성의 이야기를 당신과 함께 나누고 싶다. 그녀는 인간의 육체가 얼마나 놀라운 것인가를 증명해보였는데, 그녀의 이름은 앤 프람Anne Frahm이다. 그녀는 자기의 경험을 책으로도 펴냈다. 그녀의 이야기를 시작해보자.

앤 프람은 46세의 가정주부이자 두 자녀의 어머니다. 그녀는 30대 중반부터 어깨뼈 쪽에 극심한 통증을 느끼기 시작했다. 엑스레이를 찍어보니 어깨뼈 부분이 빨갛게 열이 오른 것이 감지되었다. 의사는 유착성낭염Bursitis으로 진단을 내렸다. 의사는 신장의 염증으로 인해 상태가 악화되었다고 판단을 내렸다.

그녀는 코르티손Cortisone주사를 맞았고 매일 어깨에 얼음찜질을 해야만 했다. 또한 엄청난 분량의 항생제를 복용해야 했고 정맥주사도 맞아야 했다. 신장의 감염을 예방하기 위해서였다. 그럼에도 불구하고 통증은 점점 더 심해졌다. 상태는 더욱 더 나빠져서 마침내 침대에서 옆으로 누울 수도 없게 되었으며 아이들을 안아볼 수도 없다. 참을 수 없는 통증 때문이었다.

이런 상황이 무려 7개월 동안 계속되었다. 그녀는 마침내 응급실에 실려 가게 되었고 거기에서 다른 의사로부터 진찰을 받아야 했다. 이 의사는 프람 여사의 원래 의사에게 전화를 해서 상의한 후, 통증의 원인이 정신적인 문제일 수도 있다는 진단을 내렸다. 그녀는 근육 안정주사를 맞았고 신경안정제인 바륨Valium을 처방받은 다음 집으로 돌아왔다.

그러나 통증은 계속되었다. 그녀는 좀 더 정확한 진단을 의사에게 요구했다. 그녀는 결국 CT촬영을 받게 되었다. 촬영 후 젊은 의사가 들어왔다. 그는 아주 단호한 목소리로 유방암이 상낭히 진행되었다고 말했다. 내일 당장 유방을 절제하는 수술을 받아야 한다고 목소리를 높였다. 얼마나 심각하냐고 그녀가 묻자 '심하지는 않지만 싹을 미리 잘라야 하며 유방암이 심해지면 대부분 2년 내에 죽는다'라고 말하더라는 것이다.

그녀는 유방암이라는 소리를 듣자 엄청난 충격을 받았다. 왜냐하면 통증이 시작되기 몇 달 전에 가슴에서 작은 멍울이 만져졌던 기억이 불현듯 떠올랐기 때문이었다. 그녀의 할머니도 유방암으로 사망했고 그녀의 어머니는 가슴에서 물혹이 발견되어 양쪽 가슴을 절단해야만 했었다. 그녀는 유방촬영술을 머뭇거릴 수가 없었다. 그녀는 두 개의 작은 멍울이 있지만 초기이고 아직 암이라고 부르기에 부족한 상태라는 말도 들었다. 추가로 초음파검사도 해보았지만 멍울들이 초기단계라는 것을 확인할 수 있었다. 의사도 '암이라고 부를 수는 없다'고 말하더라는 것이다.

머리, 어깨, 갈비뼈, 골반, 척추 등에서 종양들이 발견되었다. 의사는 종양들은 암이 될 수 있고 암은 전이된다고 말했다. 종양이 숨어 있는 가슴 한 쪽을 마침내 통째로 절제했다. 다음 해에는 각종 화학요법과 방사능시술을 받았다. 머리카락이 모두 빠졌고 수술로 인해 폐렴이 생겼으며, 머리부터 발끝까지 가렵고 붉은 반점이 온몸을 뒤덮었다.

암과 화학요법과 방사능시술로 인한 고통은 참으로 가혹했다. 의사들은 암이 계속 발전하면 상황은 더 악화될 것이라고 말했다. 의사들은 골수이식수술이 마지막 희망이라고 말했다. 나는 골수이식수술이 얼마나 고통스럽고 참혹한 것인지 말하지는 않겠다. '당신은 절대 경험하지 마시라'는 말로 충분하다고 생각하기 때문이다.

몇 달이 지났다. 그녀는 결국 골수이식수술을 받았다. 수술 후에 백혈구수치를 검사해보니 골수에 아직도 많은 암세포가 존재하는 것으로 나왔다. 의심할 여지도 없이 화학요법이 다시 시작되었고 그녀는 초죽음상태가 되었다.

그녀는 실험용 약물을 추천받았다. 백혈구 세포의 성장촉진을 위해 환자에게 테스트해보는 시약이었다. 그러나 시약이 충분히 남아

있지 않은 상황인지라, 너무도 적은 용량의 약물만 사용할 수 있었다. 그것은 생명을 구하겠다는 마지막 끄나풀이었다. 그러나 그것뿐이었다. 그녀는 결국 집으로 돌아와 죽음을 기다리는 수밖에 없었다. 엄청난 치료비가 청구되었다. 남편과 아이들과 그녀는 다가올 장례식 절차를 다함께 준비해야 했다.

그러나 그녀는 강한 성격의 소유자였다. 그녀의 사전에는 포기라는 단어가 없었다. 그녀는 누구보다 자신을 사랑했고 가족을 사랑했으며 가족을 떠날 준비가 되지 않았다. 그녀의 마지막 선택은 '음식으로 고쳐보자'는 것이었다. 그녀를 만난 양심적인 대체의학 의사는 그녀에게 몇 권의 책을 읽게 했고 아주 엄격한 독소제거 식사법을 추천했다. 그녀는 결코 긍정마인드를 잃지 않았다. 그녀는 승리할 수 있다고 자신에게 다짐했다. 그리고 5주가 지났다. 그녀도 깜짝 놀랐다. 평생 경험해보지 못했던 자연치유의 놀라운 효과를 스스로의 몸을 통해 확인하게 된 것이다. 그녀의 몸에는 어떠한 암의 흔적도 남아있지 않았다. 완전히 사라졌디! 그녀의 의사는 거의 실신상태가 되어 이렇게 말했다. "솔직히 당신의 골수에서 암세포가 발견되었을 때만 해도 나는 당신이 곧 죽을 것이라고 예감했었습니다."

그녀의 놀라운 이야기는 많은 의사들과 일반인들에게도 알려졌다. 그녀의 이야기를 듣고 싶어 하는 사람들이 구름처럼 몰려왔다. 죽었던 나사로가 무덤에서 걸어 나왔기 때문이다. 그녀는 결국 그녀의 이야기를 책으로 썼다. 미국에서 출판된 〈암과의 전쟁에서 이기는 법〉A Cancer Battle Plan은 그렇게 탄생했다.

그녀는 책을 펴내기 바로 전에 내게 편지와 함께 사진을 보내왔다. 밝게 웃는 얼굴에는 검고 숱이 많은 머리카락이 휘날렸다. 편지내용을 그대로 싣는다.

하비 다이아몬드 선생님께

감사와 감사를 드립니다. 당신은 46살의 가정주부이자 엄마인 제 인생을 구해주셨습니다. 10년 전 저는 암으로 거의 죽어가고 있었습니다. 저는 1년 반 동안 화학요법과 방사선치료, 수술, 심지어는 골수이식수술까지 받았으나 차도가 없어 장례식장으로 보내지기 일보직전이었습니다. 그래서 저는 음식으로 고쳐보기로 결심했습니다. 훌륭한 대체의학 의사를 만나 그의 엄격한 식단을 따랐습니다. 5주 후에 검사를 받았습니다. 놀랍게도 제 몸에는 암이 흔적조차 남아있지 않았습니다. 10년 동안 암과의 전쟁에서 자유의 몸이 된 것입니다.

저를 치료한 양심적인 의사선생님이 제게 맨 처음 권한 책은 바로 당신의 〈다이어트 불변의 법칙〉이었습니다. 아주 단순하고 상식에 근거한 이 책이 저와 제 남편을 감동시켰고, 제가 암을 극복할 수 있었던 가장 큰 힘이 되었습니다. 상업적인 의료계의 정반대편에서 진실을 외치고 계신 선생님께 진심으로 존경을 표합니다.

선생님의 열렬한 지지자이자
자유인이 된 앤 프람으로부터…

엉망진창으로 황폐화된 몸을 극복하기 위해서 그녀는 세 가지를 실천했다. 첫째로 음식을 통제해서 독소를 완전히 제거했으며, 둘째로 그녀의 모든 음식에서 동물성 음식을 제거했고, 셋째로 그녀의 마음을 완전히 긍정마인드로 바꾸었다. 이 결과는 '미쳐버린 세포'를 정상으로 회복하는데 관심이 있는 당신에게도 똑같은 결과를 줄 것이다. 아무런 희망도 없이 죽음의 문턱까지 갔던 가녀린 여성에게 일어난 일은 이 책이 주장하고 있는 '평생 질병없이 사는 법'과 완전히 일치한다. 미쳐버린 세포를 회복시킬 수 있는 능력이 우리 몸 안에 존재한다는 사실을 깊이 인식하는 것이 그 첫걸음이다. 암을 회복시킬 수 있다면 그것을 예방하는 것은 더욱 쉬운 일이다. 암을 회복시킬 수 있다면 그 외의 모든 질병을 회복시킬 수도 있고 예방할 수도 있다. 건강하고 날씬한 몸으로 100세까지 살 수 있는 권리가 당신에게도 있다는 말이다.

이 책은 처음 '질병예방'을 목적으로 쓰기 시작했다. 그러나 많은 사람들이 예방뿐만이 아니라 실세 질병치료에도 해당되는지 물어왔다. 나는 그런 질문을 기다렸다. 나는 아무런 주저함도 없이 '예스!'라고 주장한다.

'이 세상에서 보장된 것은 세금과 죽음 밖에 없다'는 말을 들어봤을 것이다. 그 외의 모든 것은 가능성이 열려있다. 설사 당신이 의사라고 하더라도 인간의 몸이 치유되는 과정에서 확신할 수 있는 것은 아무것도 없다. 세상에는 단순화시킬 수 없는 수많은 다양성이 산재해 있다. 앞으로 일어날 일을 예측할 수 있는 사람은 아무도 없다. 그러나 나는 이것만은 확실히 해두고 싶다. 당신이 어떤 여행을 하다가 문제가 생기면 다른 길로 돌아갈 수 있다는 것이다. 당신이 확신하지 못하는 길로 들어섰다면 당신이 확신할 수 있는 길로 돌아가시라. 내일 죽을 질병이 아니라면 당신은 삶을 되돌릴 수 있다. 당신의 신념을 절대 포기하지 마시라. 한 사람에게 일어난 일은 모든 사람에게 가능하다.

프람 여사의 경우 몸에서 독소를 완전히 제거하고, 동물성 음식을 끊고, 긍정마인드로 바꾸었기 때문에 5주 만에 암치료가 가능했다. 동물성 음식을 끊는다는 것과 긍정마인드를 갖는다는 것은 누구나 인지하는 사실이다. 그렇다면 독소는 어떻게 제거하는 것일까? 구체적인 실천법을 알아보자.

몸의 독소를 제거하는 가장 좋은 방법은 특정기간 동안 살아있는 음식(채소와 과일)만 먹는 것이다. 우리는 이것을 모노다이어트라 부른다. 모노다이어트를 아주 현명하게만 실천하면 세상의 모든 방법보다 림프시스템을 잘 청소할 수 있고 림프시스템에 에너지를 불어넣을 수 있다. 여기에서 단식은 예외로 둔다.●

나의 경우에도 의심할 여지없이 모노다이어트가 건강을 유지시켜주는 최고의 방법이었다. 나는 30년이 넘게 이 방법을 실천해왔는데 전혀 힘들지도 않고 즐거운 마음으로 그 효과를 경험할 수 있었다. 특정기간 동안 채소와 과일만 먹는 모노다이어트는 아주 단순하다. 또한 누구든지 즉각적인 효과를 볼 수 있기 때문에, 장기간 실천하면 엄청난 효과를 볼 수 있다. 당연히 질병을 예방하고 치료해서 생생한 건강으로 다시 태어나게 하는 최선의 방책이다.

● 단식은 조금 복잡한 주제이고 여기서 다루기에 지면을 많이 할애하므로 언급하지 않기로 하겠다. 단식은 독소제거에 가장 좋은 방법이고 단시간에 실천할 수 있는 방법이지만, 세상에는 너무 상업적이고 비지성적인 단식법들이 많은 것도 사실이다. 단식을 굶주림과 같은 의미로 말하는 사람들이 있지만 이것은 인체의 생리상태를 무시하는 말이다. 단식과 굶주림을 같은 의미로 말하는 것은 수영과 익사상태를 똑같이 생각하는 것과 같다.

모노다이어트란 무엇인가?

정기적으로 모노다이어트를 한다는 것은 무엇일까? 이것은 하루에서부터 몇 주에 이르기까지 일정기간을 정해놓고 신선한 과일과 채소 또는 주스만을 먹는 것이다. 반드시 요리하지 않은 신선한 것으로만 먹어야 한다. 모노다이어트의 이론을 설명하기 전에, 모노다이어트의 놀랄만한 효과를 설명하기 전에 몇 가지 보기를 들어보겠다.

1. 하루~3일 동안 오직 신선한 채소와 과일로 만든 주스만 먹는 것.
2. 3일~5일 동안 오직 신선한 채소와 과일로 만든 주스, 그리고 신선한 과일과 채소를 통째로 먹는 것.
3. 하루~1주일 또는 10일 동안 오직 신선한 채소와 과일로 만든 주스, 그리고 신선한 과일과 채소와 샐러드만 먹는 것

그러니까 정기적으로 모노다이어트를 한다는 것은 당신이 원하는 일정 기간 동안 살아 있는(요리하지 않은) 음식과 주스를 원하는 스타일로 마음껏 먹는 것이다. 당신이 모노다이어트를 오래 하면 할수록, 즉 당신이 자연상태의 살아있는 음식을 오래 먹으면 먹을수록, 당신은 림프시스템을 더 완벽하게 청소할 수 있다.

모노다이어트의 목적

모노다이어트의 목적은 두 가지다. 첫 번째 목적은 가능한 적은 에너지만을 소화에 쓰게 하기 위해서다. 그럼으로써 여분의 에너지를 림프시스템을 청소하는데 쓰고 재충전하기 위해서다. 두 번째 목적은 음식으로부터 최대한의 영양분을 섭취하기 위해서다. 자연 그대로의 음식은 불로 가열해서 요리한 음식에 비해 두 가지 더 장점이 많다. 자연상태의 음식은 아주 순수한 상태이기 때문에 소화하는데 에너지가 가장 적게 들고 가장 많은 영양분을 얻을 수 있다. 음식을 불로 가열해서 요리하게 되면 많은 영양분이 제거되고 부자연스러운 상태로 변한다. 이것은 꼭 명심해야 한다. 모든 동물 중에서 음식을 불로 가열해서 요리하는 동물은 오직 호모 사피엔스뿐이다. 오직 인간만이 퇴행성 질병을 대대손손 물려주는 유일한 동물이다. 모든 동물 중에서 가장 영리하고 사려 깊은 인간만이 요리를 허락했고 그로 인해 질병도 허락했다는 말이다.

그러나 모노다이어트를 하면 안 되는 사람도 있다. 림프주머니가 크게 부어올라 완전히 비워내야 할 정도로 위급한 상황인 경우와, 현재 암이 너무도 깊이 진행 중인 사람이다. 설사 모노다이어트로 인해 효과를 보아온 사람이더라도 이렇게 급성인 경우는 제한해야 한다. 모노다이어트를 통해 최대의 효과를 얻기 위해서는 질병예방이라는 인식을 가지고 생활의 일부분이 될 정도로 정기적으로 해야 한다는 것이다. 모노다이어트의 기간을 늘리는 것은 당신 마음대로다. 기본 규칙만 지킨다면 횟수나 방법도 상관없고 특별히 처방된 식이요법도 있을 수 없다. 일주일 내내 주스만 마셔도 되고 과일만 먹어도 상관없다. 일주일에 하루씩만 그렇게 해도 된다. 한 달에 딱 3일씩 연속으로 채소와 과일만 먹어도 된다. 작가이자 유명한 강연자인 가브리엘 쿠센스 박사Dr. Gabriel Cousens는 '일주일에 딱 하루만 주스를 먹는 모노나이어트를 6개월 동안 실천하면 큰 효과를 본다'고 말하기도 했다. 한 의사는 다음과 같은 치료효과를 발표하기도 했다. "모노다이어트는 짧은 기간 동안에 허약해진 소화시스템에 휴식을 줍니다. 저는 알레르기 증상이 있는 많은 사람들에게 이 방법을 시도해서 엄청난 효과를 보았습니다. 그들은 모노다이어트 기간 동안 알레르기 증상을 보이지 않았습니다. 알레르기를 일으키는 독소를 청소하는 효과가 뚜렷해지면서 면역체계에 활력을 주게 됩니다."

그 효과는 너무도 뚜렷하므로 당장 실천해도 좋다. 달력에 표시해놓으면 더 효과를 볼 수 있다. 일주일에 하루, 3일, 5일, 날짜를 표시해놓으면 실천하기 편하다. 어느 날 아침에 일어났는데 몸이 찌뿌둥하다면 바로 그날을 D데이로 삼아도 좋다. 모노다이어트의 기간은 매우 유연해야 한다. 그러나 당신이 그 기간을 일단 정하게 되면 매우 엄격하게 실천할수록 효과는 배가된다.

그러나 이 한 가지는 확실히 해두고 싶다. 사람들은 새로운 다이어트를 할 때마다 과거의 잘못된 식습관에 대해 처벌을 받는 심정으로 하는 경향이 있다. 나는 당신이 이런 사고방식을 바꾸고 새로운 사고방식으로 무장하기를 바란다. 모노다이어트는 새로운 생활습관으로 전환하는 행위이기 때문이다. 활력이 넘치는 삶으로 바꾸어 주는 정기적인 활력제로 생각하라는 말이다. 한 달에 한 번씩 멀리 있던 애인을 만난다면 당신은 얼마나 행복하겠는가? 그 애인을 일주일에 한 번 만나면 더 즐겁지 않겠는가 말이다.

음식습관을 바꾸어주는 모노다이어트는 형벌이 아니라 해방이다. 질병예방이라는 장기적인 선물과 함께 모노다이어트가 주는 또 하나의 가장 큰 선물은 '활력 넘치는 에너지'다. 당신은 짧은 시간 내에 그 에너지를 체험할 수 있다. 그런 활력은 당신의 인생 전반에 걸쳐 넘쳐흐를 것이다. 당신은 이것을 체험하기만 하면 절대 포기하지 않을 것이다. 당신은 첫사랑과 함께 했던 해변에서의 3일을 잊지 못할 것이다. 그런 것처럼 당신이 만일 일 년에 딱 3일만 실천했더라도 그 3일 동안의 쾌적했던 몸 상태를 마음속에서 잊지 못할 것이다. 당신은 '첫사랑과의 3일'처럼 언제가 또 해보고 싶다는 기대감을 갖게 될 것이다. 모노다이어트는 형벌이 아니라 기쁨이다.

나는 이 책 전반에 걸쳐 사후처방에 초점을 맞추는 관습적인 의학의 문제점을 지적해왔다. 질병을 예방하는 유일한 방법은 '질병이 발생하기 전에 무엇을 하느냐'에 달려있다. 모노다이어트는 사전예방의 주춧돌과 같다. 활력이 넘치는 건강은 저절로 따라온다.

내가 건강 컨설턴트라는 직업을 가지고 수십 년 동안 이 분야에 종사하는 동안, 모노다이어트는 나의 귀중한 자산이 되었다. 내가 절망적인 상태에서 처음 이것을 실천했을 때, 나는 내 컨디션이 어떻게 변했는지 그 순간을 똑똑하게 기억하고 있다. 하루 이틀이 지날수록 내 건강은 뚜렷하게 달라졌다. 나는 10일 이상 모노다이어트의 기간을 늘렸다. 시간이 지나면서 살이 빠지고 몸이 날아갈듯 가벼워졌다. 나는 이것이야 말로 내 건강을 되찾는 유일한 방법이라고 확신하게 되었다. 오늘날까지 이 방법은 내 건강을 지켜주는 가장 중요한 방법으로 나의 날씬한 몸과 꼿꼿한 허리를 지켜주고 있다.

모노다이어트에 숨겨진 이론은 아주 단순하다. 당신도 아시다시피 이 책은 '몸속의 쓰레기와 독소를 청소해서 날씬하고 활력있는 건강을 찾게 하기 위해서' 써졌다. 몸을 청소하고 에너지를 충전하시라. 모노다이어트가 그것을 실현시켜줄 것이다. 몸은 산속의 샘물처럼 깨끗해질 것이고 에너지는 폭포수처럼 넘칠 것이다. 진실은 그것이다. 에너지가 모든 것이다. 그것이 없다면 모든 것이 불가능하고 아무 일도 일어나지 않는다. 자동차에 연료만 있으면 어디든 갈 수 있지 않은가? 우리 몸도 에너지가 없으면 아무 일도 할 수 없다.

소화시스템을
자유롭게 풀어주어라

소화에 대해서 말하지 않고 에너지에 대해서 말하는 것은 어불성설이다. 소화시스템이 하는 일은 어마어마하다. 음식을 먹고, 소화를 시켜서, 영양분을 뽑아내고, 그 영양분을 세포에 보내고, 독소와 쓰레기를 배출해낸다. 또한 위, 장, 췌장, 간, 신장 등의 상호작용을 통해서 필요한 성분을 혈관, 근육, 뼈 등에 보내는 역할도 한다. 우리가 전혀 모르는 사이에 소화기관에는 엄청난 양의 에너지가 소비된다는 점을 알아야 한다.

소화에 필요한 에너지보다 더 에너지를 필요로 하는 것은 거의 없다. 당신이 뷔페에 가서 이 음식 저 음식을 우걱우걱 뱃속에 집어넣어보시라. 산에 오르고 싶어지는가, 소파에 오르고 싶어지는가? 독소를 청소한 후 몸에 차고 넘치는 에너지를 경험한다면, 소화에 얼마나 많은 에너지가 필요한지 피부로 느끼게 될 것이다.

　소화과정의 에너지를 최소화하는 데에는 두 가지 방법이 있다. 첫째는 음식배합의 원리를 실천하는 것이다. 나는 이전의 저서 〈다이어트 불변의 법칙〉에서 구체적으로 언급한 바 있다.

　음식배합의 원리가 왜 중요한지 다시 한 번 정리해보자. 우리가 일상적으로 먹는 음식 중에서 단백질그룹(고기, 계란, 생선, 우유, 유제품 등)이 있고 탄수화물그룹(감자, 쌀, 빵, 국수 등)이 있다. 단백질이든 탄수화물이든 모두 농축된 음식이기 때문에 소화에는 상당한 에너지가 필요하다. 그러나 과일과 채소는 농축되지 않았기 때문에 소화에 필요한 에너지가 거의 없다.

　단백질이 위에 들어가면 소화를 위해서 산성화된 소화액을 필요로 한다. 탄수화물이 위에 들어가면 알카리성 소화액을 필요로 한다. 중고등학교에서 화학수업을 들어본 사람이라면 이 말이 무슨 말인지를 눈치챘을 것이다. 산성 액체와 알카리성 액체가 만나면 어떻게 되는지 아시는가? 그들은 서로 중화된다. 예를 들어 고기와 감자를 함께 먹을 경우, 생선과 밥을 함께 먹을 경우, 닭고기와 국수를 함께 먹을 경우, 단백질과 탄수화물음식은 서로 섞이게 되고 소화액도 중화된다. 고기만 소화시키기도 힘들고 감자만 소화시키기도 힘든 상황에서, 그것들을 중화시켜서 소화시키려면 얼마나 힘이 들겠는가 말이다.

　당신은 복통을 경험해본 적이 있는가? 위산이 과다하게 나온다거나 위산이 역류했던 경험은 있는가? 속쓰림이나 가스가 찬 느낌을 받으신 적은 있는가? 식사 후에 배가 터질듯이 부풀어 오르는 느낌은? 이러한 모든 문제점은 위에서 음식들이 효율적으로 소화되지 못해서 생기는 현상들이다. 여러 색깔의 실들이 서로 엉켰을 때 풀어내기 힘든 것과 똑같다. 이 많은 종류의 음식들은 소화가 끝날 때까지 뱃속에서 더 오래 머물러야 하므로 상하기 시작한다. 그래서 위와 같은 불쾌한 현상들이 생겨나는 것이다. 세계에서 가장 많이 팔리는 소화제는 타가메트Tagamet와 잔탁Zantac이다.

둘 모두 위장병에 사용된다. 당신은 왜 미국인들이 매년 수십 수백억 달러를 소화제 구입에 쓰는지 알고 있나? 음식을 소화하는 과정이 너무 길고 복잡해졌기 때문이다. 단백질과 탄수화물을 너무 많이 한꺼번에 위 속에 털어 넣었기 때문이다.

수없이 많은 사람들이 복통과 소화불량 등으로 나를 찾아왔다. 그들은 모두 오랫동안 많은 양의 단백질과 탄수화물을 함께 먹고 있던 사람들이었다는 공통점이 있었다. 그들에게 지금 그런 고통은 사라졌다. 물론 소화제도 필요가 없어졌다.

소화시간을 줄이고 간결하게 만드는 음식을 먹어야 한다. 섞어먹지 않으면 고통은 저절로 사라질 것이다. 진실은 항상 단순하다.

어느 의사는 이렇게 말했다. "음식을 배합하는 원리는 지금 질병을 앓고 있는 환자에게는 매우 중요하다. 음식배합의 원리가 영양분을 최대한으로 끌어올린다는 의미에서 환자들은 반드시 실천하기 바란다. 많은 환자들을 괴롭히는 소화불량이라는 현상을 제거하는데 도움이 될 것이다. 과식으로 인해 혹사시킨 소화시스템을 쉬게 하고 독소배출을 쉽게 할 것이다."

증거를 원하시는가? 실천해보면 금방 알 수 있다. 일주일 정도 위에 언급한대로 단백질음식과 탄수화물음식을 분리해서 먹어보면 금방 알 수 있다. 식사 후에 느끼는 더부룩함이 없어지고 소화제 없이도 속이 편하며, 쉽게 대변을 볼 수 있다고 증거를 제시한 수천수만의 친구들이 줄을 서서 기다리고 있다. 음식배합의 원리에 대해 구체적이고 깊게 알고 싶다면 〈다이어트 불변의 법칙〉을 꼭 한 번 읽어보길 권한다.

소화과정에서 에너지를 최소화하는 두 번째 방법은 소화기관이 일을 덜 하게 하는 것이다. 소화기관이 소화에 힘을 덜 소비하면 할수록 쓰레기청소에 더 많은 힘을 쓸 수 있기 때문이다. 인간의 몸은 항상 우선순위에 따라 움직인다. 인체시스템을 부드럽게 작동시키는 것을 방해하는 쓰레기를 제거하는 것은 가장 우선순위에 속한다. 쓰레기가 몸속에서 완전히 청소되면 림프주머니가 부풀어 오르는 일은 절대 발생하지 않을 것이다.

소화기관이 일을 덜 함으로써, 모노다이어트는 더욱 강력한 힘을 발휘하여 질병을 예방하고 치료할 수 있게 된다. 나는 이 이론이 조금 도발적으로 들릴 수 있다는 것을 잘 알고 있다. 사실 사람들은 즉각적인 증거를 요구하는 경향이 있다. 너무나 많은 정보들이 서로 다른 주장을 하며 TV와 인터넷을 통해 쏟아지고 있기 때문이다. 이 책을 읽고 있는 당신도 혼란스러울 수 있다. 가장 중요한 것은 당신이 직접 실천해보는 것이다. 여기에 그것을 실천해본 과학적인 증거들을 소개해보겠다.

로이 월포드 박사 Dr. Roy Walford는 의사로서 UCLA의 교수이자 노인학 분야에서 세계 정상급의 저명한 학자다. 면역학 및 노화작용을 연구하는 UCLA 연구소를 책임지고 있을 뿐 아니라, 미국립과학원과 백악관의 노화작용 위원회의 회원을 역임하기도 했다. 면역학과 노화작용에 대해 그가 저술한 5권의 책은 그를 이 분야 세계최고의 거장으로 만들었다.

월포드 박사는 노화작용에 관련된 장기간의 실험을 수없이 수행했다. 그는 실험의 결과들을 확인하면서, 본인도 인간이 살 수 있는 최장기간인 120살까지 생생하게 살 수 있다고 확신했다. 물론 내가 강조하는 모노다이어트와 똑같은 이름의 실험은 아니었다. 그의 주제는 소화기관이 일을 덜하게 될 경우 미치는 장기적인 영향, 즉 노화 및 장수에 대한 연구였다. 월포드 박사의 연구결과는 나의 주장을 100% 입증하는 셈이 된다. 즉 소화기관이 일을 덜하면 할수록 질병에 강해지며, 결과적으로 건강하게 장수한다는 결과 말이다.

월포드 박사는 생쥐실험을 실시했다. 생쥐는 보통 수명이 2년인데 월포드 박사의 실험에 동원된 생쥐들을 모두 두 배나 더 살았다. 만일 인간에게 그대로 적용한다면 150살 넘게 살 수 있다는 말이 된다. 생쥐들은 모두 두 배나 오래 장수했을 뿐만 아니라 살아있는 동안 심장병이나 암에 거의 걸리지 않았다. 이런 질병에 걸린 쥐가 몇 마리 있었지만 대부분 두 배를 더 살고 죽기 얼마 전에 일어난 현상이었다. 그러면 도대체 그가 어떤 실험을 했기에 이런 일이 생겨난 것일까? 그가 한 것은 오직 '일주일에 이틀을 굶긴 것' 뿐이었다. 그 외에는 아무것도 한 일이 없었다. 약물도 없었고 주사도 주지 않았고 마술을 부린 일도 없었다. 일주일에 이틀 동안 소화기관에 휴식을 준 결과 모두 두 배를 더 살았고 거의 병에 걸리지 않은 것이다. 이것은 충격적이다 못해 감격적이다. 여러분은 그렇게 생각하지 않는가? 월포드 박사는 현재 80대인데 일주일에 이틀을 단식하며 건강한 채로 질병없이 살고 있다.[127]

월포드 박사의 실험은 자연위생학 지지자들의 주장과 완벽하게 일치한다. 음식을 먹고 그것을 소화하고 거기서 파생된 독소를 배출하는 것이, 다른 모든 신체행위보다 더 많은 에너지를 소비한다는 사실 말이다. 독소배출의 에너지가 많을수록 더 건강하다는 것을 아는 것이 핵심이다. 바로 '정기적인 모노다이어트'의 핵심과 일치한다.

자연현상을 보면 확연하게 알 수 있다. 치료에 쓰이는 에너지를 확보하기 위해서 소화기관이 쉬려고 노력하는 것은 일반적인 자연현상이다. 농장에서 일하는 사람이나, 동물들과 시간을 많이 보내본 사람들은 이런 현상을 쉽게 눈치챌 수 있다. 넘어져서 다리를 절룩이는 말에게 '자 밥 먹을 시간이다'라고 해봐야 소용없다. 먹으려 들지 않기 때문이다. 소나 말이나 양이나 돼지를 키우는 사람들도 동물이 아플 때 거의 먹지 않는다는 사실을 잘 안다. 동물들은 본능적으로 몸이 아플 때 음식을 적게 섭취함으로써 에너지를 몸의 치료에 쓰려고 한다. 고양이나 개를 키우는 사람들도 마찬가지다. 고양이나 개도 몸이 아프거나 상처를 입었을 때 음식을 거들떠보지 않는다. 몸이 아폰 애완동물들에게 아무리 음식을 먹이려고 해봤자 소용이 없다. 동물들은 아픈 몸이 다 나을 때까지 휴식을 취할 뿐이다. 동물들도 자연현상을 이해하고 실천하고 있다. 이 책을 읽고 있는 당신은 어떠신가?

비슷한 일은 아이들에게도 일어난다. 아이들은 아플 때 식욕이 줄어 먹으려하지 않는다. 바로 이때 부모들은 '엄마를 위해서라도 좀 먹어라!'든가 '의사선생님이 그러는데 안 먹으면 더 아프대!'라고 말한다. 그런데 어른 자신도 몸이 아프면 식욕이 떨어진다는 사실을 잘 알고 있고 실제로 먹으려 하지 않는다. 본능적으로 음식을 거절하게 되어 있다. 앞에서 기술한 질병의 7가지 단계에서 독소청소와 몸치료를 위한 첫 번째 가장 큰 징후가 식욕부진이라고 언급한 바 있다. 식욕부진은 소화에 필요한 에너지를 치료를 위한 에너지로 바꾸기 위해서 생기는 자연현상이다. 모노다이어트는 몸상태가 안 좋을 때 빠른 회복을 위한 일시적인 선택일 수도 있지만, 이것을 생활습관으로 정착시키기만 하면 평생 동안의 질병예방법이자 치료법이 될 수 있다.

모노다이어트 스케줄

나는 당신이 모노다이어트를 긴급한 상황(약을 먹어야 하는)에 사용하지 않기를 바란다. 이 방법은 평생의 생활습관이 되어야 한다. 마치 아침에 일어나 출근을 하고 저녁에 퇴근하며 주말에 쉬듯이 규칙적인 습관이 되어야 한다는 말이다. 당신은 매주 일요일 내청소를 정기적으로 하고 있을 것이다. 당신은 6개월, 혹은 1년마다 엔진오일을 바꾸어줄 것이다. 그렇다면 당신의 몸 내부를 정기적으로 청소한다는 것 또한 당연한 일 아닌가? 몸을 청소하는 것이 집안청소나 엔진오일 교환보다 덜 중요하다는 것이 말이 되는가? 몸이 깨끗해서 날씬하고 생생하다면 집안청소나 엔진오일 교환을 몇 번 미룬다고 무엇이 그리 대수란 말인가?

자, 그럼 어떤 방식의 모노다이어트를 골라야 할까? 언제 어떤 방법으로 실천을 할지 결정하는 것은 쉽지 않다. 어느 기간 동안 어떤 방법으로 해야 할지 모른다면 3일 이상 연속으로 실천해서 그 효과를 직접 몸으로 느껴보는 것이 가장 좋은 방법이다. 그러나 딱 하루만 해보는 것도 좋다. 별로 힘들지 않다면 며칠 더 연장해볼 수도 있기 때문이다. 그런 식으로 몇 번 해보면 생활습관으로 어떻게 정착시킬 수 있는지 아이디어가 떠오를 수 있다. 그렇게 해서 정착시키기만 하면 좀 더 유연하게 변형할 수도 있다. 가령 매주 일요일 과일만 먹기로 했는데 마침 파티에 참석해야 한다면 그날을 토요일로 당기거나 월요일로 미룰 수도 있기 때문이다. 그러나 좀 즉흥적인 사람이라면 아침에 일어나자마자 '오늘부터 3일 동안 과일과 주스만 마시기로 결심했어!'라고 해도 좋다. 매일 뷔페에 나가서 썩으면 냄새나는 고기를 우걱우걱 쑤셔 넣는 것보다 훨씬 아름다운 일이다. 그것은 마치 매일 저녁 클럽에 나가 먼지 속에서 정신없는 하드락 음악만 듣다가, 술이 깬 일요일 아침 맑은 정신으로 클래식 FM을 듣는 것과 같은 것이다.

여기에서 소개하는 세 가지 모노다이어트(1. 하루 종일 주스만 먹기, 2. 3일 동안 주스와 과일과 스무디만 먹기, 3. 일주일 동안 살아 있는 음식만 먹기)는 명령이나 법칙이 아니라 하나의 보기에 불과하다. 하나씩 직접 실천해보고 좋아하는 것과 그렇지 않은 것을 구별해서 선택하면 된다. 여기에서 가장 중요한 것은 '불로 요리하지 않은 음식'만을 선택하는 것이다.

하루 종일 주스만 먹기

하루 종일 배고플 때마다 과일과 채소로 만든 주스만 먹는 실천법이다. 나의 경우 아침에는 과일주스를 마시고, 다음엔 야채주스를 마시고, 저녁엔 과일주스를 먹는 방법이 가장 좋았다. 그러나 상황에 맞게 당신이 섞어서 선택해도 상관없다. 하루 종일 과일주스만 마셔도 좋고, 하루 종일 야채주스만 마셔도 좋고, 아침 점심 저녁 골라가며 마셔도 좋다. 언제 어떻게 먹든 하루 종일 주스만 마신다면 상관없다. 한 번에 300ml~400ml를 2시간 간격으로 마시면 가장 좋다. 그러나 이것도 가이드라인일 뿐이다. 그때그때 상황에 따라 얼마든지 조절할 수 있다.

하루 24시간 동안 오직 주스만 먹는다는 것이 중요하다. 과일과 채소를 사용해서 만드는 주스를 소개한 책도 수없이 많다. 모두 재미있는 방식으로 만들 수 있고 맛도 좋다. 나는 사과와 딸기를 섞어서 만든 주스를 가장 좋아한다. 한 번 만들어보시라. 그 맛에 당신도 놀랄 것이다. 나는 이미 많은 사람들에게 이 주스를 추천했고 많은 찬사를 받은 바 있다.

만일 당신이 나의 책 〈다이어트 불변의 법칙〉에서 음식배합의 원리를 읽었다면 '과일에다 다른 것을 섞는 것은 나쁘지 않나요?'라고 질문할 것이다. 맞는 말이다. 그러나 모든 법칙에는 예외가 있기 마련이다. 과일은 수분을 많이 함유한 음식이기 때문에 지방이나 단백질이나 탄수화물과 섞어먹는 것은 나쁘다. 그러나 채소는 과일과 함께 섭취해도 전혀 문제가 없다. 야채주스는 성분이 좀 센 편이므로 과일과 섞을 때는 과일과 채소를 3대1로 섞으면 가장 좋다.

3일 동안 주스와 과일과 과일스무디만 먹기

이 방법은 '하루 종일 주스만 먹기'에 과일과 과일스무디를 추가하는 실천법이다. 어떤 과일이든 반대하지 않는다. 자연상태로 건조해서 이산화황이 함유되지 않았다면 건포도나 대추같이 말린 과일도 상관없다. 말린 과일은 영양분이 지나치게 농축되어 있으므로 조금만 먹는다면 큰 문제가 없다.

스무디는 만들기가 아주 쉽다. 사과주스나 오렌지주스에 얼린 바나나 또는 얼린 과일을 집어넣으면 맛있는 스무디가 된다. 블루베리, 딸기, 복숭아, 바나나 등 얼린 과일을 주스에 넣기만 하면 된다. 과일을 어떻게 선택하느냐에 따라서 수백수천 가지 스무디를 기호에 맞게 즐길 수 있다.(바나나를 얼릴 때는 껍질을 벗기고 플라스틱 그릇에 넣어서 냉동실에 보관할 것)

일주일 동안 살아있는 음식만 먹기

일주일 내내 자연 그대로의 살아 있는 음식(과일, 채소, 주스, 샐러드)만 먹는 실천법이다. 절대 불을 사용해 요리한 음식은 안 된다. 과일이나 채소를 원하는 만큼 먹어도 좋고 올리브오일(암의 위험을 줄여준다고 알려진[128])을 드레싱으로 약간 넣은 샐러드, 레몬주스, 각종 허브를 시간과 양에 관계없이 먹어도 좋다. 다른 종류의 드레싱에 약간의 화학적 성분이 들어갔다 해도 그 정도는 관계없다. 지나치게 엄격하면 중도에 포기하기 쉽기 때문이다. 샐러드를 먹은 후, 3시간 동안은 과일주스나 야채주스를 먹지 말 것을 권할 뿐이다.

  위 세 가지 모노다이어트는 하나의 보기에 불과할 뿐이다. 재료의 종류에도 상관없고 실천하는 기간도 당신에 달려있다. 1번을 실천해본 후에 며칠 지나서 2번을 실천해보고 며칠 후에 3번을 실천해보면 된다. 1번, 2번, 3번을 하루씩만 실천해도 관계없다. 과일, 채소, 혹은 주스를 계속해서 먹는 것이 중요하다. 모두 불로 요리하지 않은 것이라야 한다.

모노다이어트를 위한
15가지 조언

　조언 1. 모노다이어트를 통해서 가장 좋은 효과를 내기 위해서는, 마시는 주스가 반드시 신선해야 한다는 것이다. 열로 살균되어서도 안 되고, 캔이나 병에 들어 있는 주스도 안 된다. 정제된 주스는 절대 안 된다. 마트에서 파는 주스를 마시는 것은 모노다이어트의 정신과 목적에 위배된다. 요즘 주서기는 어디서든지 저렴한 가격으로 구입할 수 있다. 효율적인 관점에서 생각해보면 주서기의 가격은 그리 비싼 편이 아니다. 모든 집 거실에 TV가 놓여있듯이 주서기도 그렇게 놓여있을 필요가 충분하다. 가격도 가격이지만 가족의 건강을 위해서도 필수품이다. 주서기가 없다면 꼭 구입하기 바란다. 나는 약 30여 년 전에 챔피온 주서기를 구입했었다. 가격이 무려 $250이었는데 그 당시로서는 엄청난 가격이었다. 비싼 만큼 사용도 쉽고 고장도 없었다. 나는 20여 년 전에 같은 브랜드의 다른 주서기로 바꾸었는데, 바꾸게 된 가장 큰 이유는 '색이 너무 질려서' 새로운 색깔을 원했기 때문이었다.

조언 2. 주스를 마실 때 꿀꺽꿀꺽 한꺼번에 삼키지 말기 바란다. 진한 에스프레소를 마시듯 홀짝이듯이 마시라는 말이다. 뱃속에 들어가서 위속에서 폭풍을 일으키게 하지 마시라. 한꺼번에 삼키면 몸에 부담이 되고 결국 복통의 원인이 될 수도 있다. 한 번에 한 모금씩만 천천히 삼켜서 침과 잘 섞이도록 해야 한다.

조언 3. 과일이나 과일주스는 가능하면 빈속에 먹는 것이 가장 좋다. 아침시간에 먹는 것이 가장 좋고 낮 시간이라도 속이 비어 있을 때 먹어야 독소청소 효과를 최대한으로 볼 수 있다. 당신이 모노다이어트를 하든 안하든 관계없이 다른 음식을 먹은 후 3시간 내에는 과일이나 과일주스를 안 먹는 것이 좋다. 과일은 참으로 재미있는 음식이다. 다른 음식과는 딜리, 과일은 위에서 소화하는 시간이 많이 걸리지 않는다. 대부분의 음식은 뱃속에서 소화되는데 3시간이 걸리지만 과일은 20~30분밖에 걸리지 않는다. 과일주스가 더 빨리 소화되는 것은 불을 보듯 당연하다.

조언 4. 만일 당신이 과일이나 채소와 같은 장청소 음식을 며칠 동안 계속해서 먹어본 경험이 없다면, 아마도 설사와 같은 부작용을 겪을 가능성이 있다. 이것은 조금 불편하지만 매우 의미있는 일이다.

우리 몸의 소화기관에는 항상 어느 정도의 쓰레기가 남아있다는 사실을 이해하기 바란다. 갑자기 위 속으로 90% 정도의 수분을 함유한 장청소 음식들이 들어온다면, 그것도 며칠 동안이나 계속해서 과일과 채소가 장을 청소한다면, 장벽에 남아 있는 불순물들을 씻어서 밖으로 배출하는 것이 당연한 일이라 생각하시라. 설사는 드물게 48시간 걸리기도 하지만 보통 24시간 내에 멈춘다. 우리 몸에 생긴 결과물에는 반드시 원인이 있다는 사실을 기억하기 바란다. 수분이 많은 장청소 음식을 먹고 나서 설사가 난다는 것은 그리 놀랄 일이 아니다. 그러나 만일 설사가 48시간 이상 계속된다면 의사를 찾아가도 좋다. 그러나 나의 오랜 경험으로 말한다면, 장청소 음식을 먹어서 생기는 설사는 결코 경고음(과일과 채소를 먹지 말라는)이 아니다.

조언 5. 모노다이어트 기간 동안 먹는 음식이 너무 제한적이어서, 생활에 필요한 에너지가 너무 적은 것이 아닌가하고 생각하기 쉽다. 그러나 정답은 정반대다. 이 기간 동안 에너지가 치솟을 것이다. 내가 장담한다. 모든 동물은 음식을 소화시키는데 엄청난 에너지를 소비한다는 사실을 꼭 기억하기 바란다. 당신이 요리하지 않은 음식을 먹었기 때문에, 소화에 필요한 에너지가 아주 작은 음식만을 먹었기 때문에, 그래서 에너지가 치솟는다. 모노다이어트를 실천해본 사람들이 이구동성으로 말하는 찬사는 '살면서 가장 에너지가 넘치는 시간이었다'라는 것이다.

조언 6. 한 번도 요리하지 않은 살아있는 음식을 일정기간 동안 먹어보지 않은 사람들의 걱정은 '배고프지 않을까요? 나는 배고프면 아무것도 할 수 없어요'라는 것이다. 나도 당신이 이런 생각을 하는 것은 이해한다. 나도 그런 생각을 했었기 때문이다. 그러나 그런 일은 절대로 발생하지 않는다.

당신은 이런 일을 겪어봤을 것이다. 가령 식탁에 앉아서 차려진 음식을 맛있게 모두 해치웠다. 배도 부르고 아주 만족했다. 그런데 45분쯤 지나서 배가 부른데도 불구하고 '뭐 먹을 것이 없나'하고 부엌 여기저기를 기웃거려본 적이 있을 것이다. 그 이유는 알지 못하지만 '내가 지금 뭐하는 거지? 먹을 만큼 먹었고 배가 부른데 말이야'라는 생각을 해본 적이 있을 것이다. 무엇을 먹어야 할 것 같은 느낌말이다. 만일 과거에 이런 생각을 해보았다면 그 이유를 내가 말해드리겠다. 인간의 몸에서 그런 욕구를 가지게 하는 생리학적인 이유를 말이다.

우리의 뇌에는 식욕조절중추Apestat라는 메커니즘이 기본적으로 깔려있다. 이것이 우리의 식욕을 조절한다. 이 식욕소설승추는 끊임없이 우리 몸을 모니터링하면서 영양분이 충분한지 아닌지를 확인하는 작업을 수행한다. 만일 충분하면 조절작용은 멈춘다. 그러나 영양분이 부족하면 식욕조절중추가 우리에게 '더 먹어라'고 알람을 울린다. 우리 몸이 필요한 영양분을 다 먹고 나서야 그 알람소리가 줄어든다. 그러나 명령에 따라 먹었음에도 불구하고 알람이 계속 울리는 이유는 무엇일까? 짐작하시는가? 그렇다. 당신이 계속해서 먹어대는 음식이 지나치게 요리되어 있고 지나치게 가공되어 있기 때문이다. 그 음식들은 요리과정과 가공과정에서 자연상태가 파괴되었고 영양분이 손실되었기 때문이다. 배가 부른데도 계속해서 '더 먹어라'고 알람이 울리는 것은 '음식의 양'이 문제가 아니라 '영양분'의 문제라는 말이다. 우리의 현명한 몸은 이것을 너무도 잘 알고 있다. 그래서 당신이 매일 저녁 남산만한 배를 부여잡고 부엌 찬장에 누워서 잠자는 스낵을 깨우고 냉장고의 아이스크림을 찾아 헤매는 것이다. 아직 끝나지 않았기 때문이다.

당신이 모노다이어트를 하게 되면 몸이 원하는 영양분을 넘치도록 충족시켜준다. 당신은 자연에서 온 것을 그대로 먹기 때문에 거기에는 부족한 것이 없다. 불을 가해서 효소를 파괴하지도 않았고 요리를 하면서 미네랄을 제거하지도 않았다. 살아 있는 몸의 관점에서는 살아 있는 음식을 먹으니 원하는 명문대에 합격한 것처럼 기분이 날아갈듯 좋아지는 것이다. 연속해서 며칠(길면 길수록 좋다)이 지나면, 그 동안 하녀취급을 받았던 몸이 황제의 대접을 받게 되었으므로 최상의 컨디션이 된다. 이런 상황이 되면 식욕조절중추는 더 이상 '더 먹어라'는 알람을 울릴 필요가 없어진다.

조언 7. 과일만 먹으면 당이 부족해서 저혈당증Hypoglycemia에 걸리지 않을까 걱정하는 사람들이 종종 있다. 자, 그렇다면 저혈당이 무엇인지 아주 쉽게 설명해보겠다. 우리의 뇌는 혈류 속에 당(혹은 다른 성분까지)이 충분한지 끊임없이 모니터링한다. 무엇이 충분하지 못할 경우 뇌는 알람을 울린다. 초조감, 불편함, 게으름 등의 형태를 통해 알람을 울린다. 과일 속에 있는 과당Fructose은 포도당Glucose으로 전환되어 다른 성분보다 빨리 혈류 속으로 들어간다. 만일 당신이 저혈당증이 있다면 과일을 먹는 즉시 식욕조절중추가 이 증상을 멈추게 할 것이다. 단언컨대 저혈당증에 과일보다 좋은 음식은 없다. 증상을 가라앉히기 위해서 더 자주 과일을 먹을 필요가 있다. 전혀 문제가 없다. 당신이 호모 사피엔스에 속하는 종이라면 모노다이어트를 하는 중에 전능하신 식욕조절중추에 모든 것을 맡겨 보시라. 당신은 먹고 싶은 것(살아 있는 것으로 한정해서)을 마음껏 즐길 수 있다.

조언 8. 당은 천사가 될 수도 있고 악마가 될 수도 있다. 천사의 측면을 보자. 영양학적인 측면에서 보면 인간에게 당보다 중요한 것은 거의 없다. 인간은 포도당을 통해서 에너지를 얻는다. 대부분의 포도당은 탄수화물(탄수화물이 포도당으로 변형되기 때문에)을 통해서 몸에 공급된다. 또한 우리의 몸은 당신생합성과정Gluconeogenesis이라는 메커니즘을 통해서 저장된 지방이나 단백질을 포도당으로 바꾸기도 한다.

문제는 흰 옷을 입은 악마다. 가공된 정제설탕을 말하는 것이다. 정제설탕은 흰 옷을 입었든 검은 옷으로 갈아입었든 모두 치명적인 독극물이다. 정제설탕은 수많은 질병의 원인이자 몸의 순환을 방해하는 방해물이다. 정제설탕의 해악은 여기서 모두 이야기할 필요가 없을 정도로 알려진 사실이다.

우리 몸이 가장 원하는 당의 형태는 과당인데 이것은 과일에 충분하고 넘치도록 함유되어 있다. 이 과당은 소화하는데 거의 힘들일 필요가 없고 즉시 효율적인 에너지로 전환된다. 우리 몸은 과당을 즉시 흡수(특히 간에서)해서 흡수되는 순간에 포도당으로 전환시킨다. 전환된 포도당은 즉시 몸의 연료로 사용되며, 미래의 에너지로 사용하기 위해서 간에 글리코겐Glycogen의 형태로 저장된다. 바로 이런 이유 때문에 역사상의 모든 호모 사피엔스가 이 자연상태의 단맛을 좋아하도록 진화했다는 말이다. 그러나 불행하게도 최근 200여 년 동안 이 천연상태의 당을 정제된 설탕으로 대체해옴에 따라 그 대가를 톡톡히 치루고 있는 것이다.

'정제'라는 말은 어떤 물질에서 한 성분만 '순수한 상태'로 가공했다는 뜻이다. 설탕은 당이 많은 자연상태의 아름다운 음식에서, 당을 제외한 모든 아름다운 성분(비타민과 미네랄과 같은)을 제거해서 비자연적인 상태로 만든 화학물질이다.

흰 설탕은 주로 사탕수수나 사탕무로 만들어진다. 열을 가하고 화학적인 변형과정을 거치는데, 이 과정에서 많은 성분들이 제거된다. 모든 비타민, 미네랄, 단백질, 지방, 효소 등 몸에 이로운 것들이 모두 사망선고를 받는다. 사탕수수나 사탕무를 수확한 후 잘게 쪼개서 압축하면 주스형태가 되는데, 여기에 물을 섞은 다음 열을 가하고 석회를 섞는다. 열을 가해서 수분이 증발하면 끈끈한 액체가 되는데 이를 진공솥에 넣고 펌프질을 한다. 이 과정에서 알갱이 형태로 결정화가 되면 원심분리기에 넣는데 여기에서 남아 있는 잔여물들이 모두 날아가게 된다. 이 결정화된 알갱이들에 다시 한 번 열을 가하고 목탄 필터에 통과시킨다. 알갱이가 아주 맑게 결정화되면 죽은 동물의 뼈 등을 투입하여 '흰 옷 입은 악마'를 만들어 내는 것이다.

  이 과정을 거치면서 약 64가지의 성분이 파괴된다. 칼륨, 마그네슘, 칼슘, 철, 망간, 인산염, 황산염 등이 소실된다. 비타민 A, B, D등도 제거된다. 아미노산, 효소, 불포화지방, 그리고 모든 식이섬유도 시체로 처리된다.

  당신이 만일 흰설탕과 같이 정제된 탄수화물을 섭취할 경우, 우리 몸은 부족한 성분을 어디에서 충당할 것인가? 몸을 즉각적으로 망치는 독극물을 먹으면 바로 토하는 것이 몸의 원리다. 독극물보다 비교적 안전한 독극물(설탕)을 먹게 되면 우리 몸은 이것을 몸 내부에서 중화시키려는 노력을 시도한다. 바로 이 '비교적 안전한 독극물'을 중화시키기 위해 건강한 세포에서 필수 성분을 뽑아 쓰게 된다. 나트륨, 칼륨, 마그네슘, 칼슘 등을 몸의 각 부분에서 뽑아 와서 '참된 당'으로 중화시키려는 노력을 한다는 말이다. 특히 인체의 뼈에서 칼슘을 뽑아서 중화시킨다. 모두가 알다시피 뼈는 칼슘의 보고다. 칼슘이 부족하면 어떻게 되는가? 그렇다. 관절염으로 가는 지름길이다. 우리 치아도 결정적인 영향을 받는다. 그 곳에서도 칼슘을 뽑아내기 때문에 우리의 치아는 결국 하나씩 허물어진다. 정제설탕은 결국 뼈를 허물어트리고 치아를 붕괴시킨다. '설탕은 치과의사의 기쁨'이라는 말이 전혀 이상한 말이 아니다. 이렇듯 설탕은 영양의 다양성이 부족할 뿐만 아니다, 우리 생명에 필수적인 성분들을 뽑아내 사용하기 때문에 결국 몸을 무너뜨리게 되는 것이다. 설탕뿐만이 아니다. 당신이 천연상태의 탄수화물(고구마나 현미와 같은 녹말음식)이 아닌 정제된 탄수화물(설탕과 빵과 라면과 과자와 같은)을 먹으면 먹을수록 당신은

'골다공증과 당뇨병으로 가는 초고속열차의 VIP석'에 탑승한 것과 같은 셈이 된다. 이 말은 절대 과장이 아니다. 주위를 돌아보라. 통통하게 살이 찌고 각종 병을 안고 사는 사람은 대부분 정제탄수화물의 희생양들이다. 많이 먹지도 않고 고기도 안 먹는 '뚱뚱한 채식주의자'들은 대부분 이 정제탄수화물의 열렬한 팬들이다. '저는 동물을 사랑해서 고기를 절대 먹지 않습니다'라고 외치면서 100kg이 넘는 몸을 뒤뚱거리고 '병원의 기쁨'이 되는 사람이 얼마나 많은가? '저는 물만 먹어도 살이 찌는 체질이에요.'라면서 '헬스클럽 원장의 기쁨'이 되는 사람은 또 얼마나 많은가?

정제설탕은 우리가 매일 먹는 음식에 조금씩 형체를 숨기며 숨어있다. 미국에서 매년 1인당 설탕소비는 무려 70kg에 달한다. 사탕이나 흰설탕만 설탕이 아니다. 지금 당장 선반 위에 놓여 있는 음식들을 살펴보라. 자당, 과당, 덱스트로오스, 흑설탕, 황설탕, 콘시럽, 원당, 당밀 등은 몸의 입장에서 보면 모두 독성 화학물질이다. 이런 상냥한 이름을 가진 달콤한 악마를 천사라고 포장하는 사람들은 누구란 말인가?

황설탕은 어떻게 만들어지는가? 황설탕은 보통 흰설탕에 당밀을 입히거나 캐러멜 색소를 사용해 만들어진다. 흔히 부르는 원당은 어떻게 만들어지나? 원당은 중백당Turbinado으로도 불리어지는데 설탕이 만들어지는 여러 가지 정제과정에서 불과 한 가지 과정을 생략한 것에 불과하다. 위에서 말했듯이 가장 완전한 당의 형태는 과일에서 직접 얻어진 신선한 과당이다. 과당이 일단 정제과정을 거치면 그것이 어떤 이름을 뒤집어쓰고 위장을 하든지 흰 설탕과 크게 다르지 않다.

위에 언급한 대로 설탕은 정제과정에서 많은 화학약품이 투여되고 영양분이 사라진다. 이 화학약품이자 독극물이 당신의 밥상에 매일 초대된다는 말이다. 10개의 과정을 거쳐야 '하얀 옷을 입은 악마'가 되는데 마지막 한 과정을 거치지 않았다고 해서 당신은 '자연식품'이라는 말에 현혹될 셈인가? 친구들에게 으쓱이며 유기농식품이라고 자랑할 셈인가? 당밀(糖蜜)을 두고 하는 말이다. 당밀과 같이 자연당이라는 이름을 가진 것들은 모두 흰설탕과 같은 쓰레기의 결정체라는 점을 명심하기 바란다.

단맛을 내는 모든 종류의 공장음식에는 '하얀 악마'가 숨어 있다. '건강음료' 또는 '천연' 또는 '100% 자연'이라는 옷을 입은 모든 공장음식도 이에 해당한다. 이런 상표를 보면 우리는 돈을 조금 더 주고 구입하는 경향이 있는데 '아무래도 몸에 더 좋을 것'이라는 상상력에 유혹의 손길이 접촉하기 때문이다. 그러나 이런 문구를 내세우며 유리병이나 플라스틱병에 들어 있는 음료들에는 모두 정제설탕이 숨어 있다. 심지어 '과일즙이 가라앉아 있다'는 귀여운 요구르트에도 설탕이 9스푼이나 들어 있다. 9스푼이 뭐 대수냐고? 340ml짜리 콜라에 10스푼의 설탕이 들어 있다면 이해가 가시는가? 당신은 이런 요구르트를 건강에 좋다고 행복한 얼굴로 먹고 있다는 말이다. 조심하시라. 진짜라고 지나치게 주장하는 공장음식에는 항상 가짜가 숨어 있기 마련이다. 당신이 당신의 몸에 진짜를 넣어준다면 당신의 몸은 그만큼 반드시 보답하기 마련이다.

조언 9. 모노다이어트 기간에는 반드시 자연상태의 요리되지 않은 음식을 먹어야 한다. 그렇다면 견과류는 어떨까? 견과류가 자연상태라면 허락한다. 그러나 이것도 조심해야 할 필요가 있다. 견과류는 아주 농축된 음식이라서 과식하기 쉽다. 하루에 한 번이라면 아몬드의 경우 10~12개 정도로 충분하다. 그 이상이면 소화기관이 힘들어한다. '나는 그 정도로는 만족하지 못합니다'라고 생각한다면 차라리 안 먹는 것이 좋다.

나의 경우 생견과류(찌거나 볶지 않은)를 먹을 때마다 오이나 샐러드와 함께 먹는다. 맛도 좋을 뿐 아니라 오이나 샐러드는 수분이 많아서 소화를 편하게 해준다. 견과류에는 지방이 지나치게 많지 않느냐는 질문이 있을 수 있다. 우리가 앞에서 대화를 나눈 것처럼 지방은 몸에 필수다. 지방이 없다면 인간은 죽는다. 사실 비타민A, D, E, K는 지방이 있어야만 분해된다. 지방이 음식에 존재해야 하는 이유다. 문제는 그 지방이 어디에서 나온 지방이냐는 것이다. 각종 씨앗이나 견과류에서 나온 지방이 범인이 아니라 동물성 식품에서 나온 지방이 범인이라는 말이다.

조언 10. 만일 당신이 일주일 이상 모노다이어트를 한다면 요리하지 않은 음식(샐러드, 주스, 과일, 스무디, 채소 등)에 약간 요리한 음식을 추가하면서 길게 이어가고 싶을 것이다. 이럴 경우(일주일 이상 장기간)에는 약간의 나물 정도는 허락할 수 있다. 살짝 쪄낸 채소를 샐러드에 넣으면 장청소에 큰 방해가 되지 않으면서 포만감도 줄 수 있기 때문이다. 채소는 무엇이라도 좋다. 브로콜리, 양배추, 호박 등을 쪄낸 다음 샐러드에 넣고 드레싱을 약간 뿌리면 맛도 좋고 만족감도 줄 것이라 믿는다.

3~4일 정도 짧게 모노다이어트를 할 경우 나물 종류를 추가하지는 말 것을 부탁드린다. 1~2주일 길게 하는 모노다이어트일 경우 마지막 며칠에 나물을 추가할 수 있다는 말이다. 가령 1주일의 경우 마지막 이틀 정도에 추가할 수 있고, 10일의 경우 마지막 3~4일에 나물을 추가 할 수 있다. 이럴 경우에도 반드시 요리하지 않은 샐러드가 나물보다 많아야 한다. 모노다이어트는 요리하지 않은 음식이 주인공이 되는 식단이기 때문이다.

조언 11. 이 정기적인 모노다이어트는 당신의 몸을 완전히 거듭나게 개선해줄 것이다. 깨끗하고 맑은 음식을 먹는 동안, 당신의 몸을 탁하게 하고 몸을 막히게 하는 음식을 집어넣고 싶은 생각이 없어질 것이다. 그러나 주식의 그래프가 항상 위로만 향하거나 아래로만 향하지 않듯이, 몸이 완벽하게 개운해질 때도 있지만 때론 그저 그럴 때도 있을 것이다. 그러나 한 가지 확실한 것은 시간이 지날수록 몸이 가벼워지고 체중은 현저하게 줄어든다는 사실이다. 에너지는 상승할 것이고 자존감이 높아질 것이며 계속하고 싶은 생각으로 충만해질 것이다. 식당에 가서도 가능하면 건강한 음식을 찾게 되며 햄버거나 감자튀김을 찾는 일이 줄어든다. 입에서는 살살 녹았지만 몸을 찌뿌둥하게 만들던 음식, 당신의 혈관을 막히게 하고 뱃살과 엉덩이 살을 늘리던 그런 음식을 점점 멀리하게 만들 것이다. 수십 년 동안 실천해온 내가 장담한다.

조언 12. 5일 이상 모노다이어트를 할 경우 마지막 하루나 이틀은 매우 조심해야 한다. 단식 후에 조절식을 먹듯이 해야 한다. 오래 굶었으므로 아주 가볍게 먹는 조절식처럼, 아주 무거운 음식을 먹으면 몸에 이상이 올 수 있다는 말이다. 오랫동안 가볍고 맑은 음식에 적응했기 때문에 너무 갑자기 무거운 음식을 먹으면 몸이 당황한다. 그러니까 일주일 정도 주스나 과일이나 채소만 먹던 사람이 갑자기 점심에 피자와 치킨과 콜라를 먹는다거나, 저녁에 갑자기 스테이크와 빵과 애플파이를 먹으면 안 된다는 말이다. 그러면 몸이 엄청난 충격을 받아 이상현상을 나타낸다. 아침에는 아주 가볍게 주스 한 잔이나 과일 한 개 정도만 먹고, 점심에는 샐러드와 구운 감자나 토스트 정도로 끝내고, 저녁은 샐러드와 파스타 정도로 가볍게 하는 것이 좋다. 모노다이어트가 끝난 후 2~3일 정도는 가볍게 먹고, 고기나 생선 등 무거운 음식은 아주 가끔씩만 먹는 것이 좋다. 모노다이어트 기간 중에 느꼈던 그 상쾌한 기분을 잊지 못하겠지만…

조언 13. 아침에 무엇을 먹을까 하는 문제를 생각해보자. 미국인을 비롯한 많은 현대인들은 '아침을 든든히 먹어야 한다'는 식품회사들의 광고와 홍보에 기만당하고 산다. 의사들도 TV에 하얀 가운을 입고 나와서 식품회사들이 하던 말을 앵무새처럼 되풀이 한다. '인간은 포도당을 에너지로 쓰기 때문에 든든한 아침은 필수다'라는 식이다. 그러나 이것은 전혀 사실이 아니다.

나는 〈다이어트 불변의 법칙〉을 세상에 소개하여 1천2백만 부의 판매를 기록하는 등 사람들의 사랑을 받았다. 지금도 수만 명의 지지자들이 내게 질문도 해오고, 서로 생각을 공유하며, 자연위생학의 원리를 실천하고 있다. 의심할 여지없이 그들이 가장 궁금하게 생각하고 자주 질문하는 주제는 바로 '아침에 무엇을 먹느냐'라는 문제다. 나는 그 책에서도 소개한 바 있지만 여기에서 요점만 간단하게 정리하고자 한다.

우리의 목적은 몸을 청소하는 일이다. 몸속의 독소와 쓰레기를 청소해서 밖으로 배출하는 일이다. 그렇게 되면 우리의 독소들을 림프주머니에 더 이상 오래 쌓아 둘 필요가 없으므로 림프시스템이 정화되고 질병은 도망간다. 이제 우리 몸의 모든 기능은 생리주기에 따라 매일 매일 활발하게 움직일 수 있다. 우리 몸의 배출주기는 새벽 4시부터 오전 12시까지, 8시간이다. 이 시간에 림프시스템이 가장 활발하게 움직인다. 세포에서 쓰레기를 끄집이내서 배출기관에 던져버리는 시간은 모두 이 오전 시간에 이루어진다. 일어나자마자 가장 먼저 가는 곳이 화장실이라는 것만 생각해도 금방 해답이 나온다.

앞에서 우리가 대화를 나눈 바와 같이, 음식을 소화하는 일에는 엄청난 에너지가 소비된다. 따라서 아침에 '음식을 든든히' 먹는 행위는, 독소배출과 청소에 쓰여야 할 에너지를 힘든 소화에 쓰도록 전환시키는 배반행위다. 자연의 법칙에 위배된다는 말이다. 호모 사피엔스의 진화과정에 아침을 우걱우걱 털어 넣는 행위는 없었다는 말이다. 당신이 진정으로 날씬한 몸에 맑은 피부, 그리고 질병없는 삶을 원한다면 가장 먼저 해야 할 일은 아침을 가볍게 먹는 일이다. 아침에 일어나서 오전 12시까지가 가장 중요하다. 12시까지 과일과 주스만 먹기를 부탁드린다. 과일과 주스는 아무리 많이 먹어도 상관없다. 과일과 주스는 소화하는데 에너지가 거의 들지 않는다. 따라서 배출주기를 가장 효율적으로 사용할 수 있다.

오전 12시까지 과일과 주스만 먹는 것이 마음에 들지 않는다면 아래 두 가지 사항만이라도 지켜주길 바란다.

- 할 수만 있으면 오전 12시까지 과일과 주스만 먹도록 노력하라. 그것이 힘들다면 일주일에 2회 정도만이라도 실천해보라. 하루건너 하루씩 한다면 더 좋다.
- 아침에 먹는 최초의 음식을 과일과 주스로 시작하라. 30분 정도 지나서 시리얼이나 토스트를 먹어도 좋다.

가능하면 오전 12시까지 과일과 주스만 먹는 것이 1차 목표다. 1주일만 지나면 오전 12시까지 과일만 먹는 것이 얼마나 큰 효과를 보는지 확연히 깨닫게 된다. 에너지가 넘치고 몸이 상쾌해지는 것을 금방 알 수 있다. 이것은 내가 그냥 이론을 가지고 하는 말이 아니다. 벌써 나를 비롯한 수백만의 사람들이 이 방법을 배워서 평생의 아침식사로 실천하고 있다. 이를 실천하고 있는 사람이라면 아무도 '든든하지만 찌뿌둥한 아침식사'로 돌아가지 않으리라고 확신한다. 아침이 상쾌하면 하루가 상쾌할 것은 당연한 일 아닌가? 설령 당신이 아주 무겁고 탁한 저녁식사로 더럽혀졌을지라도 아침마다 '정화의 시간'이 있다는 것은 얼마나 소중한 일인가? 가능하면 '정화의 시간'에 시리얼이나 토스트로 혼탁하게 만들지 않기를 부탁드린다.

조언 14. 당신은 아마 이런 질문도 할 것이다. "모노다이어트는 얼마나 자주 해야 하고, 얼마나 오래 해야 되나요?" 만일 당신이 한 번도 단식이나 모노다이어트와 같은 장청소를 해보지 않은 사람이라면 이것이 얼마나 몸을 깨끗하게 해주는지 금방 깨닫게 될 것이고, 강요하지 않아도 스스로 연장하고 싶어질 것이다. 따라서 처음에는 원래 계획한 대로 하다가 조금씩 횟수와 기간을 늘려가는 것이 좋다. 그렇게 하면 일반적인 식사에서도, 림프시스템을 혹사하고 장에 쓰레기를 구겨 넣는 무겁고 탁한 음식을 자꾸 피하게 될 것이다.

이쯤에서 내 경험을 말해보겠다. 내가 처음 자연위생학과 모노다이어트를 시작했을 때 나는 흥분한 상태였다. 나는 오랫동안 아파왔고, 뚱보였으며 항상 피곤했었다. 더욱이 '세포가 미쳐버린' 결과로 발생한 아버지의 죽음 이후로 항상 두려움에 떨면서 살고 있었다. 내게 처음 모노다이어트를 소개해주신 분은 내게 확신을 가져도 좋다고 용기를 주셨다. 모노다이어트 뿐만 아니라 음식습관을 바꾸기만 하면 '당신이 한 번도 가져보지 못한 몸과 마음의 활력을 아주 빠른 시간 내에 갖게 될 것'이라고 장담했다.

그렇다. 그는 내게 확신을 주었고 나는 그것을 간절히 원했다. 나는 너무도 오랫동안 위장병으로 고생해왔으므로, 나는 너무나 오랫동안 뒤뚱거리며 걷는 뚱보였으므로, 나는 끊임없이 추락하는 나의 건강이 두려웠으므로, 나는 사기꾼이라도 스승으로 모셔야만 할 정도로 절박했다. 아무런 끈도 없이 절벽을 내려가라고 했다면 그렇게 했을 정도로 절박했다. 그러나 그는 진실된 사람이었다. 그는 아무것도 대가를 요구하지 않았다. 십일조도 건축헌금도 감사헌금도 요구하지 않았다. 치료비도 입원비도 의료보험비도 청구하지 않았다. 그래서 나는 그렇게 했다.

나의 스승은 내가 가장 먼저 해야 할 일은 5일 동안 오직 과일과 야채주스만 먹는 일이라고 말씀하셨다. 5일 동안 과일과 주스만 먹어야 한다는 말을 듣는 순간, 껍질이 벗겨진 전깃줄에 맨손을 대는 기분이 들었다. 그러나 나는 그렇게 했다. 나는 그 당시 내가 스스로 자초한 쓰레기 공장처럼 더러워진 몸을, 어떻게든 해결하지 않으면 죽을 것 같았기 때문이다. 첫날이 가장 힘들었다. 무슨 일이든 항상 첫날이 힘든 법이다. 6일째가 되던 날은 내가 다른 음식을 먹을 수 있도록 허락된 날이었다. 그런데, 어라? 생각지도 못한 놀라운 일이 생겼다. '세상음식'으로 돌아가도 좋은 날에 나는 '5일 동안의 음식'을 다시 하기로 결심한 것이다. 몸과 마음이 가벼워졌고 에너지는 넘쳤고 생각도 긍정적으로 바뀌었다. 칸트가 '형식이 내용을 규정한다'고 말했듯이 '무엇을 먹느냐'가 나의 생각과 가치관까지 뒤집어 놓은 것이다. 불과 5일 만에 일어난 일이다. 고깃덩이를 들고 발을 헛디뎌 콘크리트 계단에 굴러 떨어져 5일 만에 일어나 거울을 보니 전혀 모르는 미남이 서 있는 격이라고나 할까? 동네 개들이 고깃덩이를 다 물고 도망가서 어머니에게 혼날 생각을 하고 집에 돌아와 거울을 봤는데, 두툼한 턱에 배불뚝이는 사라지고 '진짜 하비 다이아몬드'가 눈을 껌뻑이며 서 있는 격이라고나 할까?

나는 매일 자전거를 탔고 자연위생학의 아버지라 불리는 허버트 셸턴의 책을 읽었다. 10일이 지날 때 쯤 나의 인생은 완전히 바뀌어 있었다. 나는 그때 나의 가벼워진 몸과 상쾌해진 감정을 잊을 수가 없다. 20년 넘게 나를 힘들게 했던 위장병은 더 이상 나를 괴롭히지 않았다. 몸무게는 무려 10kg 이상 빠져있었다. 에너지는 하늘을 찌르는 듯 했고 세상을 다 가진 기분이었다. 다시 태어난 것이다.

아주 유머가 많으셨던 스승님은 내게 현자의 미소를 보이며 다음과 같이 말했다. "자, 이제 네가 결정할 차례다. 지금의 가벼워진 몸과 마음을 유지할 것인지, 과거의 무거운 몸과 마음으로 돌아갈 것인지 선택은 너의 몫이다." 나는 아무 말도 할 수 없었다. 나는 그저 하염없이 쏟아져 내리는 눈물을 닦지 못하면서 그의 얼굴을 바라볼 뿐이었다.

그는 내가 가장 먼저 해야 할 일은 모든 음식에서 '동물의 시체와 그 부속물을 없애는 일'이라고 말씀하셨다. 그는 육식을 중지한 후에 상태가 좋으면 그때 다시 고기를 먹어도 좋다고 하셨다. 나는 사실 거의 매일 매끼 식사마다 고기를 먹고 있었다.

나는 소고기, 닭고기, 생선 등 모든 동물의 시체와 그 부속물인 우유도 끊었고 마침내 25kg의 비계 덩어리를 내 몸에서 내보내기로 결심했다. 고기와 관련된 것만 아니면 무엇이든 먹을 수 있었지만 과식하지는 못하게 했다. 빵이나 파스타도 먹었지만 과일과 채소를 주로 먹었다. 나는 일주일에 이틀은 모노다이어트를 했다. 하루는 과일과 채소로 만든 주스만 먹었고, 다른 날(3일이 지난 후)에는 주스만을 먹되 마음껏 먹었다.

불과 1달이 되기도 전에 25kg의 쓰레기가 몸에서 빠져나가는 것을 지켜볼 수 있었다. 몸이 서서히 치유되고 있었다. 나는 비계 덩어리가 쉽게 빠져나갈 수 있도록 매일 자전거를 열심히 탔다. 나는 자존감을 회복했고 인생에 대한 긍정으로 넘쳐났으며 앞으로 나의 인생은 성공할 것이라는 희망에 불타있었다.

나는 나 자신에게 약속했다. 일 년에 최소한 4번 정도 10일간의 모노다이어트를 하기로 결심했다. 그러니까 3개월에 한 번씩인 셈이다. 나는 약속이후 2년 동안 그 약속을 지켰다. 3개월마다 10일 동안은 주스와 과일과 샐러드만 먹었다. 모노다이어트 기간을 제외하고는 가끔씩 우유나 생선을, 아주 가끔씩 먹었던 것도 사실이다. 그러나 10일 동안의 모노다이어트 외에도, 매주 하루나 이틀 정도는 모노다이어트를 계속했다. 그러니까 '큰 모노다이어트' 속에 '작은 모노다이어트'를 실천한 셈이다. 처음 2년 동안 몸무게는 그대로 유지되었고 모든 통증은 사라졌으며 한 번도 가져보지 못한 건강을 찾게 되었다. 그러니까 평생 지속가능한 생활습관을 갖게 된 셈이다. 나는 지금도 1년에 2~3회 정도 '큰 모노다이어트'를 하고 있으며 일주일에 하루나 이틀은 '작은 모노다이어트'를 실천하고 있다.

나는 사실 여러 가지 방법으로 모노다이어트를 실천해보았다. 3개월 동안 하루걸러 하루씩 살아 있는 음식(과일, 채소, 주스, 샐러드 등)만을 먹는 방법도 실천했다. 사이사이에는 내가 원하는 것을 맘대로 먹었다. 그래도 상관없었다. 항상 몸이 개운했다. 내가〈다이어트 불변의 법칙〉을 출간한 후 쇄도하는 TV인터뷰를 위해 미국 전역을 여행할 때는, 2주 동안 과일과 주스만 먹기도 했고, 한 달 내내 살아있는 음식만 먹기도 했다. 인터뷰를 위한 여행은 강행군 그 자체였다. 매일 비행기를 타야 했고 아침부터 저녁까지 쉬지 않고 인터뷰 스케줄을 소화했지만 에너지는 넘쳤고 전혀 피곤하지 않았다. "어쩌면 그렇게 에너지가 넘치시나요?" 대부분의 TV 인터뷰 진행자들이 수없이 내게 들려준 질문이었다.

자 이제 처음의 질문으로 돌아가 보자. '모노다이어트는 얼마나 자주, 얼마나 오래 해야 되나'하는 질문이었다. 나는 당신이 처음 시작할 때는 3~5일 동안 주스와 과일만 먹는 모노다이어트를 실천해보고 컨디션을 점검해볼 것을 추천한다. 그런 다음에 일주일마다 1~2일을 하는 것도 좋고, 3~4개월에 한 번씩 7~10일간의 모노다이어트를 하는 것도 좋다. 기간이나 횟수는 당신의 몸 상태에 따라 스스로 결정한다.

계속 강조한 바와 같이 나는 당신이 가능하면 좀 '빡세게'하기를 권장한다. 그렇게 하면 '이렇게 될 것이다'라는 생각을 완전히 확인할 수 있기 때문이다. 예를 들어보자. 만일 당신이 카누 또는 아주 작은 목선을 타고 강을 건너는데 바닥에 물이 샌다면, 가능하면 아주 빠른 시간 내에 힘차게 물을 퍼내야 배가 가라앉지 않을 것이다. 물을 완전히 퍼낸다면 조금 쉴 수도 있고, 조금씩 올라오는 물을 정기적으로 퍼내기만 하면 될 것이므로 안심할 수 있다. 몸도 이와 똑같다. 처음 시작할 때 확실하게 하는 것이 좋다. 모노다이어트는 더 자주 더 오래 할수록 좋다는 말이다. 몸속의 독소와 쓰레기가 완전히 빠져나가기만 하면 가끔씩 몸속으로 들어오는 독소의 수위를 힘들이지 않고 부드럽게 조절할 수 있기 때문이다.

첫해에는 3개월마다 10일간의 모노다이어트를 권장한다. 1년 동안 4개의 10일 다이어트를 하는 셈이다. 처음 2개는 오직 주스(과일과 채소로 만든)와 과일만 먹고, 뒤의 2개는 살아 있는 자연식(과일, 채소, 주스, 샐러드 등)으로 변화를 주어도 좋다. 또한 10일간의 모노다이어트 사이사이에는 일주일에 이틀 정도 작은 모노다이어트를 하기 바란다. 첫해가 지난 후에 당신은 같은 패턴으로 평생 실천해도 좋다. 그렇게 하면 당신의 몸은 독소가 완전히 제거될 것이며 림프주머니는 다시는 부풀어 오르지 않을 것이다. 부담스럽다면 반으로 잘라서 해도 좋다. 그러니까 일 년에 10일 모노다이어트를 두 번만 하고, 사이사이에는 일주일에 하루씩만 하는 식이다.

꼭 해두고 싶은 말이 있다. 지나친 모노다이어트는 절대 있을 수 없다. 더 많이 할수록 더 건강해질 것이며 살아 있는 동안 '세포가 미치는 현상'은 절대 경험할 수 없게 될 것이다. 물론 당신은 취미삼아 여행을 가듯이 해볼 수도 있다. 당신의 몸 상태에 따라 스스로 결정하면 된다. 어제 먹은 뒷산의 작은 나무의 열매가 맛있었다면 당신은 내일도 가게 되고 일주일 후에도 가게 되지 않겠는가? 괜히 두려워할 필요가 없다. 지금 이 방법을 실천해서 지방을 덜어내고 아기피부를 되찾고 질병에서 해방된, 나를 비롯한 수천수만의 친구들이 이를 증명하고도 남지 않은가 말이다.

조언 15. 마지막 조언은 매우 중요하니 집중해주기 바란다. 규칙적으로 모노다이어트를 실천하면 몸에서 독소가 빠져나가고 결국 질병으로부터 안전하게 된다. 그러나 독소는 독극물이므로 그들이 몸속에서 빠져나갈 때 그냥 도망치지 않는다. 약간 발악을 한다는 말이다. 따라서 때때로 약간의 고통이 따르는 것은 당연하다. 몸에 불편한 일들이 발생한다. 그렇다고 하더라도 모노다이어트를 멈추지 말기를 부탁드린다. 약간의 불편함은 달이 차오르기 위한 석양과 같고 해가 뜨기 위한 짙은 어둠과 같다. 당신은 이것을 즐거움을 갖고 극복할 수 있다. 세상의 모든 것은 연결되어 있고 진실은 단순하며 반드시 약간의 고통이 수반되는 법이다. 알코올 중독자가 술을 끊을 때, 니코틴 중독자가 담배를 끊을 때, 약간의 고통이 수반되는 이치와 같다. 당신의 몸속에서 독극물이 빠져나가는데 아무런 반응이 없을 수가 없다.

그러나 그 불편함은 당신이 견딜 수 있을 만큼의 정도를 넘어서지 않는다. 안심하기 바란다. 약간의 두통과 약간의 피부트러블이 생길 수 있다. 우리 몸이 청소를 하기 시작하면 맨 먼저 나타나는 현상이므로 걱정하지 않아도 좋다. 때론 심한 두통이 올 수도 있다. 피부가 심하게 간지러울 수도 있다. 그런 전조현상이 있다는 것은 몸이 청소되고 있다는 증거다. 그러나 이런 현상은 금방 멈추기 마련이다. 좋은 것에는 반드시 어느 정도의 고통이 수반되기 마련이다. 나는 이런 불편함 때문에 당신이 노력을 멈추지 않을까 염려되기도 한다. 그러나 며칠만 계속해보시라. '부작용이 생기는 걸 보니 몸이 나빠지겠네'라는 생각을 버리는 순간 당신에게 새로운 세상이 열릴 것이다.

  이 불편함은 절대 계속 지속되지 않는다. 그러나 반드시 한 번쯤은 올 것이다. 인내심과 신뢰감을 가지고 계속 밀어붙이시라. 병을 약으로 삼으라는 말이 있다. 그 불편함을 두 눈 똑똑히 지켜보면서 모노다이어트를 계속하기 바란다. 700만 년 진화하면서 엄청난 지혜와 지성을 축적해온 호모 사피엔스의 몸이 얼마나 위대한지 곧 증명해 보일 것이다. 약간의 불편함이 동반되는 이 청소작업이 끝나면 그 보상으로 날씬해진 몸매와 탱탱한 피부 그리고 팔팔한 에너지가 주어진다는 것을, 수십 년간 실천해온 나와 수천수만의 내 친구들이 보장한다.

- 하비박사의 모노다이어트 및 저지방 자연식물식으로 건강을 관리하길 원하지만, 의료 전문가에게 조언을 받으면서 안전하게 실천하고자 하는 사람들은 베지닥터 홈페이지(www.vegedoctor.org)를 방문하여 회원 의료기관을 찾아가 상담을 하시기 바랍니다.

(감수자 이의철)

두려움을 이겨내면
새 세상이 열린다

　모노다이어트는 몸을 청소하는 최선의 방법이다. 몸을 청소하고 림프시스템에 에너지를 충전시키는 방법이다. 에너지를 충전시켜 질병을 예방하고 치료하는 방법이다. 모노다이어트는 규칙적으로 해야 하고 기간이 길수록 효과가 탁월하다. 당부하건데 세상의 상업자본주의적 의학시스템과 약물에 의존하지 마시라. 두려움을 이겨내면 원하던 세상이 펼쳐진다.

　통증과 질병 때문에 온몸과 정신을 망가뜨리고, 통증과 질병 때문에 직업을 잃고 가산을 탕진한 수많은 주변의 가족과 친구들을 생각해보시라. 당신은 내말을 듣자마자 '아! 과일과 채소만 일정기간 계속해서 먹으면 질병을 예방하고 치료할 수 있고 암에도 안 걸리겠구나!'라고 생각할 것이다. 자 생각해보자. 이 보다 정직하고 단순한 방법이 있었던가? 더 복잡하고 더 돈이 많이 들고 더 어려운 일이라면, 신뢰감을 갖고 시간과 돈을 바치겠는가? 나는 앞에서 호두만한 명울이 가슴에 생겨서 병원을 찾았던 여성에 대해 언급한 적이 있다. 그녀는 누가 구해주었는가? 오랜 시간과 엄청난 돈과 복잡한 이론으로 무장한 의사와 병원이 치료했던가? 아니면 단순하기 그지없는 모노다이어트가 치료했던가? 과일과 채소가 그녀를 치료하지 않았던가 말이다.

당신을 포함한 대부분의 사람들은 모노다이어트를 한 번도 실천해본 적이 없을 것이다. 호기심보다 사람을 발전시키는 것은 없다. 그 진가를 직접 확인해보시라. 몸이 어떻게 달라지는지 확연하게 느끼게 될 것이다. 당신이 자동차나 고급카메라를 사면 맨 먼저 이 제품을 어떻게 사용하는 것이 가장 좋을지 설명서를 읽는 것이 일반적이다. 우리의 몸도 작동 원리가 있으므로 그에 따라 작동시키는 것이 당연한 이치 아닌가? 그러나 실상은 그렇지 못한 것이 사실이다. 우리 현대인들은 우리 몸의 작동원리를 무시하고 아무거나 먹고 아무렇게나 움직이고 생각없이 무조건 열심히 산다. 여기 작동원리가 있다. 700만 년 진화하면서 확립해온 호모 사피엔스의 작동원리 말이다. 어느 누구도 이 작동원리에서 예외일 수는 없다. 이제 당신은 한 번도 들어보지 못했지만, 내가 이 책에서 열심히 설명한 작동원리대로 실천해볼 기회를 가졌다.

당신이 만일 컴퓨터와 스마트폰을 가지고 있다면 그런 혁명적인 물건에 압도되었을 것이다. 이런 현대문명의 이기들을 계속 사용하고 있는 사람들은 '컴퓨터와 스마트폰 없이 아무것도 할 수 없다'는 말을 하곤 한다. 갑자기 이 물건들을 포기하면 어떤 일이 일어날까 상상해보라. 한 번도 경험해본 일이 없었지만 그들의 삶을 완전히 뒤바꿔준 물건들. 그것을 사용해본 사람들이 그 물건 없이 산다는 것은 참을 수 없는 일이 되었다. 규칙적으로 모노다이어트를 하는 일도 이와 다름없다.

이것은 마치 아침에 일어나자마자 화장실을 가는 것처럼 규칙적으로 하는 일이 될 것이고, 몇 시간 동안 땀을 흘려 산에 오른 후에 마시는 약수가 될 것이다. 당신이 이 모노다이어트가 어떻게 몸을 변화시키는지를 온몸으로 느끼게 되면 절대로 포기하지 못한다. 너무도 단순하며 돈이 들지 않고 삶을 변혁시키는 일을 어찌 포기할 수 있다는 말인가.

건강은 절대 돈을 들여서 해결되지 않는다는 점을 명심하기 바란다. 병원과 약물은 일시적으로 안도감을 주지만 결국 그 덫에 걸려 계속 발버둥 치다가 삶을 마감할 수밖에 없다. 생활습관을 바꾸지 않으면 절대로 질병을 예방할 수 없다. 모노다이어트는 질병을 예방하고 치료하며, 마음의 평안을 주는 생활습관의 제 1원칙임을 실천으로 깨닫기 바란다.

나는 어떻게
고엽제에서 살아났나

내 이야기를 하고자 한다. 나는 어떻게 모노다이어트를 규칙적으로 함으로써 질병에서 해방되었을까? 나는 21살에 미공군에 의무복무했고 베트남전쟁에 1년 동안 참여했다. 나는 고엽제Agent Orange에 노출되었는데, 나중에서야 고엽제가 말초신경병증Peripheral Neuropathy을 일으키는 것으로 알려졌다. 양팔을 펴고 오므리는 근육들이 모두 수축이 되었다. 손바닥을 위로 올린 상태가 아니면 팔을 들어 올릴 수 없었다. 또한 어깨를 옆으로 편 상태가 아니면 팔을 들어 올릴 수 없었다. 손바닥을 오므리는 것은 문제가 없었지만 펴지지 않아서 원래상태로 복구되지 않았다. 양쪽 다리는 항상 낙지다리처럼 흐물흐물한 상태였고, 이로 인해 나는 아무것도 할 수 없었다. 결국 나는 아이들의 손을 살짝 잡는 정도의 아주 단순한 동작 외에는 아무것도 할 수 없었다.

고엽제는 독극물인 다이옥신을 함유한 제초제로, 인간이 만든 가장 위험한 화학물질 중의 하나다. 고엽제는 아주 특이한 방식으로 근육을 훼손시키는데 처음에는 아무렇지도 않다가 약 20년 후에 그 증상이 나타난다. 베트남전쟁에 참여한 20대에 노출되어 40대에 그 증상이 나에게 나타난 것이다.

나는 우여곡절 끝에 미국 고엽제지원청Agent Orange Support Group을 방문했다. 그리고 나는 거기에서 나와 똑같이 베트남전쟁에서 수천 수만 명의 미군들이 고엽제에 노출되었다는 사실을 알게 되었다. 고엽제는 처음에는 잠복해 있다가 점점 몸을 갉아먹는데 근육이 훼손되기 시작하면 5년 이내에 몸을 움직이지 못하게 되고 결국은 휠체어에 몸을 눕혔다가 마침내 대부분 죽게 된다. 그러나 나는 달랐다. 물론 나에게도 근육에 문제가 생겼지만 나는 그것을 멈추게 할 수 있었다. 근육수축과 같은 고엽제 부작용을 나는 멈추게 할 수 있었다. 대부분의 고엽제환자들이 사망한 후에도 나는 어떻게 살아나 지금 책을 쓰고 있게 된 것일까? 나는 어떻게 했을까? 상상해보시라! 나는 림프시스템을 청소하는 방법을 알고 있었다. 물론 나는 자연위생학을 접하면서부터 모노다이어트를 실천하고 있었다. 비록 내가 고엽제에 노출되었다는 사실을 모르고 있었지만 계속해서 모노다이어트를 생활습관으로 실천하고 있었으므로 나의 생명을 구할 수 있었던 것이다.

내가 지금 당신에게 하고 있는 이야기는 하늘의 별처럼 명확하다.

혈관을 타고 들어와 사람을 죽이는 가공할만한 독극물 고엽제에서 나를 구한 방법이라면, 그렇게 강력하게 검증된 모노다이어트라면 당신의 생명을 구하는 도구로서 충분하지 않은가? 반드시 실천해보기를 간곡히 부탁드린다. 인간이 발명한 치명적인 독극물 중 하나에서 내가 살아나게 해준 모노다이어트라면, 지금 당신이 처해있는 질병을 치료하고 예방하기에 충분하지 않은가?

    나는 지금 살아나서 나의 '생명의 은인'을 당신과 공유하고 있는 것이다. 모노다이어트 말이다. 당신이 나와 나눈 이야기들은 결코 가벼운 이야기가 아니다. 최소한 '건강하게 오래 사는 법'에 관한 문제라면 이보다 더 중요한 것은 없다. 내가 바로 생생한 증거다.

| 끝내는 말 |

이츠하크 코크 박사Dr. Yitzhak Koch는 뉴욕타임즈에 다음과 같은 글을 기고했다. "여성의 가슴은 측정하기 힘든 분비선들로 이루어졌다. 가슴은 인간이 생각하는 것보다 훨씬 더 복잡하고 미묘하다."[129] 그러나 나는 이렇게 말하고 싶다. 여성의 가슴은 바로 그 곳에 정확하게 위치해 있다! 그것은 남자의 전립선이 그 곳에 위치해 있는 것과 같은 이유다. 신은 모든 인체의 기관을 정확한 지점에 만들어 넣었다. 700만 년 호모 사피엔스의 진화과정을 통하여 정확한 위치와 크기로 인간의 몸은 만들어졌다. 인간 몸에 속해 있는 각각의 기관은 절대로 제거해서도 안 되고 크기를 줄이거나 부풀려서도 안 된다. 당신은 평생 암에 걸리지 않고 살아야 할 권리를 가지고 태어났다. 의심할 여지가 없다. 나이 들면 나잇살이 찐다든가, 나이 들면 다 아프다

든가 하는 말은 절대 사실이 아니다. 인간은 죽기 전까지 건강하게 살도록 되어 있다. 당신은 전문가를 자처하는 사람들이 모두 안다고 생각하지만 그것은 오산이다. 그들은 '몸의 작동원리'에 대해서 당신 이상으로 아는 것이 그리 많지 않다. 이 책을 다 읽고 신념화했다면 당신이 그들보다 한수 위라고 나는 장담한다.

나는 이 책을 통해서 통증과 질병과 그로 인한 극심한 고통을 예방하는 방법에 대해 당신과 대화를 나누었다. 물론 다른 방법도 있을 것이다. 그런 방법들이 발견되어서 인간을 질병에서 해방시킨다면 나는 기꺼이 그들과 함께 할 것이다. 세포가 미쳐버리는 현상을 예방하고 치료하는 일은 단순히 한 번에 해결되는 일이 결코 아니다. 만일 주사나 약물 등과 같이 한 번에 해결할 수 있는 마법이 있다면 우리는 수고하고 무거운 짐을 지고 생활습관을 바꾸려고 발버둥 칠 필요가 없다. 그러나 그런 마법은 세상에 존재하지 않는다. 이점은 분명하다. 나는 단호하게 말할 수 있다. 당신은 절대로 '지구가 태양의 주위를 도는 것'을 '태양이 지구 주위를 돌게' 할 수 없는 것처럼, 알약 하나로 절대 질병을 치료할 수 없다. 세상의 모든 일들은 일정한 원리를 가지고 움직인다. 세상에는 변하지 않는 단순한 진리가 있다. 그 원리를 파악해서 실천하는 것이 당신이 할 일이다.

만일 당신이 집에 들어가는데 현관문이 낮아서 들어갈 때마다 머리가 부딪친다면, 당신이 해야 할 일은 현관문을 당신의 키에 맞추어 높이는 것뿐이다. 더 이상 생각할 필요가 있을까? 그러나 질병을 치료하고 예방하는 일은 현관문 고치는 일처럼 단순하지는 않다. 한 번에 해결되지 않는다는 말이다. 당신의 생활습관을 바꾸어야 하기 때문이다. 당신은 약물을 먹고 병원에 다니면서 질병과 고통 속에서 허덕이는 삶을 살 수도 있고, 과일과 채소와 주스를 마시면서 생생한 건강과 활력을 가지고 질병없이 살 수도 있다. 선택은 당신에게 달려있다. 당신이 질병으로부터 진정으로 자유로워지고 싶다면 모든 노력을 기울여 생활습관을 바꾸어야 한다.

나는 이 책을 통해서 림프시스템을 청소하고 동물성 식품을 자제하는 문제를 지나친 우직함으로 표현한 것을 인정한다. 나는 또한 암의 원인을 분석하고 암치료를 위해 지금도 노력하고 있는 의사와 의료계를 당황하게 한 점도 인정한다. 만일 나의 의견이 옳다면, 만일 내가 단호하게 주장하는 이 의견이 당신의 질병을 치료하고 예방한다면 그것으로 충분하다고 생각한다. 만일 이것이 발을 헛디뎌 둥지에서 추락하는 어린 참새를 구할 수 있다면 그것으로 충분하지 않은가 말이다. 의사도 아니고 변방의 영양학자 나부랭이에 불과한 내가, 아주 솔직하고 복잡하지 않고 거기에다 돈도 늘이지 않는 방법을 제시해서 사람들을 고통에서 구해낸다면 나는 그것으로 족하다는 말을 하고 싶다.

그러나 누군가 당신에게 질병을 예방하기 위해서 조기검진이 필수라는 말을 듣는다면 절대 휘둘리지 말기를 부탁한다. 당신은 반드시 병원과 의사의 포로가 될 것이며 질병은 더 악화될 것이다. 내가 장담한다. 당신이 병원에서 '죄송합니다. 암에 걸리셨습니다'라는 말을 듣는다면 결국 수술과 화학요법을 통해서 가슴한 쪽이 잘려나갈 것이고 전립선도 제거될 것이다. 미리 예방하는 것이 최선의 방책이다.

나는 나의 주장이 아주 특수한 어떤 질병까지 모두 예방하고 치료할 수 있다고 말하지는 않겠다. 그러나 최소한 모든 질병을 예방하는 최선의 방법이라는 사실은 확신한다. 이 책을 읽은 당신이 그 중의 한명이 되기를 바란다. 세상의 전문가들은 질병의 예방법에 대해 잘 알지 못할뿐더러, 솔직히 말하면 관심도 없다. 소파에 편한 자세로 누워서 한방에 해결할 수 있는 방법을 찾으려 한다면 몸 위로 떨어지는 칼날을 절대 피할 수 없다. 당신이 떨어지는 칼날을 피하려면 미리 예방해야 한다. 예방보다 중요한 것은 없다. 마지막으로 쿡선장의 이야기를 하고자 한다. '음식이 생명에 미치는 영향'에 대한 것이라면 쿡선장의 이야기[130]가 절대 빠져서는 안 된다.

18세기 중반 제임스 쿡 James Cook 선장의 탐험에 가장 수혜를 받은 것은 항해술이 아니라 의학이었다. 당시 먼 곳의 해안을 향해 돛을 올리는 선박들은 선원의 절반 이상이 항해를 하는 동안 죽게 된다는 사실을 잘 알고 있었다. 죽음의 신은 분노한 원주민이나 적의 전함이나 향수병이 아니었다. 괴혈병이라 불리는 의문의 질병이었다. 이 병에 걸린 사람은 피로하고 우울하며, 잇몸을 비롯한 여러 조직에서 피를 흘렸다. 병이 진행되면 치아가 빠지고 아물지 않는 상처가 나타났다. 환자는 열이 나고 황달이 생기며 사지를 움직일 수 없게 되었다. 16세기에서 18세기 사이에 괴혈병으로 사망한 선원은 약 2백만 명으로 추정된다. 그 원인이 무엇인지 아무도 몰랐으며 어떤 치료법도 소용이 없어 선원들이 무더기로 죽어나갔다.

1747년 전환점이 마련되었다. 영국 의사 제임스 린드(James Lind)가 이 병에 걸린 환자들에게 대조실험을 시행한 것이다. 그는 이들을 여러 집단으로 나누고 각기 다른 방법으로 치료했다. 한 집단에는 괴혈병에 흔히 쓰이는 민간요법인 감귤류를 먹으라는 지시를 내렸다. 그러자 환자들이 급속히 회복되었다. 린드는 감귤에 선원들의 몸에 부족한 무엇이 들어 있는지 몰랐지만, 오늘날 우리는 그것이 비타민 C라는 것을 알고 있다. 당시 배에서 먹던 식품에는 이 영양소가 특히 부족했다. 장거리 항해를 하는 선원들은 비스킷과 말린 쇠고기로 연명했으며 과일이나 채소는 거의 먹지 않았다.

영국 해군은 린드의 실험결과를 믿지 않았지만, 쿡선장은 믿었다. 그는 이 의사가 옳다는 것을 증명하기로 결심했다. 그는 자기 배에 소금에 절인 양배추를 대량으로 실어 매일 먹게 했으며, 탐험대가 육지에 상륙할 때마다 선원들에게 신선한 과일과 채소를 많이 먹으라고 지시했다. 쿡선장은 괴혈병으로 단 한 명의 선원도 잃지 않았다. 다음 몇 십 년 동안 세계의 모든 해군은 쿡선장의 해양식단을 따랐으며 수없이 많은 선원과 승객이 이 덕분에 목숨을 건졌다. 괴혈병의 효과적인 치료법이 발견된 덕분에, 영국은 세계의 대양을 지배하고 지구 반대편에 군대를 보내는 능력이 크게 향상되었다. 자, 무엇이 이들의 생명을 살렸는가 보시라!

선택은 당신에게 달려있다.

| 옮긴이의 말 |

몇 년 전의 일이다. 친구 아버님이 돌아가셨다는 연락을 받고 Y대 병원에 갔다. 70대 중반의 친구 아버님은 은퇴 후 어린이집 버스를 운전하실 정도로 건강하셨는데, 평소에 잘 안 받던 건강검진을 아들의 효성스런 권유로 어찌어찌하여 받으신 후 청천벽력 같은 암 선고를 함께 받으신 것이다. 다행히 그 병원에 고교동창이 의사로 있어서 상담을 해보았다. 의사친구가 하는 말이 '나이가 있으셔서 수술을 하면 위험한데 주위사람들의 압력을 네가 견딜 수 있을지 모르겠다'며 아주 솔직하게 말하더라는 것이다. 결국 '하나밖에 없는 아들이 아버지 수술도 안 시켜준다'는 친척들의 압력에 그는 굴복했고, 멀쩡하게 잘 지내시다가 암 선고를 받는 통에 마음이 약해진 아버님의 결심이 합쳐져서 수술을 받았는데, 그 후 일주일 만에 알 수 없는 원인(?)으

로 사망하시게 된 것이다. 검진을 받지 않으셨다면 최소 5년은 더 사셨을 것이라는 게 나의 생각이다.

다른 필름을 돌려보자. 몇 년 전 아버님이 입원하셨다. 대장에 용종(플립)이 발견되었다는 것이다. 나는 평소에 약간의 의학상식이 있는 1인으로서, 용종은 일반적으로 자연히 사라지고 그것이 암으로 발전될 확률은 0.01%도 안 되므로(사라질 확률 99.9%) 경과를 지켜보자고 간곡히 말씀드렸지만 아버님은 '니가 의사냐?'고 책망하시면서 시술(용종을 긁어내는)을 받으셨다. 입원까지 할 일도 아닌데 엄청난 입원비가 요구되는 S대 병원의 특실에 며칠 입원(그것도 대기기간을 줄이려 백을 쓰셔서)하셨다. 방문을 해보니 아버님은 얼굴이 하얘지셔서 미리 마련해놓으신 공원묘지와 유산문제를 상의하셨다. 별일 아닌 일(?)로 입원해 계시는 내내 아버님은 말기 암환자의 표정이셨고 면역력은 내가 보기에 50% 이상 떨어져 보였다. 병원에서 나오신 후 면역력을 회복하신 아버님은 지금도 쌩쌩하게 살아계신다.

〈무탄트 메시지〉라는 책에는 호주원주민의 죽음에 대한 언급이 있다. 그들은 나이가 들어 죽을 때 40도 넘는 사막에 이틀 동안 홀로 앉아 자연사한다고 한다. 이것은 코끼리가 죽을 때 무리를 이탈하여 조용히 자연사하는 모습과 너무도 닮았다. 내가 좋아하는 헬렌 니어링의 남편이자 자연주의자인 스콧 니어링은 인생의 가장 절정에 이른 자만이 가질 수 있는 평화로운 죽음을 맞이했다. 아내가 그의 죽음을 지켜보았는데 죽기 전날까지 숲속의 오두막에서 장작을 패고 햇살 가득한 침대에 누웠다. 철저한 채식주의와 검약이 몸에 밴 그는 100

살이 되는 생일을 즈음해 지상에서의 자신의 임무를 마감하고 1주일 동안 침대에 누워 스스로 곡기를 끊었던 것이다. 그것은 은둔과 노동, 절제와 겸손, 그리고 무엇보다도 삶의 분명한 원칙을 가지고 있는 사람만이 맞이할 수 있는 그런 죽음이었다. 그는 1백년의 짧지 않은 기간 동안 가장 완전하고 조화로운 삶을 산 사람이었다. 아름다운 자연사…

자연치유와 채식의 힘을 믿는 나는 20년 넘게 약을 먹어본 적도 없고 당연히 병원치료를 받아본 적도 없다. 나는 내가 아바타가 되어 채식을 실천한 후 80kg에서 63kg으로 체중을 줄였고 그 후로 지금까지 다시 살이 찌지 않았다. 나는 어린 시절 동네병원의 단골손님이었다. 나에게는 힘든 시절이었지만 병원에게 기쁨을 주던 1인이었다. 이렇게 건강체로 변한 나에게도 도저히 불가능한 일이 있었으니 부모님을 설득하는 일이었다. 노인은 반성하지 않는다고 했던가? 나의 설득과 방송매체의 양심적인 노력으로 부모님이 현미를 드시게 되기까지 무려 10년이 넘게 걸렸다. 그러나 아직도 혈압약을 비롯한 각종 형형색색의 약물을 백일기도하시듯 드신다. 나는 부모님을 설득할 수 없다. '니가 의사냐' 또는 '아픈데 어떻게 하느냐'는 말에, '아파야 낫는다'거나 '음식을 바꾸면 병이 낫는다'거나 '아픈 것은 몸이 스스로 치료하고 있다는 증거'라는 불효막심한 말을 대놓고 할 수도 없는 노릇이다.

이처럼 외로운 내게 하비박사의 책을 번역하는 일은, 마치 무인도에서 10년을 혼자 살고 있는데 꽃선녀 12명이 쌀밥에 고깃국을 머리에 이고 낙하산을 타고 내려온 느낌이라고나 할까? 번역을 하면서 사무실에서 나와 밤하늘의 별을 보는 일은 내게 벅찬 감정이었다. 그동안 내가 번역한 채식과 자연치유에 대한 책들을 꾸준히 보내드렸지만 부모님은 여전히 '제약회사와 병원의 기쁨'이 되어 두려움에 떨며 사신다. 이번 책도 보내드릴 것이다. 10년이 걸려 결국 현미를 드시게 된 그 때의 감격스런 순간을 생각하면서…

| 원본출처 |

1. "Activists Back More Money to Fight Cancer," Washington Post, Sept. 27, 1998.
2. Passwater, Richard A., Ph.D., Cancer Prevention and Nutritional Therapies, Keats, New Canaan, CT, 1993.
3. American Cancer Society, Cancer Facts and Figures.
4. Ibid.
5. Bailor, John, et al., "Cancer: Are We Losing the War?" New England Journal of Medicine, Vol. 314, May 8,1986.
6. Ellerbee, Linda, "The Other Epidemic—What Every Woman Needs to Know About Breast Cancer," ABCTV, Sept. 14, 1993; "Fighting Cancer—Are We Doing Enough?" CNN-Newsmaker, Sunday, July 7, 1991.
7. "Cancer War Has Stalled," New York Times, Oct. 30, 1994.
8. Cragg, Juli, "No Fault of Their Own," Sarasota Herald-Tribune, Dec. 5, 1993.
9. McDougall, John, M.D., McDougall's Medicine: A Challenging Second Opinion, New Century, Piscataway, NJ, 1985.
10. Ibid.
11. Shelton, Herbert M., Natural Hygiene: Man's Pristine Way of Life, Dr. Shelton"s Health School, TX, 1968.
12. Solomon, Neil, M.D., "Fever Still a Mystery," Los Angeles Times, Dec. 14, 1979.
13. Donohue, Paul, M.D., "Fever's Protective Role a Hot Topic," Sarasota Herald-Tribune, Aug. 9, 1999.
14. Seely, Rod R., Ph.D., Stephens, Trent D., Ph.D., Tate, Phillip, D.A., Anatomy & Physiology, Mosby, St. Louis, 1992.
15. "Breast Cancer—Speaking Out," PBS-TV, Oct. 13, 1993.
16. Sardi, P., "Winning Over the Public: The Battle Between Pharmaceutical and Nutritional Supplements," Townsend Letter for Doctors, July 1996, pp. 74–79.
17. Buchwald, Art, "Pill-Pushing for Fun and Profit," Los Angeles Times, Oct. 6, 1991.
18. "Rash of New Drugs Shot in Arm for Prescription Sales," Associated Press, Aug. 31, 1998.

19. Walker, N.W., M.D., Become Younger, Norwalk Press, Phoenix, 1979.
20. Guyton, A.C., M.D., Medical Physiology, W.B. Saunders, New York, 1962.
21. Seely, Rod R., Ph.D., Stephens, Trent D., Ph.D., Tate, Phillip, D.A., Anatomy & Physiology, Mosby, St. Louis, 1992.
22. "Tonsils Bargain," London Observer, Feb. 21, 1988.
23. "The Breast Care Test." PBS-TV, Oct. 18, 1993.
24. Seely, Rod R., Ph.D., Stephens, Trent D., Ph.D., Tate, Phillip, D.A., Anatomy & Physiology, Mosby, St. Louis, 1992.
25. Foldi, M., Lymphology, Charles C Thomas, Springfield, 1969; Kleinsmith, L.J., and Rich, U.M., Principles of Cell and Molecular Biology, Harper-Collins, New York, 1995.
26. Janofsky, Michael, "Results of Biopsy Show Simpson to Be Cancer-Free, Doctor Says," New York Times, Aug. 16, 1994.
27. "Workers Told of Risks in Handling Cancer Drugs," Los Angeles Times, Sept. 13, 1983.
28. Friend, Tim, "Lymphoma's Progression Was Swift," USA Today, May 20, 1994; Altman, Lawrence K., "Doctors Told Mrs. Onassis There Was Nothing More They Could Do," New York Times, May 20, 1994.
29. Ibid.
30. Altman, Lawrence K., M.D., "Lymphomas Are on the Rise in U.S., and No One Knows Why," New York Times, May 24, 1994.
31. "Drop in Smoking Leads to Decline in Cancer Risks," Associated Press, April 21, 1999.
32. "The Breast Care Test," PBS-TV, Oct. 18, 1993. FIT FOR LIFE 309
33. Quillin, Patrick, M.D., Beating Cancer with Nutrition, NTP Press, Tulsa, OK, 1994.
34. Ellerbee, Linda, "The Other Epidemic—What Every Woman Needs to Know About Breast Cancer," ABCTV, Sept. 14, 1993.
35. Stephen, Beverly, "Her Most Serious Medical Problem," Los Angeles Times, Dec. 5, 1982.
36. Ellerbee, Linda, "The Other Epidemic—What Every Woman Needs to Know About Breast Cancer," ABCTV, Sept. 14, 1993.
37. Ellerbee, Linda, "The Other Epidemic—What Every Woman Needs to Know About Breast Cancer," ABCTV, Sept. 14, 1993; "Fighting Cancer—Are We Doing

Enough?" CNN Newsmaker, Sunday, July 7, 1991.
38. "Conflicting Advice in Breast Cancer," ABC Nightline, March 19, 1993.
39. "Funds Urged for Breast Cancer Study," The Associated Press, Oct. 28, 1993.
40. Ellerbee, Linda, "The Other Epidemic—What Every Woman Needs to Know About Breast Cancer," ABCTV, Sept. 14, 1993.
41. "The Breast Care Test," PBS-TV, Oct. 18, 1993.
42. Kolata, Gina, "Weighing Spending on Breast Cancer Research," New York Times, Oct. 20, 1993.
43. "Conflicting Advice in Breast Cancer," ABC Nightline, March 19, 1993.
44. Raloff, Janet, "EcoCancers," Science News, Vol. 144, No. 1, July 3, 1993.
45. "Conflicting Advice in Breast Cancer," ABC Nightline, March 19, 1993.
46. "The Breast Care Test," PBS-TV, Oct. 18, 1993.
47. Kolata, Gina, "Mammograms Before 50? A Hung Jury," New York Times, Nov. 24, 1993.
48. "Fighting Cancer—Are We Doing Enough?" CNN Newsmaker, Sunday, July 7, 1991.
49. Kolata, Gina, "Avoiding Mammogram Guidelines," New York Times, Dec. 5, 1993.
50. NBC Nightly News, Oct. 3, 1994.
51. Ibid.
52. "The Breast Care Test," PBS-TV, Oct. 18, 1993.
53. "It Could Happen to You," ABC News—20/20, Aug. 27, 1993.
54. Angier, Natalie, "Vexing Pursuit of Breast Cancer Gene," New York Times, July 12, 1994.
55. Angier, Natalie, "Move Abroad Can Change Breast Cancer Risk," New York Times, Aug. 2, 1995.
56. McDougall, John, M.D., McDougall"s Medicine: A Challenging Second Opinion, New Century, Piscataway, NJ, 1985.
57. "Fighting Cancer—Are We Doing Enough?" CNNNewsmaker, Sunday, July 7, 1991.
58. "Breast Cancer Defenses Sought," Associated Press (Sarasota Herald-Tribune), Dec. 15, 1993.
59. "The Breast Care Test," PBS-TV, Oct. 18, 1993.
60. "Conflicting Advice in Breast Cancer," ABC Nightline, March 19, 1993.
61. Kolata, Gina, "Mammograms Before 50? A Hung Jury," New York Times, Nov. 24,

1993.

62. Kolata, Gina, "Avoiding Mammogram Guidelines," New York Times, Dec. 5, 1993.

63. Kolata, Gina, "Mammograms Before 50? A Hung Jury," New York Times, Nov. 24, 1993.

64. Kolata, Gina, "Value of Mammograms Before 50 Debated Anew," New York Times, Dec. 16, 1992.

65. Ibid.

66. Ibid.

67. Ibid.

68. "Ten Facts About Breast Cancer That May Surprise You," The Breast Cancer Fund, San Francisco, CA.

69. Ibid.

70. "Mammography: Investigation," ABC News—Primetime Live, Feb. 27, 1991.

71. "Medical Malpractice Law," Good Morning America, Aug. 29, 1991.

72. "Woman Wins $2.7 Million for Mistaken Mastectomy," Associated Press (Sarasota Herald-Tribune), April 20, 1994.

73. "Mammography: Investigation," ABC News—Primetime Live, Feb. 27, 1991.

74. McDougall, John, M.D., McDougall's Medicine: A Challenging Second Opinion, New Century, Piscataway, NJ, 1985.

75. "Mammogram Interpretations Are Questioned in a Report," New York Times, Dec. 2, 1994.

76. Taylor, Paul, "Mammogram Study Sparks Controversy," Globe and Mail, Nov. 14, 1992.

77. Ibid

78. McDougall, John, M.D., McDougall's Medicine: A Challenging Second Opinion, New Century, Piscataway, NJ, 1985.

79. McDougall, John, M.D., and McDougall, Mary, The McDougall Plan, New Century, Piscataway, NJ, 1983.

80. "Today in America," MSNBC, July 6, 1999.

81. Dowling, Claudia G., "Fighting Back," LIFE, May 1994.

82. Kolata, Gina, "Weighing Spending on Breast Cancer Research," New York Times, Oct. 20, 1993.

83. Starlanyl, Devin J., M.D., and Copeland, Mary Ellen, M.S., M.A., Fibromyalgia &

Chronic Myofascial Pain Syndrome, New Harbinger Publications, CA, 1996.

84. Andrews, Marcia, and Robert B. Cooper, eds., Everything You Need to Know About Diseases, Springhouse Publishing, 1997.
85. Anthony, Catherine P., Textbook of Anatomy and Physiology, Mosby, St. Louis, 1959.
86. Stolberg, Sheryl Gay, "Officials: Risk from Medicines Growing," New York Times, June 3, 1999.
87. Ibid.
88. Ibid.
89. Ibid.
90. Ibid.
91. Yanick, P., Townsend Letter for Doctors, pp. 88–91, Jan. 1999.
92. The Surgeon General's "Report on Nutrition and Health," U.S. Department of Health and Human Services, 1988.
93. Welch, C., "Cinocoronary Arteriography in Young Men," Circulation, No. 42, 1970; p. I., "Prediction of Coronary Heart Disease Based on Clinical Suspicion, Age, Total Cholesterol and Triglycerides," Circulation, No. 42, 1970; Zampogna, A., "Relationship Between Lipids and Occlusive Coronary Artery Disease," Annals of Internal Medicine, No. 84, 1976; Jenkins, P., "Severity of Coronary Atherosclerosis Related to Lipoprotein Concentration," British Medical Journal, No. 2, 1978; Pocock, S., "Concentrations of High-Density Lipoprotein Cholesterol, Triglycerides and Total Cholesterol in Ischemic Heart Disease," British Medical Journal, No. 298, 1989; Rosengren, A., "Impact of Cardiovascular Risk Factors on Coronary Heart Disease and Mortality Among Middle- FIT FOR LIFE 313 Aged Diabetic Men, A General Population Study," British Medical Journal, No. 299, 1989; Pekkanen, J., "Risk Factors and 25-Year Risk of Coronary Heart Disease: The Finnish Cohorts of the Seven Country Study," British Medical Journal, No. 299, 1989; Benfante, R., "Is Elevated Serum Cholesterol Level a Risk Factor for Coronary Heart Disease in the Elderly? Journal of the American Medical Association, No. 269, 1990; Castelli, W., "Epidemiology of Coronary Heart Disease: The Framingham Study," American Journal of Medicine, No. 76, 1984; Kannel, W., "Cholesterol in the Prediction of Atherosclerotic Disease: New Perspectives Based on the Framingham Study," Annals of Internal Medicine, No. 90, 1979; Stamler, J., "Is the Relationship Between

Serum Cholesterol and Risk of Premature Death from Coronary Heart Disease Continuous and Graded?" Journal of the American Medical Association, No. 256, 1986; Connor, W., "The Key Role of Nutritional Factors in the Prevention of Coronary Heart Disease," Preventive Medicine, No. 1, 1972; Pritikin, N., The Pritikin Program for Diet and Exercise, Grosset & Dunlap, New York, 1979; McDougall, J., McDougall's Medicine: A Challenging Second Opinion, New Century, Piscataway, NJ, 1985; Ornish, D., Dr. Dean Ornish's Program for Reversing Heart Disease, Random House, New York, 1990; Whitaker, J., Reversing Heart Disease, Warner, New York, 1985; Connor, W., "Serum Lipids in Men Receiving High Cholesterol and Cholesterol-Free Diets," Journal of Clinical Investigation, No. 40, 1961; Imai, H., "Angiotoxicity of Oxygenated Sterols and Possible Precursors," Science, No. 207, 1980; Keys, A., "Lessons from Serum Cholesterol Studies in Japan, Hawaii and Los Angeles," Annals of Internal Medicine, No. 48, 1958; Levy, R.I., "Declining Mortality in Coronary Heart Disease," Arteriosclerosis, No. 1, Sept./Oct. 1981; Shekelle, R.B., "Diet, Serum Cholesterol and Death from Coronary Heart Disease," New England Journal of Medicine, No. 304, 1981; Wissler, R.W., "Studies of Progression of Advanced Atherosclerosis in Experimental Animals and Man," Annals of New York Academy of Science, No. 275, 1976; Samuel, P., "Further Validation of the Plasma Isotope Ratio Method for Measurement of Cholesterol Absorption In Man," Journal of Lipid Research, No. 23, 1982; Insull, W., "Cholesterol, Triglyceride and Phospholipid Content of Intima, Media and Atherosclerotic Fatty Streaks in Human Thoracic Aorta," Journal of Clinical Investigation, No. 45, 1966; Katz, S., "Physical Chemistry of the Lipids of Human Athersclerotic Lesions: Demonstration of a Lesion Intermediate Between Fatty Streaks and Advanced Plaques," Journal of Clinical Investigation, No. 58, 1976; Proudfit, W., "Selective Cine Coronary Arteriography: Correlation with Clinical Findings in 1,000 Patients," Circulation, No. 33, 1966; Blankenhorn, D.H., et al., "Dietary Fat Influences Human Coronary Lesion Formation," Circulation, No. 78 (Supp. II), 1988; Brown, E.G., et al., ""Arteriographic Assessment of Coronary Arteriosclerosis, Review of Current Methods, Their Limitations, and Clinical Applications," Arteriosclerosis, No. 2, 1982; Gould, K.L., et al., "Improvement of Stenosis Geometry by Quantitative Coronary Arteriography After Adequate Cholesterol Lowering in Man," Circulation, No. 80, 1989; Leaf, A., "Management of Hypercholesterolemia," New England

Journal of Medicine, No. 321, 1989; Shekelle, R.B., "Dietary Cholesterol and Ischemic Heart Disease," Lancet, No. 1 (8648), 1989.
94. Sorenson, Marc, Mega-Health, Sorenson, Ivins, Utah, 1993.
95. Whitaker, J., Reversing Health Risks, Putnam, New York, 1988.
96. Glick, D., "New Age Meets Hippocrates," Newsweek, July 13, 1992.
97. "Second Opinions for Bypass Surgery," Health & Healing, Vol. 2, No. 1, Jan. 1992.
98. Sorenson, Marc, Mega-Health, Sorenson, Ivins, Utah, 1993.
99. Ibid
100. "Smokers Have a Higher Breast Cancer Death Risk," New York Times, May 25, 1994.
101. McMurray, M., "The Absorption of Cholesterol and the Sterol Balance in the Tarahumara Indians of Mexico Fed Cholesterol-free and High Cholesterol Diets," American Journal of Clinical Nutrition, No. 41, 1985; Wells, V., "Egg Yolk and Serum Cholesterol Levels: The Importance of Dietary Cholesterol Intake," British Medical Journal, No. 1, 1963.
102. Connor, W., "The Interrelated Effects of Dietary Cholesterol and Fat Upon Human Serum Lipid Levels," Journal of Clinical Investigation, No. 43, 1964.
103. McDougall, John, M.D., McDougall"s Medicine: A Challenging Second Opinion, New Century, Piscataway, NJ, 1985.
104. Ibid.
105. Willit, W.C., et al., "Relation of Meat, Fat and Fiber Intake to the Risk of Colon Cancer in a Prospective Study Among Women," New England Journal of Medicine, No. 323, 1990; Whittemore, A.S., et al., "Diet, Physical Activity and Colorectal Cancer Among Chinese in North America and China," Journal of the National Cancer Institute, No. 82, 1990.
106. Kolata, G., "Animal Fat Is Tied to Colon Cancer," New York Times, Dec. 13, 1990.
107. Katsuoyanni, K., "Diet and Breast Cancer: A Case- Control Study in Greece," International Journal of Cancer, No. 38, 1986.
108. "Council Urges Major Changes for U.S. Diets," Los Angeles Times, March 2, 1989.
109. Lea, A., "Dietary Factors Associated with Death Rates from Certain Neoplasms in Man," Lancet, No. 2, 1966; Caroll, K., "Experimental Evidence of Dietary Factors and Hormone- Dependent Cancers, Cancer Research, No. 35, 1975; Drasar, B., "Environmental Factors and Cancer of the Colon and Breast," British Journal

of Cancer, No. 27, 1973; Armstrong, B., "Environmental Factors and Cancer Incidence and Mortality in Different Countries With Special Reference to Dietary Practices," International Journal of Cancer, No. 15, 1975; Knox, E., "Foods and Diseases," British Journal of Cancer, No. 31, 1977; Hiryama, T., "Epidemiology of Breast Cancer with Special Reference to the Role of Diet," Preventive Medicine, No. 7, 1978; Gray, G., "Breast Cancer Incidence and Mortality Rates in Relation to Known Factors and Dietary Practices," British Journal of Cancer, No. 39, 1979; Hems, G., "The Contributions of Diet and Childbearing to Breast Cancer," British Journal of Cancer, No. 37, 1978; Howe, G., "A Cohort Study of Fat Intake and Risk of Breast Cancer," Journal of the National Cancer Institute, No. 83, 1991; Henderson, M., "Cancer Incidence in Seattle Women's Health Trial Participants by Group and Time Since Randomization," Journal of the National Cancer Institute, No. 83, 1991; Yu, S., "A Case-Controlled Study of Dietary and Non-Dietary Risk Factors for Breast Cancer in Shanghai," Cancer Research, No. 50, 1990; Van"t Veer, P., "Dietary Fat and the Risk of Breast Cancer," International Journal of Epidemiology, No. 19, 1990; Willett, W., "The Search for the Causes of Breast and Colon Cancer," Nature, No. 338, 1989; Berrino, F., "Mediterranean Diet and Cancer," European Journal of Clinical Nutrition, No. 43 (Supp. 2), 1989; Howe, G., "Dietary Factors and Risk of Breast Cancer: Combined Analysis of 12 Case-Controlled Studies," Journal of the National Cancer Institute, No. 82, 1990; Brisson, J., "Diet, Mammographic Features of Breast Tissue, and Breast Cancer Risk," American Journal of Epidemiology, No. 130, 1989; Foniolo, P., "Calorie-Providing Nutrients and Risk of Breast Cancer," Journal of the National Cancer Institute, No. 81, 1989.
110. Raloff, Janet, "EcoCancers," Science News, Vol. 144, No. 1, July 3, 1993.
111. Goldin, B., "The Relationship Between Estrogen Levels and Diets of Caucasian-American and Oriental- Immigrant Women," American Journal of Clinical Nutrition, No. 44, 1986.
112. Schultz, T., "Nutrient Intake and Hormonal Status of Premenopausal Vegetarian," Nutrition and Cancer, No. 4, 1983.
113. Bennet, F., "Diet and Sex-Hormone Concentrations: An Intervention Study for the Type of Fat Consumed," American Journal of Clinical Nutrition, No. 52, 1990; Woods, M., "Low-Fat, High-Fiber Diet and Serum Estrone Sulfate in

Premenopausal Women," American Journal of Clinical Nutrition, No. 49, 1989; Rose, D., "Effect of a Low-Fat Diet on Hormone Levels in Women with Cystic Breast Disease," Journal of the National Cancer Institute, No. 78, 1987; Rose, D., "Effect of a Low-Fat Diet on Hormone Levels in Women with Cystic Breast Disease, II. Serum Radioimmunoassayable Prolactin and Growth Hormone and Bioactive Lactogenic Hormones," Journal of the National Cancer Institute, No. 78, 1987; Gorbach, S., "Estrogens, Breast Cancer and Intestinal Flora," Review of Infectious Diseases, No. 6 (Supp. 1), 1984.

114. Ellerbee, Linda, "The Other Epidemic—What Every Woman Needs to Know About Breast Cancer," ABCTV, Sept. 14, 1993; Frommer, D., "Changing Age of Menopause," British Medical Journal, No. 2, 1964; Trichopolulos, D., ""Menopause and Breast Cancer Risk," Journal of the National Cancer Institute, No. 48, 1972; Armstrong, B., "Diet and Reproductive Hormones, A Study of Vegetarian and Non-Vegetarian Postmenopausal Women," Journal of the National Cancer Institute, No. 67, 1981; Hill, P., "Environmental Factors of Breast and Prostatic Cancer," Cancer Research, No. 41, 1981.

115. "Breast Cancer—Complacency Is the Enemy of Cure," FDA Consumer, July/Aug. 1991.

116. Kagawa, Y., "Impact of Westernization on the Nutrition of the Japanese: Changes in Physique, Cancer, Longevity and Centenarians," Preventive Medicine, No. 7, 1978; Haenzel, W., "Studies of Japanese Migrants, I. Mortality from Cancer and Other Diseases Among Japanese in the U.S.," Journal of the National Cancer Institute, No. 40, 1968; Kolonel, L., "Nutrient Intakes in Relation to Cancer Incidence in Hawaii," British Journal of Cancer, No. 44, 1981; Buell, P., "Changing Incidence of Breast Cancer in Japanese- American Women," Journal of the National Cancer Institute, No. 51, 1973; Wynder, E., "Strategies Toward the Primary Prevention of Cancer," Archives of Surgery, No. 125, 1990.

117. Powell, Bill, and Myers, Patrick S., "Death by Fried Chicken," Newsweek, Sept. 24, 1990.

118. "Fat Poses Dual Threat of Breast Cancer," Science News, Vol. 138, No. 19, Nov. 10, 1990.

119. Angier, Natalie, "Chemists Learn Why Vegetables Are Good for You," New York Times, April 13, 1993.

120. Yeager, Selene, "FOOD: The Ultimate Protector," New York Times, Jan. 18, 1999.
121. Recer, Paul, "Broccoli Extract Shown to Block Breast Cancer," The Associated Press (Sarasota Herald- Tribune), April 12, 1994.
122. Carper, Jean, Food—Your Miracle Medicine, HarperCollins, New York, 1993.
123. Ibid.
124. "New Risks for Meat Eaters," Science News, Vol. 146, No. 3, July 16, 1994.
125. "Conflicting Advice in Breast Cancer," Nightline, March 19, 1993.
126. Trichopoulou, Antonia, "Consumption of Olive Oil and Specific Food Groups in Relation to Breast Cancer Risk in Greece," Journal of the National Cancer Institute, Vol. 87, No. 2, Jan. 18, 1995.
127. Leahy, M., "Can This Man Help You Live to 140?" Los Angeles Magazine, April 1983.
128. Wright, K., "Going by the Numbers," New York Times Magazine, Dec. 15, 1991.
129. Wright, K., "Going by the Numbers," New York Times Magazine, Dec. 15, 1991.
130. Yuval Noah Harari., "Sapiens: A Brief History of Humankind" Harper, February 10, 2015.

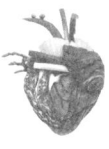

Fit for Life: A New Beginning